AF509471

Études thérapeutiques

L. LAFAY

Lauréat des Hôpitaux
de la Faculté de médecine
et de l'École Supérieure de Pharmacie

Études

Thérapeutiques

MAYENNE

IMPRIMERIE CHARLES COLIN

1908

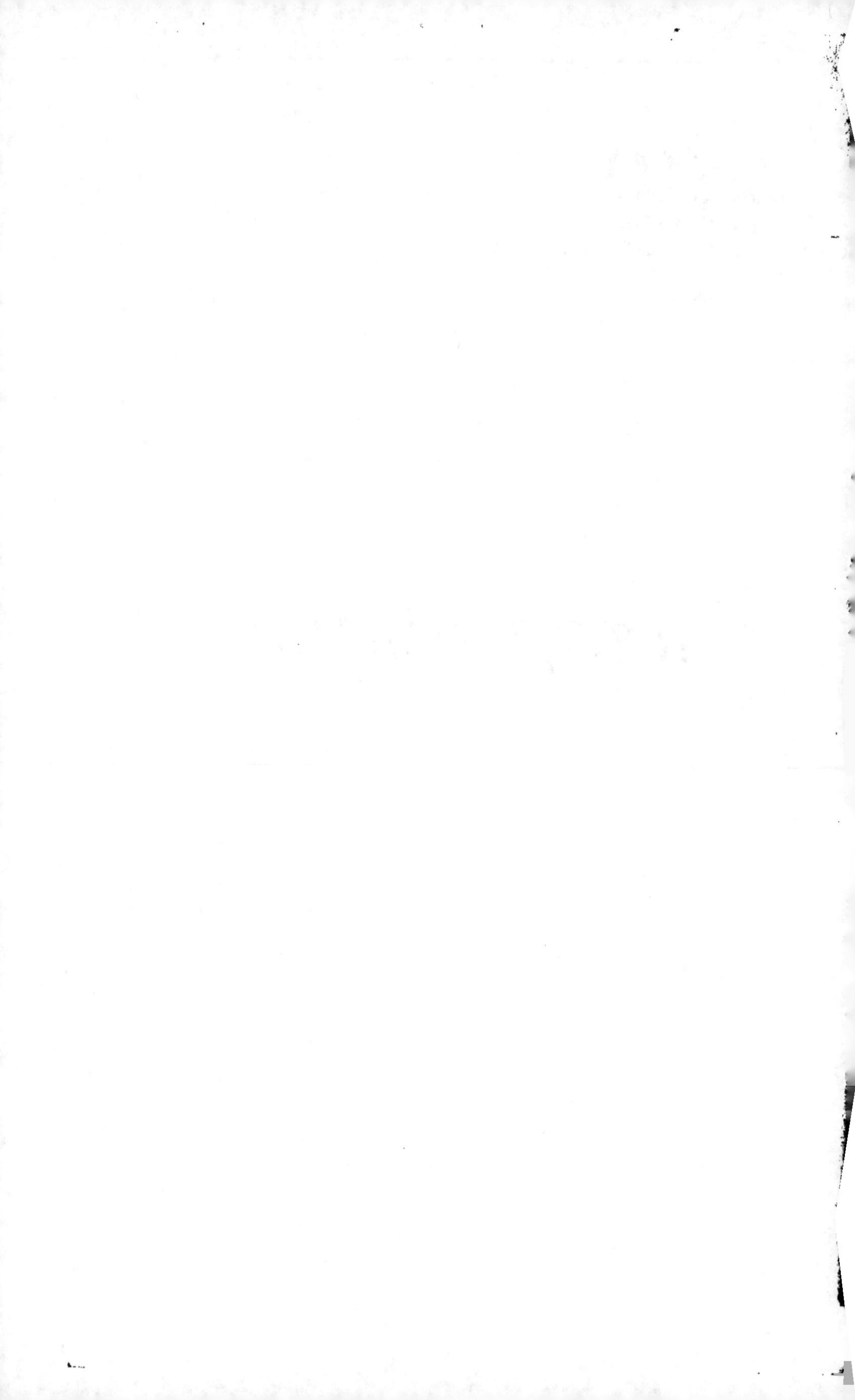

1886. Interne en pharmacie des Hôpitaux de Paris.

1887. Premier prix des Travaux pratiques de Chimie analytique à l'École de pharmacie ; *Médaille d'or*.

1888. Grand prix de l'École de pharmacie ; *Grande Médaille d'or*.

— Deuxième prix des Travaux de Micrographie; *Médaille d'argent*.

— Prix Laillet (École supérieure de pharmacie).

1890. Premier prix de l'Internat en pharmacie; *Médaille d'or des Hôpitaux*.

— Médaille de bronze de l'Assistance publique.

1891. Préparateur des Travaux pratiques de chimie analytique à l'École de pharmacie (de 1891 à 1897).

1892. Pharmacien de 1re classe.

1893. Docteur en médecine.

1894. Prix Laroze (École supérieure de pharmacie).

1895. Prix des thèses à la Faculté de Médecine; *Médaille de bronze*.

— Membre de la Société Française de Dermatologie et de Syphiligraphie.

— Membre de la Société chimique de Paris.

1896. Membre de la Société de pharmacie de Paris.

— Membre de la Société de thérapeutique.

1903. Membre de la Société de médecine de Paris.

1906. Mention honorable à l'Académie de Médecine de Paris (Concours du Prix Desportes).

1907. Mention honorable à l'Académie de Médecine de Paris (Concours du Prix Desportes).

INTRODUCTION

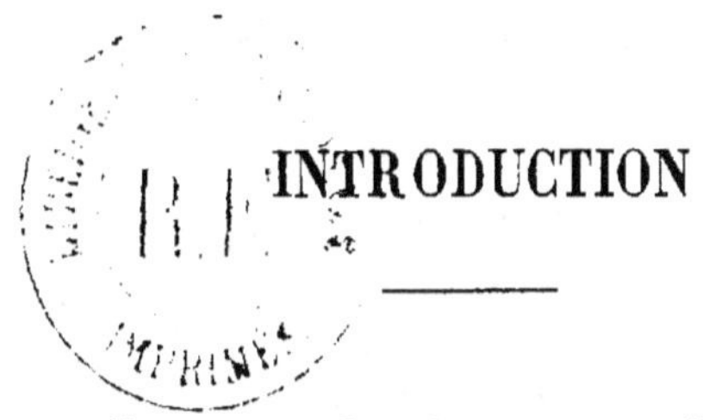

Ce recueil comprend uniquement celles de nos publications qui présentent des applications directes à l'art de guérir, les unes purement thérapeutiques, les autres d'ordre pharmacologique. Nous en excluons à dessein nos recherches chimiques, relatives à l'analyse qualitative ou quantitative, comme n'intéressant pas directement la pratique médicale.

Cet ensemble se divise très naturellement en deux parties. La première, de beaucoup la plus importante, concerne le traitement actuel de la syphilis ; la seconde se rapporte à des sujets divers.

D'où deux grandes divisions :

I. — *Thérapeutique spéciale ou syphilithérapie.*

II. — *Thérapeutique générale.*

I. — Thérapeutique spéciale.

Le traitement de la syphilis a subi durant ces vingt dernières années des modifications profondes, d'une portée pratique qui semble aujourd'hui considérable. Nous voulons parler : 1° de l'importance actuellement dévolue à la médication mercurielle hypodermique ; 2° de la possibilité d'injecter sans douleur des doses considérables d'iode à l'état d'huile iodée, et 3° de l'utilisation systématique de la médication arsénicale, sous une forme nouvelle, et à doses intensives.

1° *Mercure.*

Vingt-huit mémoires sont consacrés à l'étude des préparations mercurielles injectables, solubles ou insolubles. Parmi les sels solubles : le bibromure, le biiodure, le cacodylate iodo-hydrargyrique, le cyanure, le lactate, le mercure colloïdal, le salicylate de mercure ; et, parmi les insolubles : le calomel et surtout l'huile grise ont plus spécialement retenu notre attention.

L'huile grise est l'objet d'une longue monographie qui envisage la question au double point de vue médical et pharmaceutique. Les conclusions auxquelles elle aboutit ont été, après deux séances de discussion, approuvées par une commission choisie à cet effet par la Société française de Dermatologie et de Syphiligraphie. Transporté dans le domaine strictement pharmaceutique, ce travail a également motivé, devant la Société de Pharmacie de Paris, la nomination d'une commission qui a proposé, conformément à notre demande, l'abandon de la formule d'huile grise primitivement inscrite au nouveau Codex, et son remplacement par notre formule à base de lanoline et d'huile de vaseline, présentée pour la première fois à la Société médicale des Hôpitaux en février 1907.

2° *Iode.*

A côté du mercure et comme complément ou adjuvant de la médication antisyphilitique figurent l'iode et l'arsenic.

Jusqu'à ces dernières années, c'était à peu près exclusivement sous forme d'iodure de potassium que l'iode était utilisé par les syphiligraphes. Il est toutefois indéniable qu'un certain nombre de malades ne peuvent bénéficier de cette médication. La susceptibilité qu'ils présentent à l'égard de l'iodure ne se limite pas toujours à d'insignifiants malaises ou à des accidents légers ; elle va parfois jusqu'à l'intoxication grave et même mortelle. D'après M. le professeur Pouchet, le nombre des cas d'iodisme suivis de mort ne serait pas inférieur à quarante (1).

Aussi cherchait-on depuis longtemps à remplacer l'iodure par d'autres produits iodés, susceptibles d'être administrés sans inconvénients, et à doses suffisantes. Déjà, en 1851, l'Académie de médecine se préoccupait de la question : elle chargeait une commission composée de Gibert, Ricord, Soubeiran et Guibourt, de lui présenter un rapport sur trois mémoires relatifs « à la *préparation d'une huile iodée propre à remplacer les huiles de foie de morue dans l'usage médical* ». Parmi les conclusions du rapporteur on lit : « L'Académie remercie MM. Personne, Deschamps d'Avallon et Marchal de Calvi, auteurs des trois mémoires examinés, d'avoir, par leurs utiles communications, appelé son attention sur des *médicaments qu'elle reconnaît être d'une grande importance pour l'art de guérir* (2). »

Et cependant ces huiles ne possédaient qu'une bien faible teneur en iode : 5 0/00 ; de sorte que pour administrer la quantité d'iode équivalant à 1 gramme seulement d'iodure de potassium, dose insuffisante dans beaucoup de cas, il fallait employer 150 grammes d'huile iodée.

Rien d'étonnant dès lors que Gibert, Ricord, Pusch n'aient pu administrer en moyenne plus de 0,50 centigrammes d'iode, correspondant à 0,65 centigrammes d'iodure de potassium, et représentant 100 grammes d'huile iodée.

Les choses en restèrent là durant quarante-six ans. En 1897, une fabrique allemande de produits chimiques faisait breveter « un procédé de préparation des

---

1. POUCHET. L'iode et les iodiques. *Bulletin général de thérapeutique*, t. CL, 9ᵉ livre, p. 33.

2. *Journal de pharmacie et de chimie*, 3ᵉ S., t. XX, 1851, 2ᵉ p., p. 169.

hüiles iodées par fixation du chlorure d'iode sur l'huile de sésame » (8 avril 1897). Cette méthode, vraisemblablement inspirée des travaux de Hübl sur la fixation du chlorure d'iode par les huiles, constitue un perfectionnement incontestable en ce sens que l'huile ainsi obtenue ne contient plus seulement 5 grammes d'iode par 1000 grammes, mais 250 grammes, c'est-à-dire cinquante fois plus. L'huile allemande, dénommée iodipine, renferme en effet 25 0/0 d'iode.

L'iodipine fut aussitôt l'objet d'applications si variées que déjà en 1900, c'est-à-dire seulement trois ans après son apparition, on pouvait lire dans les *Annales de Merck*, cette phrase qui n'a rien d'exagéré en raison de l'enthousiasme soulevé par les premières applications du médicament : « Les travaux extrèmement nombreux qui ont été publiés sur l'iodipine durant l'année qui vient de finir permettent de considérer cette préparation *comme une des acquisitions pharmaco-thérapeutiques les plus importantes qui aient été faites de nos jours* (1). »

Ces publications d'outre-Rhin eurent chez nous une grande répercussion, surtout auprès des syphiligraphes ; de tous côtés on essaie l'iodipine, principalement sous sa forme injectable. C'est alors que sur les instances réitérées du regretté Dr Barthélemy, médecin de Saint-Lazare, j'entreprends l'étude chimique du nouveau médicament.

Mes recherches aboutissent à la préparation d'une huile iodée, dénommée dans la suite Lipiodol, qui présente sur le produit allemand le double avantage d'être plus riche en iode et de ne pas contenir de dérivés chlorés.

Obtenue par l'action du chlorure d'iode sur l'huile de sésame, l'iodipine, en effet, n'est pas un composé iodé

---

1. MERCK. *Annales de 1900*, n° 186, p. 119.

mais *chloro-iodé* : elle contient 1 partie de chlore pour 3 p. 57 d'iode. Le lipiodol, au contraire, résultant de la fixation de l'acide iodhydrique sur l'huile d'œillette, contient de l'iode et *seulement de l'iode* : c'est un corps défini au sens chimique du mot.

Par sa teneur en iode, le lipiodol présente également une supériorité notable sur le produit allemand : il renferme 40 p. 100 d'iode, soit 15 p. 100 de plus que l'iodipine. Il y a ainsi loin, n'est-il pas vrai, de cet agent médicamenteux à celui que nos illustres devanciers présentaient à l'Académie de médecine il y a cinquante-sept ans, et qui était cependant accueilli avec tant de faveur.

Les résultats obtenus ne tardèrent pas d'ailleurs à prouver que si l'organisme humain n'avait pas jusqu'à présent bénéficié de la cure iodée, autant qu'il aurait pu le faire, c'est qu'aucun produit ne lui avait encore apporté une aussi riche proportion d'iode utilisable et facilement tolérable. Il est à remarquer, en effet, que les huiles iodées ne présentent pas seulement l'avantage de constituer des produits éminemment actifs, mais qu'elles ont, en outre, le mérite de supprimer presque entièrement les susceptibilités individuelles et les dangers de l'iodisme, surtout si pour leur utilisation, on donne la préférence à la voie hypodermique.

Une brochure encartée dans ce recueil étudie la question au triple point de vue chimique, physiologique et thérapeutique, et résume les recherches relatives à l'huile iodée française à 40 p. 100 jusqu'en 1904, époque de sa publication. Depuis lors, les résultats n'ont fait que se confirmer et le champ d'action s'élargit régulièrement au fur et à mesure de l'expérimentation clinique.

Cette étude, comme celle consacrée à l'huile grise, a été honorée d'une mention à l'Académie de médecine, section du prix Desportes.

3° *Arsenic.*

Les appréciations élogieuses qui saluèrent les premières applications de l'iodipine nous paraissent aujourd'hui sensiblement atténuées devant l'enthousiasme soulevé par l'apparition d'un autre agent médicamenteux, également français d'origine, presque aussi âgé, et récemment retour d'Allemagne sous le nom d'Atoxyl.

Découvert par Béchamp en 1863, l'anilarsinate de soude ou Atoxyl a été récemment expérimenté avec des succès variables contre les affections les plus diverses.

Dans les trois articles que nous lui consacrons, il n'est question que de son utilisation dans le traitement de la syphilis.

Il est difficile de pouvoir se prononcer dès maintenant avec quelque certitude sur la puissance curative du nouveau dérivé arsenical. A plus forte raison, ne saurait-on dire quelle appréciation l'avenir lui réserve. Toutefois, il apparaît d'ores et déjà comme pouvant être utilement employé dans beaucoup de cas de syphilis. Peut-être même est-il capable d'exercer une action spécifique réelle à certaines périodes de la syphilis et principalement contre les accidents tertiaires ? Mais il est certain qu'en rappelant aux praticiens les avantages de la médication arsenicale venant systématiquement compléter le traitement mercuriel, l'Atoxyl a bien mérité de la syphilithérapie.

Cette association du mercure et de l'arsenic est, du reste, fort ancienne et pour ainsi dire classique. Négligée durant ces vingt dernières années par suite de la faveur réservée d'une façon peut-être excessive au traitement mercuriel hypodermique, elle est susceptible de rendre d'incontestables services quand la médication spécifique est insuffisante ou nulle, et toutes les fois que le mercure est mal supporté.

II. — Thérapeutique générale.

La seconde partie de ce recueil, consacrée à la thérapeutique générale, est fort restreinte, comparativement à la première. Elle se compose de sujets variés n'ayant entre eux aucun lien de parenté. Ce sont des observations ayant trait à la thérapeutique appliquée, recueillies au hasard des circonstances professionnelles, et concernant plus ou moins directement la pratique médicale.

Écrite il y a une quinzaine d'années, la note relative au *benzoate de soude* intéresse au plus haut degré le pharmacien et assez médiocrement le médecin. Il s'agit en effet d'une formule médicale associant le calomel au benzoate et au bicarbonate de soude. Le mélange devait être pris le matin à jeun, dans une tasse de lait chaud. Exécutée à différentes reprises la préparation n'avait donné lieu à aucune observation. Aussi quelle ne fut pas la surprise du confrère qui venait de préparer pour la n+unième fois l'ordonnance, en voyant un instant après rentrer sa cliente. Elle lui apportait le lait qu'elle venait d'additionner de la poudre laxative : au lieu d'être demeuré blanc comme de coutume, le mélange était devenu gris-noirâtre dès l'addition du médicament : « A n'en pas douter, il y avait erreur grave de la part du pharmacien, et peut-être le bébé eût-il été empoisonné si l'administration de la drogue avait été confiée à la femme de chambre. » Telle était du moins l'opinion de la maman !

Un second mélange, préparé par le pharmacien lui-même en présence de la mère, produisit la même coloration noirâtre. A son tour, mon confrère incrimina le lait..... Mais tous les laits mis en expérimentation donnèrent lieu à la même remarque ! L'eau tiède, elle-même, colora instantanément le mélange en gris-noirâtre. La cause était donc inhérente au médicament.

Les trois produits, calomel, benzoate et bircarbonate analysés avec soin, ne contenaient pas la moindre impureté. Mais le benzoate de soude, au lieu d'être *neutre,* comme le veut le Codex, ou de contenir un léger excès d'acide benzoïque, était au contraire *alcalin,* d'où son action instantanée sur le calomel !

D'autres mémoires sont au contraire du domaine purement médical.

La *teinture d'iode chloroformique* intéresse le praticien en ce qu'elle n'occasionne ni desquamation ni démangeaison, tout en conservant l'action révulsive de la teinture d'iode ordinaire.

Les badigeonnages iodés, comme *traitement de l'érythème consécutif à la frotte de la gale,* constituent une application et une démonstration des vertus antitoxiniques de l'iode. Ils font cesser immédiatement la « dermite eczématoïde post-scabieuse consécutive à la frotte de la gale, et provoquée par le venin de l'acare étalé, par suite du frottement, sur des tissus privés de leur revêtement protecteur cuticulo-épidermique par le décapage préalable au savon noir ».

Le raclage de l'ongle, avec la pointe du bistouri, ou plus simplement avec un morceau de verre, combiné à l'action dissolvante de la lessive des savonniers, permet *d'enlever sans douleur et sans effusion de sang les échardes et les pointes d'aiguilles brisées sous l'ongle.*

L'apomorphine peut rendre les plus grands services *dans les cas d'empoisonnements,* quand on se trouve aux prises avec un malade solide et vigoureux, violemment surexcité, et refusant opiniâtrément les soins du médecin et de l'entourage. Le médicament peut en effet s'administrer en injections sous-cutanées, sans aucun inconvénient. L'action est alors presque instantanée et se manifeste fréquemment dès la seconde minute.

Les lotions et irrigations à base de sublimé se font

avec le sel dissous dans l'eau simple ou dans l'eau alcoolisée. Parfois aussi on additionne ces solutions d'a-
cide tartrique ou de sels : chlorures de sodium, d'ammonium, etc... *Les paquets de sublimé*, dits de l'Académie ou
des sages-femmes, sont constitués par le sel de mercure
associé à l'acide tartrique. Acide ou chlorures « ont pour
but de faciliter la dissolution du sel de mercure », lit-on
dans quelques traités. Nous montrons combien il serait
téméraire, et dangereux dans la pratique, de s'en tenir
à cette explication, surabondamment condamnée par la
théorie, par les applications médicales et par les résultats cliniques.

A l'inverse des publications précédentes en voici deux
qui concernent à la fois médecins et pharmaciens, non
plus isolément, mais simultanément.

Les huiles mentholées sont actuellement d'un emploi
journalier en pulvérisations ou injections intra-nasales.
Au menthol, on associe la cocaïne, la stovaïne, l'acide
phénique, la résorcine, etc... Pour ces solutions composées, *peut-on utiliser indistinctement les huiles végétales
ou l'huile de vaseline comme dissolvant ?* Telle est la
question qui est étudiée et qu'il importe de bien connaître car le produit obtenu diffère considérablement suivant l'huile employée.

Un autre écueil, auquel se heurte fréquemment le
pharmacien, est relatif au dissolvant formulé pour les
solutions d'acide salicylique. Très soluble dans l'alcool,
assez soluble dans la glycérine, l'acide salicylique est
fort peu soluble dans l'eau : 1 p. 500 environ. Certains
praticiens, croyant qu'il suffit de dissoudre cet acide
dans la quantité strictement nécessaire d'alcool ou de
glycérine pour qu'il devienne possible d'additionner
alors ces solutions de q. v. d'eau distillée, formulent
en conséquence. La plus grande partie de l'acide se
sépare aussitôt, donnant ainsi lieu à la formation d'un
précipité d'autant plus important qu'il est constitué par

des aiguilles cristallines longues et ténues. Il aurait au contraire suffi d'un peu de borate de soude pour assurer la stabilité de la solution.

La question de l'*intoxication saturnine* par la céruse ou blanc de plomb a fait grand bruit en 1904, 1905 et 1906. Certains orateurs ont affirmé qu'avec de la propreté et de la sobriété le saturnisme était considérablement réduit, pour ne pas dire supprimé ! Nous montrons, théoriquement et expérimentalement, qu'il reste une cause très active d'intoxication qu'il n'est pas toujours possible d'éviter : le ponçage.

Restent quatre publications ayant pour objet le perfectionnement, l'étude, ou même la découverte de médications nouvelles.

La *mixture de Bonain*, connue et appréciée des spécialistes, est fréquemment employée à titre d'anesthésique local en oto-rhino-laryngologie. Mais elle est incomplète en ce qu'elle n'est que très faiblement hémostatique. Nous faisons connaître le moyen d'obvier à cet inconvénient par l'adjonction d'adrénaline, à la dose de 1 p. 1000, sans qu'il soit nécessaire de modifier en quoi que ce soit la formule primitive.

Depuis longtemps les Chinois et les Annamites emploient le *Kho-Sam* pour combattre de nombreuses maladies et surtout pour faire cesser les hémorragies. L'expérimentation a démontré les vertus anti-dysentériques de ce nouveau médicament, auquel nous consacrons une courte monographie aux divers points de vue matière médicale, chimie, physiologie, thérapeutique et pharmacologie.

Malgré la multiplicité des noms, la diversité des aromes et des coloris, la variété des formes pharmaceutiques, on ne retrouve à la base du plus grand nombre des laxatifs préconisés dans ces dernières années qu'un seul et même corps, d'autant plus intéressant à connaître qu'il en constitue à lui seul tout le principe actif :

nous avons nommé la *phénol-phtaléine*. Peu toxique, n'irritant ni les reins ni les muqueuses, ne dégageant pas de phénol dans l'organisme, n'offrant ni odeur ni saveur désagréable, ce *laxo-purgatif de synthèse* s'annonce comme un médicament d'une utilisation très générale, convenant surtout à la médecine des enfants.

Nos recherches relatives aux huiles iodées, mentionnées au chapitre II de la première partie, nous ont permis d'arriver à la préparation d'un composé analogue : l'*huile bromée*, par fixation du brome sur l'huile d'œillette. Cette huile, dénommée *Lipobromol* par abréviation, est au bromure de potassium ce que le Lipiodol est à l'iodure. Elle est du reste titrée de la même façon, c'est-à-dire qu'elle correspond exactement à la moitié de son poids de bromure.

Le Lipobromol s'administre sans difficulté par voie buccale, ou sans douleur par voie hypodermique.

Il est indiqué toutes les fois qu'on est en présence de malades affectés d'idiosyncrasie spéciale à l'égard des bromures, ou quand il faut maintenir longtemps l'organisme sous l'influence du brome. L'élimination du Lipobromol est en effet lente et prolongée, comme celle du produit iodé correspondant.

Les avantages du nouveau médicament sont multiples. Son administration est facile et peut se faire même chez les patients refusant la médication bromurée. L'assimilation, par voie hypodermique principalement, est intégrale. L'injection hebdomadaire ou même mensuelle permet de maintenir l'organisme sous l'influence continue du brome, aussi longtemps qu'il est nécessaire.

A côté de son pouvoir sédatif l'huile bromée possède une action nutritive bien mise en lumière par les observations de Rahn, en médecine infantile.

Enfin le Lipobromol exerce sur l'acné consécutif un traitement par les bromures alcalins une influence remarquable, démontrée par les auteurs allemands et maintes fois contrôlée en France, dans les services spéciaux. Cette particularité est telle que non seulement le produit n'occasionne pas par lui-même d'accidents bromiques, mais qu'il enraye, améliore et fait disparaître ceux antérieurement existants, et provoqués par l'administration des bromures alcalins.

Cette préparation constitue une acquisition pharmaco-thérapeutique intéressante, susceptible de rendre de réels services aux praticiens s'occupant plus spécialement d'affections nerveuses.

PREMIÈRE PARTIE

THÉRAPEUTIQUE SPÉCIALE

(SYPHILITHÉRAPIE)

CHAPITRE PREMIER

MERCURE

Les Huiles biiodurées

A la suite de la communication de M. Brocq à la séance d'avril, j'ai entrepris l'étude de l'huile biodurée afin de savoir s'il était réellement possible de dissoudre, sans aucun adjuvant, un centigramme de biiodure de mercure par centimètre cube d'huile.

Après de nombreux essais sur différentes variétés d'huiles, et en préparant moi-même mon biiodure, j'ai obtenu une réussite complète. Je mets de nouveau sous les yeux de la Société l'huile présentée déjà à la séance de mai, qui est parfaite de limpidité et de conservation, et qui contient cependant 0,01 de biiodure de mercure pour un centimètre cube d'huile, sans addition d'aucun autre produit (1).

Voilà un premier point relatif à la préparation de l'huile biiodurée. Permettez-moi de vous en soumettre un deuxième beaucoup plus important, à mon avis, en raison des conséquences thérapeutiques qui peuvent en résulter: il s'agit de la conservation des huiles biiodurées en général.

Mon attention fut appelée de ce côté — toujours à la suite de la communication de M. Brocq relative à l'huile biiodurée spéciale qu'il avait employée, — en voyant les changements survenus dans un flacon de cette huile sous la seule influence d'une lumière diffuse telle que celle du laboratoire.

Ce produit devint nettement verdâtre dès le troisième jour — j'insiste sur ce chiffre — et cette teinte ne fit que s'accentuer très rapidement les jours suivants, pour aboutir au produit que vous voyez et qui contient un énorme dépôt de protoiodure de mercure déjà plus ou moins réduit lui-même.

Jusqu'à ce jour, en effet, mes confrères pharmaciens et moi avions coutume de délivrer indistinctement l'huile biiodurée en flacons blancs ou jaunes ; la constatation que je viens de faire en examinant cette huile spéciale prouve que nous avions tort, car ce qui est vrai pour elle

---

(1)   **Solutions huileuses de biiodure de mercure :**

1° *Formule de Panas.*
    Biiodure de mercure . . . . 0.40 centigr.
    Huile (oliv. ou am. douces) purifiée et stérilisée. 100   c. cub.

2° *Formule de Lafay centésimale :*
    Biiodure de mercure récent 1   gram.
    Huile de noix *vraie*, purifiée et stérilisée . . . 100   c. cub.

3°. *Formule de Lafay forte :*
    Biiodure de mercure récent . . . . 1. gr. 50
    Huile de noix vraie, purifiée et stérilisée . . . 30   c. cub.
    Huile de ricin purifiée et stérilisée. 70   c. cub.

La dissolution se fait avec la plus grande facilité, au bain-marie, vers 70°.

l'est également pour les huiles biiodurées en général, mais la réduction s'opère beaucoup plus lentement, témoin ce flacon que vous avez vu à la séance de mai et qui est très faiblement réduit par la lumière.

Voici au contraire un autre échantillon de la même huile à 0,01 par centimètre cube, que nous appellerons centésimale si vous le voulez bien (1/100), et qui est parfait de limpidité et de conservation, parce qu'il a été constamment maintenu dans un verre jaune.

Le fait n'a du reste rien de surprenant, car on sait que les iodures de mercure sont facilement décomposés par la lumière.

Il suffisait d'y penser.

Cette décomposition est-elle suffisante pour motiver l'accident relaté par M. Brocq ? Je ne le crois pas, mais elle a très bien pu être un adjuvant, au même titre qu'elle permet d'expliquer les nodosités qui ont été signalées d'une façon à peu près constante après les injections de l'huile incriminée.

Une autre remarque qui peut avoir également une certaine importance est la suivante : *un second flacon de cette huile, soigneusement enveloppé de papier noir*, avait été déposé dans un coin du laboratoire pour les recherches dont j'aurais pu avoir à m'occuper ultérieurement. Ce flacon, examiné au bout d'une quinzaine de jours, avait le fond complètement tapissé d'une belle couche rouge de biiodure. J'ai montré ce dépôt à plusieurs docteurs, membres de la Société.

Voilà deux constatations qui viennent s'ajouter aux théories émises relativement à la communication de M. le Dr Brocq.

Les conclusions pratiques qui résultent de ces diverses observations sont les suivantes:

1° Il n'est besoin d'aucun adjuvant pour obtenir de l'huile biiodurée centésimale, c'est-à-dire contenant 1 gramme de biiodure de mercure p. 100 c. cubes d'huile.

2° Qu'il s'agisse d'huile biiodurée à 5 milligrammes ou à 1 centigramme par centimètre cube, on devra la conserver dans des flacons en verre jaune ou, mieux, *dans des flacons en verre blanc placés à l'abri de la lumière.*

3° Il est indiqué de ne pas prescrire de trop grandes provisions d'huile biiodurée dans un seul flacon afin de diminuer, autant que possible, les chances de contamination et d'altération.

" *Bullet. de la Soc. franç. de Dermatol. et de Syph.*, 12ᵉ A., n°6, juin 1901, p. 301. "

Note sur les injections de biiodure de mercure dans le traitement de la syphilis.

Nous avons l'honneur de présenter à la Société les résultats obtenus, dans le traitement de la syphilis, par une série de 1041 injections intra-musculaires de biiodure d'Hg employé sous forme de solution huileuse et de solution aqueuse.

A. Martin, en 1868, expérimente pour la première fois une solution aqueuse de biiodure solubilisé par l'iodure de potassium, solution contenant également de la morphine. La même année, Bricheteau remplace l'iodure de potassium par l'iodure de sodium, moins irritant. Dans la *Gazette des Hôpitaux* du 23 octobre 1869, Léon Labbé étudie la formule de Martin, dont il injecte chaque jour 2 centigrammes. Cotte reprend la formule de Martin qu'il modifie et injecte quotidiennement 5 milligrammes de biiodure et 1 centigramme d'iodure de potassium. En 1880, Terrillon d'une part, Gaillard et Yvon de l'autre, font quelques essais avec une solution contenant du biiodure, de l'iodure de potassium et du phosphate de soude : les injections sont très douloureuses. En 1885, Vacher reprend la formule de Bricheteau et injecte tous les jours 1 centigramme d'iodure mercurique.

Dans toutes ces préparations, ainsi qu'on le voit, le biiodure d'Hg est uni à l'iodure de potassium ou de sodium et le tout est en solution dans l'eau distillée.

En 1888, M. Bouchard met en usage, sous forme d'injection sous-cutanée, contre la fièvre typhoïde, une solution de biiodure dans l'huile puis dans l'aniline (*Thérapeutique des maladies infectieuses*. Leçon du 28 juin 1888).

M. Panas a alors l'idée de dissoudre le biiodure dans l'huile stérilisée, et il parvient à obtenir une solution stable à 4 milligrammes par centimètre cube. C'est cette solution à 0 gr. 004 qui depuis a été si couramment utilisée notamment par M. Dieulafoy. Nous-mêmes en avons fait un très grand emploi, et dans des cas de syphilis graves, nous injections chaque jour dans une même séance, deux seringues, soit 8 milligrammes. Cette dose, parfaitement supportée, était cependant parfois insuffisamment active et exigeait l'introduction dans les tissus de 2 centimètres cubes de liquide.

Pour remédier à ce double inconvénient, l'un de nous présente à la Société de Dermatologie, à la séance du 2 mai 1901, une *huile biiodurée* centésimale (1 centigramme de biiodure d'Hg. par centimètre cube), obtenue par simple dissolution à 70° du biiodure dans l'huile de noix récente, préalablement lavée à l'alcool et stérilisée. Cette préparation, malgré sa teneur en biiodure de mercure, est tout à fait stable, même en hiver (1).

Pour agir d'une façon plus active encore, nous avons demandé à M. Lafay de porter à 15 milligrammes par centimètre cube la proportion de biiodure. On arrive à ce titre en dissolvant le sel de mercure dans un mélange à parties égales d'huile de noix et d'huile de ricin.

C'est avec cette huile à 15 milligrammes par centimètre cube, qu'ont été faites les 615 injections dont nous apportons à la Société un compte rendu sommaire.

---

1. LAFAY. *Bulletin de la Société française de Derm. et de Syph.*, 12ᵉ année, nᵒ 5, p. 233,

Nous n'avons adjoint à notre huile biiodurée, ni gaïacol, ni cocaïne, ni morphine, d'abord pour n'en point modifier la composition, ensuite pour éviter les dangers d'intoxication associée.

Le manuel opératoire est le même que celui de toutes les autres injections *intra-musculaires*. Nous employons des aiguilles en platine très longues, de 4 à 7 centimètres, pour faire l'injection très profondément. Nous avons essayé, en effet, d'en faire quelques-unes sous-cutanées, mais elles provoquent une très violente douleur et produisent une nodosité qui persiste très longtemps.

Il est, par contre, très important d'enfoncer tout d'abord l'aiguille isolément et d'attendre une ou deux minutes, pour voir si par l'extrémité il ne sort pas de sang. Nous avons, en effet, observé au début, trois ou quatre fois, en faisant la piqûre en un seul temps, quelques petits accidents d'embolie.

Le nombre des malades traitées dans le service toutes des femmes, a été de 25 ; elles ont reçu en tout 615 injections ; chaque femme a donc eu en moyenne 24 injections. Leur âge moyen était de 22 ans, et leur poids moyen de 50 kilogrammes.

Nous publierons leurs observations complètes dans un travail ultérieur. Ces femmes présentaient les accidents syphilitiques les plus variés, et ont toutes guéri complètement desdits accidents en 20-25 injections.

Nous n'avons trouvé aucune contre-indication ; deux syphilitiques atteintes de tuberculose aux deuxième et troisième degrés ont même augmenté de poids, en même temps que leur état général s'améliorait.

Nous n'avons observé aucun accident, ni abcès, ni sphacèle, ni inflammation, ni éruption hydrargyrique ; jamais d'albuminurie, ni de diarrhée, ni de troubles gastro-intestinaux.

Deux fois seulement sur 25 malades, nous avons consigné une légère stomatite, guérie au bout de quelques jours, quoique nos malades arrivent presque toutes avec des dents dans un état déplorable.

Quelquefois, nous avons observé des nodosités, ne dépassant pas le volume d'une noisette. Nous avons remarqué qu'elles se produisent de préférence chez les femmes à fesses très grasses, alors que l'aiguille employée n'était pas suffisamment longue ; d'autres fois, même en prenant toutes les précautions, il était impossible de les éviter par suite du reflux du liquide dans le passage de l'aiguille.

Les injections d'huile biiodurée sont, au point de vue douleur, très variables ; certaines sont indolores, d'autres, et c'est la majorité, sont douloureuses et en moyenne la douleur persiste pendant deux à quatre heures après l'injection. L'intensité de la douleur varie suivant ces malades et suivant les jours et suivant le côté.

En résumé, cette dose de 15 milligrammes est très bien tolérée par des femmes d'un poids moyen de 50 kilos. Elle constitue donc la dose courante. Chez des hommes, plus vigoureux, on pourrait augmenter la dose et nous avons fait à un même malade vingt injections, de 3 centigrammes chacune, d'huile biiodurée, qui ont été très bien tolérées. Dans ces cas très graves, on pourrait peut-être recourir à des doses plus fortes encore.

Cette série de vingt piqûres à 15 milligrammes de biiodure représente donc 30 centigrammes de biiodure ; et, en calculant l'équivalence en mercure, on voit que ces vingt injections contiennent exactement 0 gr. 132 de mercure métallique pur.

Les 426 autres injections ont également le biiodure comme agent spécifique, mais en *solution aqueuse* : l'huile est remplacée par l'eau.

Par suite de l'insuffisante solubilité dans l'eau du biiodure d'Hg, on additionne ce sel d'un poids égal d'iodure de sodium desséché et purifié, et l'on injecte dès lors un iodure double de mercure et de sodium.

Cette solution aqueuse peut encore être additionnée de

chlorure de sodium, dans la proportion de 75 centigrammes par 100 centimètres cubes de liqueur. Pour la différencier de la précédente, nous la désignons, dans nos observations, sous le nom de « *solution isotonique* » de biiodure d'Hg, à 0,01 0,02... 0,05 centigrammes par centimètre cube. Disons tout de suite que les deux variétés de solution aqueuse sont cliniquement identiques.

Nous avons traité par la solution aqueuse à 0,01, 0,015 et 0.02, 17 femmes syphilitiques, à qui nous avons fait 426 injections, soit une moyenne de 25 injections par malade. Ces femmes avaient en moyenne 22 ans et leur poids moyen était de 53 kilogrammes.

La technique employée est toujours celle qui est recommandée pour les injections *intra-musculaires* ; car c'est parce qu'elles étaient sous-cutanées que les injections de biiodure n'ont pas été tolérées.

Les observations de ces malades, atteintes d'accidents syphilitiques nombreux et variés, seront également publiées.

Dans cette seconde série nous n'avons observé aucun accident. Nous n'avons même pas eu un seul cas de stomatite, et nous ne pouvons signaler la moindre nodosité. Toutes les piqûres ont été presque indolores, et une seule malade s'est plainte de souffrir, après chaque injection, pendant une ou deux heures à peu près, et d'une façon très supportable.

Nous avons, dans ces derniers temps, pratiqué des injections intra-musculaires quotidiennes avec des solutions plus concentrées, à 0,03 centigrammes ; elles sont également bien tolérées ; nous expérimentons actuellement une solution à 0,05 centigrammes de biiodure par centimètre cube et par jour ; deux de nos malades ont reçu, chacune vingt injections, une par jour, à la dose quotidienne de 5 centigrammes ; les deux malades ont guéri de leurs accidents syphilitiques et ont très bien toléré cette haute dose de mercure.

Comparons maintenant ces deux séries d'observations.

Avec la solution huileuse de biiodure, il faut user de plus de précautions ; faire l'injection en deux temps, soigneusement, car de petits accidents d'embolie se produisent facilement. Ce danger n'est pas à craindre avec la solution aqueuse.

Dans 1 centimètre cube de la solution huileuse, on ne peut dissoudre que 0,015 milligrammes de biiodure ; et si l'on veut, dans des cas graves ou urgents, injecter 0,03 centigrammes de biiodure, comme nous l'avons fait pour une série de vingt injections, il faut introduire dans les tissus 2 centimètres cubes d'huile. Il est vrai qu'en se servant exclusivement d'huile de ricin, on peut dissoudre 0,02 centigrammes de biiodure par centimètre cube, mais alors le liquide est très difficile à injecter, par suite de sa viscosité. La solution aqueuse, au contraire, dissout autant de biiodure que l'on en veut employer.

La solution huileuse a un grand inconvénient, c'est précisément son excipient huileux, que M. Gaucher lui a déjà reproché. Elle semble irriter les tissus bien plus que la solution aqueuse, directement miscible au sérum sanguin.

La solution huileuse est d'une préparation extrêmement délicate et difficile, et exige certaines précautions pour pouvoir être conservée. La solution aqueuse est très facile à préparer, tout en exigeant de grands soins d'asepsie.

L'huile biiodurée est très souvent douloureuse ; la douleur dure pendant trois ou quatre heures, tandis que la solution aqueuse au même titre est pour ainsi dire indolore, et que des solutions aqueuses à 0,02, 0,03 et 0,05 ne sont guère plus douloureuses.

La solution huileuse, malgré toutes les précautions prises, donne souvent des nodosités douloureuses ; avec la solution aqueuse nous n'en avons jamais observé.

Sur 25 malades traitées avec l'huile biiodurée, nous avons observé deux cas de stomatite, légers il est vrai ; nous n'en avons pas observé un seul sur 17 malades injectées avec la solution aqueuse. Il semble d'ailleurs que la solution huileuse expose plus que la solution aqueuse à la stomatite.

Au point de vue de l'efficacité, il est difficile de comparer les malades entre elles ; mais, pour nous, de l'emploi sans parti pris de ces solutions, il ressort très clairement ce fait que l'huile biiodurée à 0,015 est de beaucoup plus active que la solution aqueuse au même titre. Cela tient-il à ce que dans l'une, le biiodure est simplement dissous dans l'huile, alors que, dans l'autre, le biiodure se trouve sous forme de sel double ? De toute façon, le fait subsiste et a sa valeur. D'ailleurs les observations prises au jour le jour nous montrent nettement ces résultats.

Ces deux solutions peuvent être employées contre tous les accidents de la syphilis ; il n'y a aucune contre-indication.

Les doses courantes sont : 0,015 d'huile biiodurée par jour, pendant vingt ou vingt-cinq jours et de 0,015, 0,02 à 0,025 de la solution aqueuse par jour pendant le même temps. Ces doses pourront, dans des cas très graves, être doublées, sans qu'il se manifeste d'intolérance.

De tous les sels solubles (or, nous croyons les avoir essayés tous), le biiodure nous paraît encore le meilleur, soit qu'on l'emploie en solution huileuse ou bien en solution aqueuse. Mais comme tous les sels solubles, il en a les inconvénients : nécessité de répéter tous les jours une injection, douloureuse ou non, qui assujettit à la fois et le malade et le médecin, bien qu'elle ne soit pas si active que l'huile grise, par exemple.

Dans les cas cependant où il est nécessaire de recourir aux injections solubles, il nous semble que les injections intra-musculaires de la solution aqueuse de biiodure sont de beaucoup préférables et par leur efficacité et par leurs moindres inconvénients ; car, sur un total de 1041 injections, nous n'avons pas observé un seul accident sérieux et nous avons eu bien des guérisons.

M. Fournier. — L'injection aqueuse dont il vient d'être question, est l'injection d'Aimé Martin et Bricheteau que les malades refusaient habituellement, à cause des phénomènes douloureux consécutifs. Ces phénomènes semblent n'avoir pas existé
avec la nouvelle formule de biiodure en solution aqueuse, qui per-
mettrait d'injecter des doses journalières assez fortes de mercure.

A ce propos j'insiste sur la dose utile à donner aux malades.
Les plus maltraités sont ceux qui ont été soumis à de petites
doses de mercure, doses suffisantes pour assoupir momentanément la maladie, mais insuffisantes pour la guérir. Les doses
timides, insuffisantes, mènent au tertiarisme.

M. Lafay. — J'insiste sur ce fait que les injections aqueuses
n'ont pas été douloureuses, qu'il n'y a pas eu de nodosités et
que la tolérance est facile puisque les malades subissent des injections journalières de 5 centigrammes de biiodure de mercure
par centimètre cube d'eau.

M. Barthélemy. — Tant que le mercure restera le meilleur
et le seul moyen connu de combattre efficacement contre le
virus syphilitique, il y a lieu d'administrer le mercure à la
dose la plus élevée possible, qui soit bien tolérée par un organisme déterminé. Il faut aussi s'efforcer de saturer l'organisme
au moment où le virus est le plus actif et le plus répandu, c'est-
à-dire dès les premiers temps où l'organisme tout entier vient
d'être envahi. Je pense que c'est pendant les premiers six mois
et au plus pendant la première année qu'il importe le plus à tout
syphilisé d'être soumis au contrepoison. Le traitement devra
être porté au maximum de la tolérance ; et il doit être continu,
comme l'est l'absorption des *préparations mercurielles insolubles*, absorption qui est peu considérable à la fois mais qui ne cesse
pas. J'ai déjà eu souvent l'occasion de dire ici que, dans l'état
actuel de nos connaissances, c'était, à mon avis, l'huile grise qui
remplissait le mieux les conditions requises. J'ajoute en passant
que pour éviter les embolies, il importe que l'huile grise ait la
consistance pâteuse et que la dose de liquide soit réduite à aussi
peu de gouttes que possible. Je reste donc partisan convaincu de
la supériorité de l'huile grise sur tous les autres moyens employés jusqu'ici contre la syphilis. Je pense que les autres préparations. les solubles notamment, ne guérissent pas la maladie
aussi profondément et ne garantissent pas aussi bien contre le
tertiarisme. Je puis appuyer cette proposition sur plus de douze

observations de syphilis qui datent déjà de dix années et qui n'ont pas eu d'autre traitement spécifique que l'huile grise. Je ne compte pourtant les publier que quand j'en aurai au moins vingt-cinq suivies pendant quinze ans. Tout composé mercuriel n'agit contre la syphilis qu'en raison de la quantité d'équivalent de mercure qu'il contient et surtout qu'il fait absorber par l'organisme.

Cela dit, il y a des cas où les injections solubles peuvent rendre des services, soit aux médecins des eaux dont les malades peuvent facilement venir tous les jours, soit pour des cas spéciaux d'intolérance ou d'excessive sensibilité, soit enfin pour les médecins qui demandent instamment une préparation efficace qu'ils puissent utiliser eux-mêmes pour eux, etc.

Mais, parmi les préparations solubles actuellement en usage, un si grand nombre a été vanté et préconisé, qu'il est bien difficile, à un médecin non spécialiste, de choisir le sel le plus favorable. Ici aussi il faut rechercher quel est le sel qui contient le plus de mercure proprement dit et proportionnellement ; c'est celui-là qui sera le plus efficace. Le biiodure de mercure semble réunir ces conditions, mais, pour lui faire rendre de réels services, c'est-à-dire son maximum de rendement, il faut l'administrer à des doses bien autrement fortes que celles qui ont été préconisées par M. Panas ou par M. Dieulafoy. Quatre milligrammes de biiodure, cela n'est vraiment pas suffisant pour une dose, cette dose fût-elle répétée deux fois par jour. Il y a déjà longtemps, dès 1892, époque à laquelle j'ai fait un petit appareil du nom d'*hypodermic* pour faire des injections solubles, que j'ai soutenu qu'on pouvait facilement faire dissoudre et garder dissous jusqu'à 1 centigramme de biiodure par centimètre cube d'huile ; aujourd'hui, notre collègue M. Lafay put même en faire dissoudre et en garder dissous 15 milligrammes par seringue de Pravaz d'huile. Mais pourquoi ne se servir que de la forme huileuse de ces préparations ? Il est démontré, par de nombreux exemples, que les *solutions aqueuses* de *biiodure d'hydrargyre* peuvent être beaucoup plus actives en ce sens qu'elles contiennent parfaitement dissoutes de hautes doses de sels mercuriels ; c'est ce qui fait que j'attire l'attention de la Société sur cette préparation qui peut compter parmi les meilleures préparations mercurielles solubles à employer contre la syphilis en *injections intra-musculaires*. Nombre de malades m'ont affirmé que leurs injections intra-mu sculaires d'huile grise étaient moins douloureuses que les i njections solubles sous-cutanées.

En collaboration avec MM. Barthélemy et Lévy-Bing.
" *Bullet. de la Soc. franç.. de Dermatol. et de Syph.*, 13ᵉ ann., n° 5, mai 1902, p. 269. "

La question des injections mercurielles.

La question des injections mercurielles, telle que l'avait d'abord posée M. le Dʳ Leredde, me semblait devoir être très profitable à tous, et principalement au médecin non spécialiste qui aurait pu trouver là des indications pratiques, en quelque sorte codifiées, tant au point de vue de la composition et de la préparation pharmaceutiques qu'à celui des indications thérapeutiques, doses, mode d'emploi, etc...

Au lieu de cela, on a abordé tous les à-côté du sujet, y compris la parasyphilis qui n'avait rien à voir ici ; on a renversé ou tout au moins ébranlé beaucoup de choses, mais jusque-là je ne vois pas encore ce qu'on a consolidé. J'en excepte, bien entendu, la magistrale étude que vient de nous donner M. le Dʳ Jullien.

Le praticien, indécis sur le choix d'une préparation mercurielle injectable, qui, alléché par le titre, consultera nos comptes rendus, y trouvera qu'en fait d'injections les pilules sont encore ce qu'il y a de mieux : avec elles du moins, pas d'accidents à redouter.

A mon sens, cette question est très loin d'être résolue, et je réserve pour le jour où on la reprendra les observations que je comptais apporter au sujet des théories soulevées soit par M. le Dʳ Pouchet, soit par M. le Dʳ Leredde.

Je me contenterai pour aujourd'hui de réparer quelques-unes des brèches faites il y a quinze jours par M. Danlos.

.·.

En suivant pas à pas le rapport de M. Danlos, nous trouvons d'abord cette phrase (p. 364) : « ...l'injection *qui ne peut guère être faite que dans les fesses*, oblige le malade à une visite quotidienne de son médecin... »

Les praticiens, je le sais, sont à peu près unanimes à choisir les fesses comme lieu d'élection des injections mercurielles, même solubles : mais de là à conclure que ces injections ne peuvent être faites dans d'autres régions, comme le dit M. Danlos, c'est aller un peu loin. Je connais plusieurs clients qui, sous la direction de leur médecin, se font eux-mêmes des injections de sels solubles ailleurs que dans la fesse.

Je citerai encore, à l'appui de mon assertion, une lettre d'un de nos confrères qui sur ce point est très explicite : « ... J'aime au contraire le biiodure, m'étant fait au moins cent piqûres de ton huile biiodurée à 1 centigramme, *sous la peau* (souligné par lui), sans douleurs ni indurations..., je les fais sous la peau *de l'abdomen et du flanc*, car cela m'est plus facile... »

Un des principaux avantages des injections solubles, ainsi que le faisait observer récemment M. le Dr Barthélemy, c'est précisément de permettre aux médecins qui ont besoin de cette médication, de pouvoir y recourir sans s'adresser à un confrère.

Et un peu plus loin (p. 365) : « ... J'ai vérifié directement que les solutions de *lactate de mercure* étaient ordinairement *mal titrées*, et contenaient en proportion variable un mélange de sel mercureux et mercurique. »

Le premier reproche fait aux solutions de lactate de mercure a été vrai pendant longtemps ; M. Danlos aurait même pu dire qu'elles étaient autrefois *toujours* mal titrées, mais actuellement ce reproche n'existe plus. A la séance du 4 juin dernier, mon ami M. Guerbet, pharmacien en chef de l'hôpital Bichat, communiquait à la Société de pharmacie le résultat de ses travaux sur les *lactates de mercure*. Il démontrait que le lactate mercurique basique d'Engelhardt, de même que le lactate mercureux de Brüning, sont des mélanges de deux sels que M. Guerbet est parvenu à préparer à l'état de pureté : un lactate mercureux $(C^3H^5O^3)^2Hg^2 + H^2O$, et un lactate mercurique $(C^3H^5O^3)^2\, Hg$, sel très soluble dans l'eau, mais dont les dissolutions se décomposent avec la plus grande facilité sous l'influence de la chaleur.

Le second reproche n'est pas plus grave que le premier car il n'est pas du tout démontré que le lactate de mercure agira moins bien s'il est constitué par un mélange en proportion définie de sels mercureux et mercurique plutôt que par chacun de ces sels en particulier.

Le lactate de mercure semble au contraire devoir offrir plusieurs avantages: il est assez riche en mercure, 52,9 0/0; il est très facilement réductible, qualité importante d'après M. le professeur Pouchet ; il est soluble sans addition d'aucun sel étranger, donc pas de double décomposition possible ; injecté, il est peu douloureux, vraisemblablement parce qu'il ne précipite pas les albuminoïdes ; enfin il est constitué dans la proportion de 43 0/0 par un acide qui existe dans l'organisme animal et se trouve surtout dans le muscle fatigué : l'acide lactique.

A priori, M. le Dr Gaucher a donc fait un choix très judicieux en s'adressant au lactate de mercure pour ses injections solubles.

En ce moment, mon ami M. le Dr Lévy-Bing injecte journellement à Saint-Lazare 0 gr. 03 de lactate de mercure qui sont très bien supportés, peu douloureux, mais dont l'action curative ne lui semble pas encore suffisamment démontrée.

Cette question du lactate de mercure est donc complètement à réserver.

En ce qui concerne le *cacodylate* de mercure, M. Danlos est très bref: « Sur des échantillons de cacodylate de

mercure, dit-il, j'ai pu constater que si toutes les ampoules contenaient du mercure, il n'était pas dans toutes
sous le même état » (p. 365).

J'avoue ne pas saisir très bien la portée du reproche
formulé par M. Danlos, mais j'aurai garde de lui chercher querelle en faveur du cacodylate, que je regarde
personnellement comme un très médiocre médicament,
mélange mal défini de cacodylate de soude et de biiodure
de mercure, dont l'activité est le plus souvent insuffisante
en raison de la faible teneur en mercure : 1 mgr. 76 par
centimètre cube, d'après la formule que nous a donnée
M. Brocq.

Quant au *salicylate* de mercure dont parle M. Danlos,
« qui jadis employé à Saint-Louis ne contenait que des
traces de mercure » (p. 365), la réponse est très simple :
Il fallait remplacer par un sel bien préparé ce salicylate
défectueux !

Moi-même, il y a une dizaine d'années, j'ai fait une
constatation analogue sur certains échantillons de *benzoate* de mercure du commerce, mais mon analyse, pas
plus que celle de mon confrère de Saint-Louis, ne prouvait
qu'une chose, c'est qu'il existait de mauvais benzoates !

La teneur en mercure des salicylates est au contraire
parfaitement définie : le salicylate *basique,* employé pour
les injections insolubles, en contient 59, 52 0/0 ; le salicylate *neutre* en renferme 42, 19 0/0 ; il se dissout avec
la plus grande facilité dans le sérum isotonique.

J'ai préparé des solutions à 1 et 2 0/0 de sels, et si les
résultats ne sont pas encore assez nombreux pour être tout
à fait probants, ils sont au moins très encourageants.

.
..

J'arrive, Messieurs, à un autre sel de mercure, qui
m'intéresse d'autant plus que je le connais mieux : le
biiodure.

J'en demande pardon à M. Danlos, mais je dois avouer que pour tout ce qui a trait au biiodure, je ne suis d'accord avec lui que sur un seul point : l'inactivité de l'huile biiodurée à 0,004 milligrammes (formule Panas), surtout si on la compare au roi des mercuriaux, le calomel.

« Malgré les éloges officiels (Panas, Diculafoy) qu'on a donnés aux injections de biiodure, je les considère, dit M. Danlos, comme très inférieures au calomel... »

Or, M. Danlos n'a en vue que les injections à 0,004 milligrammes ! Si nous calculons leur richesse en mercure, nous voyons que l'injection Panas renferme 1 mgr. 76 de mercure. M. Danlos, en la déclarant inactive, se range à l'opinion unanime des praticiens de la jeune École.

M. Danlos ajoute : « Elles ont à leur actif des cas de gangrène cutanée et musculaire très grave et très étendue... » Et M. Danlos s'appuie de l'autorité de MM. Fournier et Brocq.

Je ne connais pas le cas ou les cas de M. Fournier ; je n'en dirai donc rien. Mais, je connais le cas de M. Brocq qui est unique, je crois ; je me permettrai donc de le discuter.

A l'observation de M. Danlos il a déjà été répondu : « Mais le sublimé aussi a donné des gangrènes du même genre. » Moi qui, à l'inverse de M. Danlos, place le biiodure en tête de ligne des injections solubles, je n'accepte pas cette « excuse » qui est une *mauvaise* excuse. Et j'estime que le biiodure ne mérite pas cette accusation :

1° Quelle solution a injectée M. Brocq ? — Un produit spécialisé, dont nous connaissions, en fait de composition, juste ce que voulait bien nous apprendre la brochure-réclame.

On nous disait que le biiodure était dissous grâce à un tour de main spécial, mais on n'y mentionnait pas l'existence du gaïacol, par exemple, que j'y retrouvais à l'analyse chimique.

J'en appelle au témoignage de notre sympathique confrère le Dr Jullien qui, dans cette séance de la Société de dermatologie, donna la note vraie ! « Il est temps, dit-il, de nous souvenir que le cypridol est une spécialité et qu'il est toujours *au moins imprudent* de faire usage d'un remède secret ! »

2° Comment a été faite l'injection et par qui ? — M. Brocq, interrogé, a répondu : « que l'injection avait été faite non par lui, mais par un de ses élèves. » — Quel élève ? un interne, un externe, un stagiaire ? Les précautions aseptiques d'usage ont-elles été respectées ? etc., etc., et autant de questions d'un intérêt primordial et qu'on laisse de côté pour dire : « Il y a un accident ? Donc c'est la faute du médicament ! Les accidents, eux, diffèrent souvent ; la réponse, elle, ne diffère jamais : C'est toujours le produit qui est coupable !

3° Je vais plus loin ; j'admets que l'injection ait été très bien faite, qu'il n'y ait pas eu la moindre faute de technique : le biiodure est-il pour cela forcément responsable de l'accident ? Pas le moins du monde.

L'huile biiodurée dont il s'agissait était délivrée dans les services d'hôpitaux en *grands* flacons, de verre *blanc*, bouchés *au liège*, flacons qui restaient en vidange, dont le contenu avait par conséquent toutes les chances possibles de contamination, etc. J'en ai vu à Saint-Louis avec un notable dépôt de biiodure *cristallisé* dans le fond du flacon. Or, j'ai montré, il y a un an, qu'il suffisait d'exposer cette huile biiodurée pendant *trois jours* à la lumière diffuse de mon laboratoire pour qu'il s'y manifestât un commencement d'altération *visible à l'œil nu :* l'huile verdit du deuxième au troisième jour, par formation de protoiodure ; au bout de trois, quatre, cinq jours le protoiodure se dépose déjà et si l'on prolonge l'expérience on a bientôt un dépôt boueux, composé de protoiodure verdâtre mélangé de protoiodure réduit, etc.

La présence du gaïacol m'a semblé favoriser encore très sensiblement l'action décomposante de la lumière.

Aussi avais-je conseillé, lors de ma communication à la Société de Dermatologie, de ne pas mettre de gaïacol dans l'huile biiodurée et de la conserver dans des flacons en verre jaune, ou même en verre blanc, mais placés à l'abri de la lumière.

Dans quel état de conservation, ou peut-être d'altération, se trouvait l'huile injectée dans le service de M. Brocq ? On a encore négligé de nous le dire ! Il est vrai que ma communication a été postérieure à l'accident, et que l'attention n'avait pas encore été attirée sur ce point.

Voilà pour la première objection de M. Danlos (1).

« Je me demande seulement à propos de ces injections, continue M. Danlos, pourquoi l'on préconise comme dissolvant du biiodure l'huile, qui n'en dissout que 0,004 milligrammes par centimètre cube, tandis que l'eau distillée, à la température ordinaire, peut en dissoudre 6 mgr. 6 sous le même volume. »

M. Danlos semble croire que la solubilité du biiodure dans l'huile est limitée à 0,004 milligrammes par centimètre cube : si telle est bien sa pensée, j'ai le regret de lui dire que cette affirmation est depuis longtemps démontrée inexacte.

1° Les classiques nous apprennent en effet que les huiles, suivant leur composition chimique, dissolvent des quantités très inégales de biiodure de mercure :

---

1. M. Brocq, que j'ai vu depuis cette communication, me rappelle que l'injection a été faite avec le plus grand soin, et qu'il n'y a pas eu la moindre faute de technique.

D'autre part, le médicament était dans un parfait état de conservation.

Les points d'interrogation concernant M. Brocq doivent donc disparaitre.

Par contre, M. Brocq m'autorise à déclarer que pas plus au moment de sa communication qu'aujourd'hui il n'a eu un instant la pensée de mettre l'accident « à *l'actif* » du biiodure. Il a toujours cru que la *piqûre* avait lésé un tronc nerveux dont les ramifications ont amené des troubles tropho-névrotiques dans la zone escarrifiée.

Il faut noter, en effet, qu'il y a eu en réalité escarre, et non abcès chimique ou septique.

La vaseline en dissout : 0 gr. 25 0/0.

Les huiles d'olives ou d'amandes douces ; 0 gr. 40 0/0.

L'axonge : 0 gr. 45 p. 0/0.

L'huile d'œillette : 1 gr. 20 0/0.

L'huile de noix : 1 gr. 30 0/0.

L'huile de ricin : 2 grammes 0/0.

2° Moi-même, il y a un an, j'ai présenté à la Société de Dermatologie une huile biiodurée à 0,01 centigramme par centimètre cube ; je n'avais donc malheureusement rien inventé.

3° Plus récemment j'ai préparé en différentes fois pour l'hôpital Saint-Lazare 880 centimètres cubes d'une huile biiodurée à 0,015 par centimètre cube qui n'a jamais laissé déposer trace de biiodure de mercure cristallisé, bien que ce fût en hiver. Les observations ont été communiquées à la Société de Dermatologie en mai dernier, et feront l'objet d'une thèse qui paraîtra prochainement.

Je dois ajouter que, pas plus avec l'huile à 0,015 milligrammes qu'avec celle à 0,010 milligrammes dont on a injecté plusieurs litres depuis un an, et même parfois à la dose quotidienne de 2 et 3 centimètres cubes, aucun expérimentateur n'a jamais eu à déplorer, à ma connaissance, ni gangrène, ni abcès, ni aucun incident fâcheux, et pourtant quelques-unes de ces injections ont été faites *sous la peau* de l'abdomen et du flanc, ainsi que je l'ai dit précédemment.

L'huile biiodurée ne me semble donc pas aussi coupable que M. Danlos veut bien l'affirmer.

Inutile de noter qu'à la dose de 0,010 et 0,015 milligrammes cette huile possède une activité double ou quadruple de l'huile officielle à 0,004 milligrammes.

Quant à la seconde assertion de M. Danlos, relative à la solubilité du biiodure dans l'eau distillée, à la dose de 6 mgr. 6 par centimètre cube, soit 6 gr. 60 par litre, j'y souscris encore bien moins. Mais la faute n'en est pas à M. Danlos !

Si l'on consulte les auteurs, sur la solubilité dans l'eau du biiodure de mercure, on a, en effet, les renseignements suivants : « Le biiodure de mercure, disent les uns, est *insoluble* dans l'eau ; le biiodure de mercure, répondent les autres, est *soluble* dans l'eau à la dose de 0,04 centigrammes, de 0,40 centigrammes, de 6 gr. 60 par litre ! »

M. Danlos a eu tort de choisir ce dernier chiffre : *in medio stat veritas !* Le biiodure se dissout dans l'eau distillée, à la température de $+ 17°5$, dans la proportion de 0,04 centigrammes par litre. (Bourgoin, *Annales de Chimie et de Physique*, 6° série, t. III, p. 425, 1884.) C'est juste, on le voit, la quantité de sel pour une seule injection !

J'ajouterai même, d'après mes expériences personnelles, que si l'on a soin d'opérer avec du biiodure complètement privé de sels étrangers — (que n'enlèvent jamais complètement les lavages), — soit par sublimation, soit par cristallisation dans un milieu éthéro-alcoolique, ce sel peut être considéré comme insoluble dans l'eau.

C'est en raison de cette insolubilité, et pour éviter l'excipient huileux, que j'ai préparé, à la demande de M. Lévy-Bing, les solutions d'iodure double de mercure et de sodium (908 cc.), dont il a, en mai dernier, communiqué les observations à la Société de Dermatologie, en compagnie de son maître, M. le Dr Barthélemy.

Les résultats obtenus par M. Lévy, et consignés au *Bulletin de la Société de Dermatologie*, ont été si affirmatifs qu'il n'hésite pas, à l'heure actuelle, à accorder au biiodure ainsi solubilisé la première place parmi les injections solubles.

Ces injections aqueuses offrent un premier avantage ; elles sont en quelque sorte *magistrales*, vu la simplicité de leur composition, à l'inverse d'autres injections solubles que je qualifierai volontiers d'*officinales*, tant la préparation en est délicate, quand elle n'est pas irréalisable.

Elles ont, en outre, sur celles de cyanure également

très actives, un second avantage : c'est d'être très peu douloureuses. Le Dr Lévy a pu injecter quotidiennement et sans cocaïne (son addition donnerait lieu à un précipité) 0,02, 0,03, 0,04, 0,05 centigrammes de biiodure (c'est-à-dire jusqu'à 0,022 milligrammes de mercure métallique soit 12 fois 5 la teneur de l'huile de M. Panas), tandis que les malades se refusent vite aux injections de cyanure, à la dose de 0,02 et même de 0,01 centigramme si l'on n'a soin d'y ajouter de la cocaïne.

Il existe de plus, au sujet du cyanure, des cas d'intolérance qui feront prochainement l'occasion d'un rapport à la Société de Dermatologie.

Nous sommes loin, M. Danlos voudra bien en convenir, de la condamnation, sans circonstances atténuantes, prononcée par lui contre le biiodure !

∴

Tout ce que nous avons dit à propos du biiodure de mercure, il faudrait le répéter pour l'alaninate, l'asparaginate, le formamidate, etc..., etc..., pour l'oxyde jaune, dont M. Loison vient de nous donner une étude détaillée.

Vous voyez combien j'avais raison de dire, en commençant, que la question des injections mercurielles était loin d'être résolue.

Toutefois, pour terminer, permettez-moi de vous soumettre un desideratum : il est un très grand nombre d'avariés, et parmi eux des confrères, qui ont accueilli les idées de M. Leredde avec d'autant plus d'enthousiasme qu'ils étaient personnellement plus intéressés à les croire vraies. Nous nous devons, à nous tous, de respecter et même d'encourager leur croyance, *tant que nous n'aurons pas de preuves à objecter.*

Je dirai plus : si un jour les affirmations de notre confrère étaient démontrées inexactes, — l'avenir leur réserve, à mon avis, pleine confirmation, — M. Leredde pourra s'en consoler facilement : « il lui sera beaucoup pardonné », parce qu'il aura, pour un temps du moins, considérablement adouci le pronostic de la vérole.

Je prie donc M. Danlos de bien vouloir m'autoriser à reprendre sa conclusion : « Nous devons *nous résigner* à prévenir, puisque *nous ne pouvons pas* guérir », pour la transformer en cette autre plus humanitaire et plus encourageante : «*Efforçons-nous* de prévenir, puisque *nous ne savons pas encore* guérir. »

" *Bull. gén. de thérapeut.*, 8 août 1902. "

Dose efficace moyenne journalière de quelques injections mercurielles solubles

Le travail de M. Jaulin, de l'Hôtel-Dieu d'Orléans, publié dans *La Presse Médicale* du 26 juillet dernier, sous le titre : *Les injections mercurielles solubles à doses massives*, nous oblige à revenir encore sur la question des injections de biiodure, que nous avions cependant déjà longuement étudiée (voir nos communications de mai et de juillet à la Société de dermatologie).

M. Jaulin se sert de l'huile, dite de Panas, renfermant 0 gr. 004 de biiodure de mercure par centimètre cube, mais la façon dont il l'emploie diffère totalement de la méthode classique des solutions solubles ; au lieu d'être quotidienne ou biquotidienne, son injection est hebdomadaire, et, au lieu de 1 ou de 2 centimètres cubes, notre confrère injecte en une seule fois 6 à 10 centimètres cubes d'huile biiodurée, soit 0 gr. 024 à 0 gr. 040 de biiodure.

Telles sont les quantités de sel mercuriel considérées comme *doses massives* par M. Jaulin.

Que faut-il donc entendre par cette expression, beaucoup trop élastique à notre avis ? Sa « dose massive » est-elle simplement une grosse dose, la plus grosse que les praticiens soient d'avis d'injecter ? Mais, sur ce point, l'entente est difficile ; la dose maxima d'hier est insuffisante aujourd'hui et tel syphiligraphe double hardiment la proportion de mercure que son confrère n'ose pas dépasser !

Vraisemblablement, M. Jaulin veut dire qu'il faut donner au malade, en une seule fois, et à titre de provision, *toute* la quantité de mercure *utilisable et nécessaire* pour un traitement moyen de huit jours.

Si telle est bien sa pensée, nous sommes autorisés, par une série de plus de 2.000 injections de biiodure, à considérer actuellement cette dose comme très insuffisante.

Nous avons, en effet, injecté journellement *à des femmes* 1 centimètre cube d'huile biiodurée à 0 gr. 015 de biiodure par centimètre cube, et cela pendant vingt, vingt-cinq, trente jours sans interruption et sans accident. En huit jours, le chiffre de biiodure se trouve ainsi porté à 0 gr. 120 (0 gr. 015 $\times$ 8), tandis que la dose injectée par notre confrère pendant le même laps de temps n'a pas dépassé 0 gr. 040 (0 gr. 004 $\times$ 10).

Chez l'homme, cette proportion de mercure peut être facilement doublée : un malade à syphilis maligne a parfaitement toléré 20 injections de la même huile biiodurée à 0 gr. 015, à raison de 2 centimètres cubes par jour, soit 0 gr. 240 en huit jours (0,015 $\times$ 2 $\times$ 8), c'est-à-dire six fois la quantité de M. Jaulin. Sa dose *massive maxima hebdomadaire* n'est donc pas très supérieure à notre dose *efficace moyenne journalière.* Cette dose est cliniquement intéressante à étudier, non pas seulement pour marquer la tolérance de l'organisme vis-à-vis du mercure, mais parce que c'est la quantité nécessaire pour lutter avantageusement contre l'infection syphilitique, soit pour des accidents tenaces du moment, soit surtout pour préserver contre le tertiarisme.

Nous ajoutons même que dans les cas graves, on pourrait recourir à des doses encore plus élevées ; nous avions, à l'appui de cette assertion, quelques observations, mais en nombre trop restreint pour être réellement démonstratives.

Depuis lors, ce qu'il était difficile d'obtenir avec l'huile, par suite de la limite de solubilité du biiodure, nous avons pu le réaliser très simplement en nous servant de biiodure en solution aqueuse, à l'état *d'iodure double de mercure et de sodium*.

Cette solution aqueuse est moins douloureuse que l'huile biiodurée et ne donne pas de précipité avec les albuminoïdes du sang ; elle peut contenir autant de biiodure qu'on le désire : 0 gr. 01, 0 gr. 02, 0 gr. 03, 0 gr. 04, etc. par centimètre cube. Nous avons même pu poursuivre une série ininterrompue de 20 piqûres quotidiennes à 0 gr. 05 par centimètre cube, soit 0 gr. 40 (0,05 × 8) de biiodure par huit jours, c'est-à dire 10 fois la dose de M. Jaulin.

Un de nos confrères est arrivé, sur lui-même, au chiffre journalier de 0 gr. 08 (en commençant à 0 gr. 02 et augmentant chaque jour), mais cette dose, deux fois atteinte, n'a jamais pu être prolongée ; il est survenu rapidement une intoxication qui, sans être dangereuse, a été très manifeste.

.˙.

Quel avantage M. Jaulin trouve-t-il à recourir à l'ancienne formule classique à 0 gr. 004 par centimètre cube ? L'abandon dans lequel la nouvelle école laisse cette préparation n'est pourtant que trop mérité : pour avoir la dose *efficace moyenne* de biiodure, dose que doit sans cesse rechercher le médecin, il faut, en effet, injecter tous les jours au moins 3 centimètres cubes de cette huile ! Or, les praticiens sont aujourd'hui d'accord pour injecter la dose efficace d'un sel mercuriel sous le plus faible volume possible d'excipient, surtout quand il s'agit d'un excipient *huileux*.

L'huile à 0 gr. 015 dont nous nous servons à Saint-Lazare, et même celle plus classique à 0 gr. 01 est, d'après

l'expérience d'une pratique déjà longue, bien supérieure
à tous égards.

Quant à la conclusion formulée par M. Jaulin, là encore
la plus grande réserve s'impose. « Nous pensons, dit-il,
qu'il n'y a aucun inconvénient à injecter les solutions solubles de mercure A MÊME DOSE que les injections insolubles ;
l'*élimination* des unes et des autres se fait *sensiblement
de la même manière*... » Ce terme « *à la même dose* » indi-
que-t-il qu'on pourra injecter, par exemple, 0 gr. 05 de
biiodure, de benzoate, de lactate, de cyanure, etc., tout
comme on injecte 0 gr. 05 de calomel ? Dans ce cas, l'opinion de notre confrère est soutenable, bien qu'elle soit
fortement hasardée pour le cyanure ; mais elle cesse d'être
admissible quand on l'envisage au point de vue de la
teneur en mercure des différents sels injectables. Ce n'est
plus, en effet, d'après leurs poids évalués à la balance que
les composés mercuriels sont thérapeutiquement comparables entre eux, mais bien d'après *leur pourcentage en
mercure.* Or, le calomel (dont la dose efficace généralement admise est de 0 gr. 10), contient 84,9 0/0 de mercure, soit 0 gr. 08 centigr. 49 par injection ; la dose *correspondante vraie* de biiodure serait ainsi de 0 gr. 19 centigr. 28 par injection ; de lactate, 0 gr. 16 centigr. 05 ; de
cyanure, 0 gr. 10 centigr. 71, etc.

Est-ce là réellement la conclusion de M. Jaulin ? Evi-
demment non, et, à l'heure actuelle, aucun syphiligraphe
ne consentirait à tenter semblable expérience, car dans
les injections de préparations solubles à un titre quelconque, il est impossible de limiter l'absorption qui, dans un
certain nombre de cas imprévus, peut se faire tout d'un
coup. Dans les injections insolubles, au contraire, l'absorption est continue, et ne peut physiologiquement
atteindre une intensité capable de causer une intoxication. C'est là, en vérité, un des points essentiels de la
méthode curative.

Le mode d'action des injections solubles ou insolubles

est donc assez différent, tout au moins dans la *période du début*. L'observation clinique le prouve, du reste, tous les jours. Quand un spécialiste se trouve subitement en face d'un cas très grave, il ne se borne pas à faire une piqûre d'un sel insoluble et à attendre ; il sait fort bien qu'il faut un certain temps pour que l'absorption s'effectue. Avec un calomel, par exemple, il fera une série de trois, quatre, cinq injections solubles dont l'absorption rapide assurera la thérapeutique d'urgence. Le biiodure aqueux est surtout recommandable en raison de son extrême diffusibilité.

On peut même, comme nous l'avons fait à Saint-Lazare, employer la préparation mixte que nous désignons sous le nom d'*huile grise biiodurée*, et qui contient 0 gr. 07 de mercure, à l'état d'huile grise, mélangés à 0 gr. 015 de biiodure, pour 1 centimètre cube d'huile. Après cette première injection, on continue les piqûres d'huile biiodurée seule pendant trois, quatre, cinq jours, ou même jusqu'à la prochaine injection d'huile grise. Les choses se passent de même avec le calomel.

Ce sont là, il faut l'avouer, des moyens plutôt exceptionnels, mais il est bon de les connaître quand il y a péril à retarder l'imprégnation mercurielle de l'organisme.

Ce que nous venons de dire pour le biiodure s'applique, de tous points, au *sérum bichloruré de Chéron ;* la dose, dite *massive*, de 0 gr. 05 de sublimé par semaine est loin de constituer la limite de tolérance. Ainsi nous avons pu injecter, tous les jours, pendant vingt jours consécutifs, des solutions *isotoniques* (c'est-à-dire contenant 0 gr. 75 de chlorure de sodium pour 100 centimètres cubes de solution) de sublimé, à la dose de 0 gr. 02 de sel mercuriel pour 1 seul centimètre cube d'eau, soit 0 gr. 14 (0,02 × 7) de sublimé, au lieu de 0 gr. 05. Or, ces injections, qui ont été tolérées avec la plus grande facilité, étaient faites *chez des femmes* d'un poids moyen de 52 kilogrammes.

En portant le titre de la solution à 0 gr. 03 par centimètre cube et par jour, on arrive très vite, chez la femme, à la limite de tolérance : les piqûres sont douloureuses, et la diarrhée survient généralement au bout de trois, quatre, cinq jours, quelquefois même plus tôt.

Mais cette dose, limite pour la femme, semble être la *dose efficace moyenne pour l'homme* ; toutefois, nos observations sont encore trop peu nombreuses, et ne nous permettent pas, à l'heure actuelle, de porter une conclusion définitive.

En collaboration avec MM. Barthélemy et Lévy-Bing.
" *La Presse Médicale*, n° 70, 30 août 1902 ".

Note additionnelle sur les injections de solutions aqueuses de biiodure de mercure dans le traitement de la syphilis.

Le chiffre de 1.041 injections intra-musculaires communiqué à la séance de mai, est aujourd'hui doublé (1ᵉʳ juillet). Les solutions de biiodure de mercure injectées par M. Lévy-Bing dans le service de M. Barthélemy, à Saint-Lazare, s'élèvent actuellement à **2.875** centimètres cubes ainsi répartis :

1° *Huile* biiodurée (contenant *0,015 milligr.* de biiodure de mercure par centimètre cube d'huile). . . . . 880 centimètres cubes.

2° *Solutions aqueuses :*

a) *Biiodure* de mercure *solubilisé* par l'iodure de sodium (0.005 milligr., 0.010 milligr., 0.015 milligr., 0.020 milligr., 0.030 milligr., *0.050 milligr.*, de biiodure par centimètre cube d'eau). 908 — —

b) *Cacodylate* de mercure (qui n'est pas autre chose que du biiodure de mercure à 0.005 milligrammes, 0.010 milligrammes, 0.015 milligrammes par centimètre cube) ASSOCIÉ au cacodylate

de soude à 0.05 centigrammes par cen-
timètre cube. . . . .   887 centimètres cubes
   c) *Arrhénate* de mercure (qui n'est
pas autre chose que du biiodure de
mercure à 0.010 et 0.015 milligrammes
par centimètre cube) ASSOCIÉ au méthylarsinate disodique   200   —   —
                     Soit. . .   2.875 centimètres cubes

Lé danger,c'est que si on emploie une dose insuffisante
de mercure, on croit faire un traitement contre la syphilis, et qu'en réalité on n'en fait pas.

Les résultats thérapeutiques, c'est-à-dire l'observation
clinique, conduit aux conclusions pratiques suivantes, à
savoir que les injections solubles donnent des effets moins
rapides, moins durables surtout que les injections insolubles, lesquelles protègent mieux les syphilitiques contre
le tertiarisme. Mais, parmi les injections solubles, les injections de solution aqueuse de biiodure de mercure nous
semblent les plus favorables. L'essentiel dans le traitement de la syphilis est le mercure ; un sel n'est bon que
par sa teneur en mercure ; il faut seulement rechercher
la préparation qui est le mieux assimilée et tolérée par l'organisme ; celle-là serà la préférable qui, dans ces conditions, introduira dans l'économie la plus haute proportion
d'hydrargyre.

En collaboration avec MM. Barthélemy et Lévy-Bing.
  "*Bull. de la Soc. franç. de Dermatol. et de Syphil.*, 13ᵉ a., nº 7,
juillet 1902, p. 324 ".

Nouvelle contribution théorique et clinique
à l'étude des injections mercurielles.

Ma précédente communication n'avait en vue que le
côté pharmaceutique des injections mercurielles ; elle

laissait volontairement dans l'ombre les considérations d'ordre purement médical.

M. Danlos, en l'honorant d'une réponse d'ensemble, lui a donné une importance bien au-dessus de mes prétentions ; je l'en remercie très sincèrement. Mais il a en même temps formulé quelques observations, et souligné certains points de détail incomplètement éclairés, que je me trouve ainsi contraint de reprendre aujourd'hui devant vous. Je le regrette pour la Société, dont le temps est précieux, et lui présente toutes mes excuses.

Cyanure. — Dans notre dernière réunion, M. Danlos nous disait qu'en passant en revue, lors de sa première communication, un certain nombre de sels de mercure (cacodylate, lactate, salicylate, cyanure et biiodure), il avait eu surtout pour but de justifier sa préférence pour les injections de cyanure, « les seules dont il eût fait une étude un peu suivie ».

Sans vouloir lui objecter que préférence implique comparaison préalable, je noterai simplement que les raisons à l'appui desquelles il a légitimé son choix ne sont pas spéciales au cyanure.

1° « Ce sel ne coagule pas l'albumine. » — Mais nous savions déjà, et M. le professeur Pouchet nous a rappelé dans sa communication du 23 avril dernier, que l'iodure double de mercure et de sodium, le chlorure double de mercure et de sodium, le lactate acide de mercure, etc., ne précipitent ni le sérum, ni l'hémoglobine.

L'emploi des paquets de sublimé de l'Académie, dits paquets des sages-femmes, constitue une application déjà ancienne de cette vérité.

2° « Il est facile de se le procurer dans des conditions de pureté parfaite. » Mais l'iodure double de mercure et de sodium est dans le même cas, et la conservation de sa solution me semble même plus complète, si l'on a soin de la placer dans des flacons jaunes.

Contre le cyanure, dont l'efficacité, je le reconnais, n'est pas douteuse, il y a :

1° La douleur, qui est notablement plus forte avec le cyanure qu'avec tout autre sel de mercure soluble ;

2° La nécessité, conséquemment, d'y adjoindre de la cocaïne, ce qui n'est pas un inconvénient négligeable ;

3° La présence du radical cyanogène, auquel je serais bien tenté d'attribuer les érythèmes scarlatiniformes intenses, observés à Saint-Lazare, par MM. Barthélemy et Lévy-Bing ;

4° La tendance à provoquer la stomatite et la diarrhée, que mon ami le Dr Lévy-Bing estime supérieure à celle de tous les autres sels de mercure.

Le choix du cyanure fait par M. Danlos est donc discutable, surtout si on le compare au biiodure en solution aqueuse, qui, je le répète, nous a semblé préférable au triple point de vue douleur, nodosité et tolérance.

Pour ce qui est de l'efficacité du biiodure aqueux, les observations du Dr Lévy paraîtront prochainement dans sa thèse. Je me contente d'ajouter que, depuis notre communication à la Dermatologie, des faits nombreux sont venus corroborer nos précédentes conclusions.

J'ajoute pour les confrères qui tiendraient à rester fidèles au cyanure, que le Dr Lévy-Bing étudie en ce moment avec son maître M. le Dr Barthélemy, *l'oxycyanure de mercure*, sel très voisin du cyanure, paraissant déterminer moins de ptyalisme, mais autant de diarrhée, et doué d'une activité thérapeutique sensiblement égale.

Il présente comme avantages : un plus fort pourcentage en mercure, et ses injections sont assez peu douloureuses pour pouvoir être faites sans cocaïne, même à la dose de 0,02 de sel par centimètre cube.

J'apporterai dans quelque temps à la Société cette étude qui n'est pas encore au point actuellement.

Cacodylate. — En additionnant d'un même nombre de gouttes d'une solution potassique le liquide de deux am-

poules de cacodylate, M. Danlos a obtenu deux précipités de couleur absolument différente.

Cette constatation m'est très agréable à enregistrer. Elle
me permet d'abord d'admirer le soin méticuleux qui préside aux injections faites par M. Danlos ; qu'il veuille bien
m'autoriser à l'en féliciter très vivement. Que d'incidents
fâcheux, peut-être même d'accidents, eussent été évités
en suivant cette pratique.

Elle a encore un autre mérite à mes yeux : elle démontre l'importance qu'il convient d'attribuer à la forme pharmaceutique, importance qu'il m'est difficile de mettre en
relief sans montrer qu'elle est en contradiction avec une
phrase de M. Danlos, que je trouve un peu plus loin :
« La question des injections solubles n'est pas seulement
une simple question de forme pharmaceutique. » — J'en
demande pardon à M. Danlos, mais je considère, au contraire, le côté pharmaceutique de toutes les injections
hypodermiques, surtout mercurielles, comme de tout premier ordre, pour cette raison élémentaire que, quel que
soit le talent de l'artiste (le médecin en la circonstance),
avec de mauvais matériaux il ne fera jamais de bonne
besogne.

Interrogez sur ce point la pratique de tous les jours, et
voyez comment les choses se passent soit à la ville, soit
à l'hôpital. A la moindre alerte postopératoire, que fait
le médecin ? — Monsieur le Pharmacien, vous êtes bien
sûr de votre préparation ? — Naturellement le pharmacien
dit oui ! — Mais l'opérateur, lui aussi est sûr de sa piqûre,
si c'est lui qui l'a faite ; sûr de ses aides, même s'il n'a pu
assister à l'injection ? Finalement ce n'est de la faute de
personne !... donc c'est la faute à la méthode !

Ceci est tellement vrai, que chaque médecin a en quelque sorte *son* pharmacien, pour ses injections, ou même
tel pharmacien pour ses injections solubles, tel autre pour
les insolubles.

Ces réserves faites, l'expérience de M. Danlos ne touche

en rien la question du cacodylate de mercure, et encore moins, s'il est possible, celle des injections mercurielles.

M. Danlos, en effet, prend deux ampoules, dont il ne nous indique pas l'origine, commune ou différente, et obtient avec chacune d'elles « un précipité très différent ». La seule conclusion que comporte cette constatation est la suivante : des deux échantillons de M. Danlos, l'un au moins est défectueux ! C'est affaire au préparateur de la solution et non au sel de mercure ! D'où encore l'importance du rôle dévolu au pharmacien.

Du reste, l'observation journalière est riche en faits de ce genre, démontrant que le rôle du médecin est singulièrement facilité ou entravé par le pharmacien. Je n'insiste pas.

Biiodure. — Dans une communication faite en mai dernier à la Société de Dermatologie, en collaboration de MM. Barthélemy et Lévy-Bing, nous donnions un travail d'*ensemble* sur les injections de biiodure de Hg, en solution huileuse et en solution aqueuse. Nous disions, en guise de conclusion, que l'huile biiodurée à 15 milligrammes par centimètre cube, surtout si on la compare à la solution aqueuse du même sel, est généralement douloureuse, et occasionne assez fréquemment des nodosités.

Dans ma note à la Société de Thérapeutique en juin dernier, je citais le cas *isolé* d'un confrère qui avait pu se faire, sous la peau de l'abdomen et du flanc, plus de cent injections d'huile biiodurée à 1 centigramme par centimètre cube, sans douleur ni induration.

Cette dernière observation est pour M. Danlos une source d'objections, auxquelles je répondrai aussi brièvement que possible.

1° « M, Lafay nous dit que ces injections peuvent être pratiquées un peu partout indifféremment, sous la peau ou dans les muscles. » — Émettre une semblable assertion équivaudrait, je le crains, à vouloir être seul de cet avis, et si M. Danlos veut bien s'en tenir à la lettre de ma

communication, il conviendra, je l'espère, qu'il a eu la
conclusion un peu large. J'ai opposé, à une opinion de
M. Danlos, une observation clinique, prise sur lui-même
par un confrère, voulant montrer par là que le quasi-
exclusivisme de M. Danlos n'avait rien d'absolu ; j'ai simplement constaté un point de technique, intéressant surtout parce qu'il constitue une exception.

Du reste les opinions les plus autorisées sont, sur ce
point particulier de la question des injections *solubles*,
si peu d'accord à l'heure actuelle, qu'il y aurait vraiment
trop de simplicité de ma part à m'aventurer sur un terrain à peine déblayé et qui n'est pas de mon domaine.

2° « M. Lafay nous dit aussi que ces injections ne
déterminent ni douleurs, ni nodosités, je demande pardon
à M. Lafay de le mettre en contradiction avec lui-même,
mais je lis dans une autre communication, etc... »

Là encore, je crois que l'expression de M. Danlos
dépasse sa pensée, et je suis obligé de rappeler ce que
je viens de dire plus haut.

Les injections d'huile biiodurée sont généralement
douloureuses et occasionnent parfois des nodosités : voilà
le cas général.

Dans ma communication à la Société de Thérapeutique,
je rapporte l'observation d'un confrère qui, après plus
de 100 injections, n'a constaté ni douleurs, ni nodosités :
voilà le cas isolé, l'exception à la règle générale.

Je ne vois vraiment pas où est la contradiction ! Je
rapporte un fait observé, un exemple qui sort du cadre
habituel ! Mais c'est précisément, je le répète, ce qui en
fait l'intérêt, Mon ami constitue, au point de vue douleur
et nodosité, une exception, tout comme il en constituait
une au point de vue de la localisation des piqûres.

C'est tout ce que je peux accorder à M. Danlos.

3° « Cent injections, dit encore M. Danlos, c'est un gros
chiffre. » — La remarque de M. Danlos est juste, et ne
se fut vraisemblablement pas produite si j'avais été plus

explicite. Je reconnais avec lui que, en thèse générale, ce nombre d'injections ne plaiderait guère en faveur de la méthode, mais encore une fois il s'agit d'un cas particulier, d'un gros accident datant actuellement de quatre ans, que la méthode friction-protoiodure, bien et longtemps suivie, n'a pas empêché d'éclater, et dont notre confrère cherche tout naturellement le remède en dehors de la méthode qui l'a si mal servi. Depuis ma communication il s'est mis au biiodure aqueux, qu'il a poussé jusqu'à 8 centigrammes par jour, mais cette dose n'a pu être maintenue (diarrhée), et actuellement elle est seulement de 3 centigrammes avec tolérance parfaite et état général excellent. Mon ami continue, je l'approuve et l'encourage ardemment.

Du reste, je ne demande pas mieux que d'avouer à M. Danlos, ce qui n'est pas pour lui déplaire, que notre polémique concernant l'huile biiodurée à un titre quelconque, vient un peu après la bataille. Sa critique de l'excipient huileux n'est pas neuve, M. le professeur Gaucher la formule depuis longtemps, et dans notre communication à la Société de Dermatologie, nous n'avons pas caché notre préférence pour la solution aqueuse, bien supérieure à tous égards.

J'ajouterai, d'après mes renseignements personnels, que l'huile biiodurée est en train de disparaître devant le biiodure en solution aqueuse, qui, lui au contraire, semble vouloir prendre le pas sur les autres sels solubles, à en juger par les milliers de centimètres cubes, que j'ai eu l'occasion de préparer depuis la communication de M. le Dr Barthélemy à la Société de Dermatologie.

M. Danlos fait aussi observer, et en cela il a encore raison, qu'une moyenne de 25 injections, pour guérir les accidents qu'on rencontre le plus communément à Saint-Lazare, ne constitue pas une rapidité d'action autrement imposante.

J'emprunte la réponse au Dr Lévy-Bing :

Chaque femme a reçu, il est vrai, une moyenne de 20 à 25 injections, mais cela ne veut pas dire qu'il ait fallu 25 injections pour faire disparaître une roséole ou guérir des syphilides.

La guérison de ces cas légers était le plus souvent obtenue très rapidement, au bout de 8 à 10 injections, et si nous continuions néanmoins les piqûres, c'était pour ce qu'on est convenu d'appeler le traitement d'entretien.

Il ne s'agissait pas non plus toujours de ces cas précoces, dont parle M. Danlos : nous avons eu un cas d'hémiplégie guéri complètement à la suite de la neuvième injection de biiodure aqueux à 0,05 par centimètre cube. Nous soignons, en ce moment, une syphilide tertiaire phagédénique de la cuisse, de dimensions énormes ; elle est aux trois quarts guérie après une série de 10 injections de biiodure aqueux à 0,04 par centimètre cube.

Pour ce qui est des accidents survenus dans l'emploi de l'huile biiodurée, nous connaissons déjà la réponse faite par M. Brocq lui-même, au sujet du cas observé dans son service.

Le second exemple, relaté par M. le professeur Fournier, a été constaté chez un malade de ville soigné par un confrère ; il y a eu, comme dans le premier, escarre et non abcès. La réponse, logiquement, pourrait donc être identique : piqûre d'un nerf.

N'ayant ni la compétence, ni les moyens de déterminer la cause occasionnelle, je n'insiste pas sur le fait en lui-même. Je ferai simplement remarquer qu'il a succédé à une dose quasi homéopathique de mercure (1 mgr. 76), et j'ajouterai que je suis tout à fait de l'avis de ceux qui trouvent téméraire de courir tous les jours semblable risque pour semblable dose de principe actif.

Je demande toutefois la permission d'exposer sur l'ensemble de ces cas malheureux quelques considérations théoriques, et de rappeler :

1° Qu'il manque à la plupart d'entre eux un *cachet de*

garantie, dont il faut tenir le plus grand compte : l'œil du Maître assistant à l'injection et disant : J'ai vu !

2° Qu'il y a là une inconnue qui nous échappe encore, nuit à la méthode, mais ne la « vicie » pas, comme on l'a prétendu. Pour nous, cette inconnue réside, soit dans une mauvaise préparation, une décomposition ou une contamination ultérieure du produit, soit dans une faute d'asepsie ou de technique de l'opérateur, soit, enfin, dans un emplacement mal choisi pour la piqûre.

Il est toutefois rationnel de faire entrer aussi en ligne de compte, au point de vue de l'éventualité possible des accidents, l'intolérance spéciale de certains or⸱nismes plus ou moins dyscrasiés, pour toute substance injectée si anodine qu'elle soit ; mais, la statistique considérable que j'ai l'honneur de vous soumettre rend en pratique cette crainte chimérique.

Ainsi, parmi un nombre relativement restreint d'injections de sels solubles et insolubles, nous trouvons, d'un côté, quelques rares accidents suivis d'escarre ou de gangrène et même des cas de mort, quand d'un autre côté nous avons :

M. le Dr Jullien environ 40.000 injections et pas un cas analogue.

— Barthélemy	25.000	—	—
— Emery	15.000	—	—
— Edmond Fournier	13.000	—	—
— Leredde	6.000	—	—
— Lévy-Bing	6.000	—	—

Soit 105.000 injections sans aucun accident proprement dit.

Je ne vois donc pas là d'épouvantail bien réel, et si la plaisanterie était de mise en pareil matière, je serais tenté de conclure que le nombre des accidents est inversement proportionnel au nombre des piqûres !

Le hasard évidemment n'est pas seul en cause, car s'il en était ainsi les partisans des injections triompheraient vraiment, et seraient en droit de revendiquer exclusivement pour eux l'*audaces fortuna juvat.*

3° Qu'il serait sans précédent dans l'histoire de la thérapeutique qu'une méthode de traitement aussi énergique pût s'implanter d'un coup, sans aléas, sans tâtonnements, sans incidents, voire même sans accidents !

Existe-t-il, je le demande à ceux qui font des piqûres une méthode d'exception, existe-t-il un mode de traitement qui ait eu des débuts comparables à ceux de la méthode friction-protoiodure, qu'ils nous vantent aujourd'hui ?

Elle compte actuellement plusieurs centaines d'années, et le souvenir des horreurs qu'elle accumula est aujourd'hui si peu oublié que le public conserve encore l'effroi du mercure et que les charlatans n'attirent à eux les pauvres vérolés qu'en leur promettant la guérison sans mercure !

Et l'antisepsie ! Combien y a-t-il d'années qu'elle n'enregistre plus ni gangrènes phéniquées, ni intoxications mercurielles mortelles ?

Je n'en finirais pas si je devais passer en revue chaque affection ou chaque médicament héroïque !

Il n'est pas jusqu'à l'iodure de potassium qui, après ingestion d'un seul gramme, n'ait eu à son actif des cas de mort foudroyants, comme j'en ai rapporté quelques-uns dans ma thèse ! Faudrait-il donc aussi le supprimer ?

On demande aux partisans des injections d'étudier comparativement la méthode friction-protoiodure et la méthode des injections.

Mais il y a des siècles qu'ils emploient et les frictions et l'ingestion ! Aujourd'hui leur opinion est faite : ils sont infiniment reconnaissants des services rendus, mais ils se rappellent aussi que, même appliquée dans toute sa rigueur, la méthode classique ne leur apporte qu'un semblant de sécurité, et ne les garantit qu'incomplètement **contre le tertiarisme.**

4° Je rappellerai enfin, qu'en opposition avec les rares cas d'intolérance survenus à la suite de doses normales, il en existe d'autres, beaucoup plus nombreux, où une quantité très exagérée de mercure, administrée le plus souvent par inadvertance, a pu être injectée impunément.

Laissant de côté les cas bien connus qui ont fait déjà l'objet d'observations antérieures, je citerai quatre exemples récents qui m'ont été communiqués par le D Lévy-Bing et un de nos confrères de la Société, et où la dose d'huile grise a 40 0/0 a été d'une demi-seringue, soit 0 gr. 25 de mercure métallique : aucune suite fâcheuse, ni stomatite, ni aucun symptôme d'intoxication.

Un autre fait, intéressant beaucoup plus directement la thèse que je soutiens, est le suivant qui a trait au biiodure : Dans une clinique-maison de Santé, un certain nombre de malades sont soumis aux injections d'huile iodée à 40 0/0 (lipiodol Lafay). Chaque malade reçoit quotidiennement de 1 à 5 centimètres cubes de lipiodol, quelquefois plus. — Pour faciliter l'injection du lipiodol, la surveillante a coutume de mettre le flacon au bain-marie à l'heure de la visite. Un jour les malades se plaignent tous, et affirment que leur injection, habituellement indolore, est un peu, assez ou même très douloureuse. Le chef de clinique constate, mais trop tard, que les injections ont été faites avec une solution aqueuse de biiodure à 0 gr. 02 par centimètre cube : la surveillante, par mégarde, avait mis dans le bain-marie un flacon de biiodure de mercure au milieu des flacons de lipiodol.

Suivant l'âge, les malades avaient reçu 1, 2, ou 3 centimètres cubes de solution (soit 0 gr. 02, 0 gr. 04, 0 gr. 06, de biiodure) ; une jeune femme, de 20 ans à peine, pesant de 45 à 50 kilogrammes, reçut 5 centimètres cubes de solution, soit 0 gr. 10 de biiodure. Il n'y eut dans la suite d'autre complication qu'une vive douleur et un peu de diarrhée.

En résumé : le débat n'est pas près d'être épuisé et la

question des injections mercurielles soulèvera encore bien des controverses.

Actuellement, ce qu'il importe, c'est d'accumuler *des faits*, observés du premier au dernier acte inclusivement, sévèrement contrôlés et indiscutables ; et non *des opinions !*

Dans la suite, la conclusion rationnelle s'imposera d'elle-même.

'' *Bulletin général de Thérapeutique*, 8 novembre 1902 ''.

Les injections intra-musculaires d'acétamide mercurique dans la syphilis

Les préparations préconisées pour injections contre la syphilis sont si nombreuses qu'on se trouve fort embarrassé maintenant quand on cherche à prescrire les meilleures. Il y a lieu d'étudier comparativement leur action. Le travail qu'on va lire a pour but de prouver que l'acétamide mercurique est de ces préparations sur lesquelles il n'y a guère à compter. A l'appui de cette assertion, nous consignons ici les résultats obtenus dans le traitement de la syphilis par une série de 521 injections intra-musculaires d'acétamide mercurique.

L'acétamide mercurique ou acétamide de mercure a pour formule (CH^3 CO — Az H)^2 Hg et son pourcentage en Hg égale 63.25.

Obtenue pour la première fois par Markownikoff en 1853, l'acétamide mercurique se prépare en dissolvant de l'oxyde jaune de mercure, fraîchement précipité, dans une solution aqueuse d'acétamide.

L'acétamide elle-même s'obtient soit par le procédé A. W. Hofmann à l'éther acétique, soit en saturant l'acide acétique cristallisable par le gaz ammoniac et terminant la saturation par l'ammoniaque aqueuse. On chauffe ensuite à 230° le produit obtenu, en vase clos, et on distille ; on a ainsi l'acétamide en cristaux hexagonaux, fusibles à 82°-83°, de densité $= 1.159$.

D'autre part, on prend 10 grammes, par exemple, de bichlorure de mercure, on les dissout dans 200 centimètres cubes d'eau distillée, et on y verse un excès de potasse caustique soit 10 grammes ; on laisse en contact quelques instants en agitant de temps en temps ; on décante le liquide surnageant, et on lave à l'eau distillée le précipité d'oxyde jaune de mercure, tant que l'eau de lavage est alcaline.

A cette bouillie d'oxyde jaune on ajoute un poids d'acétamide un peu supérieur à celui qui correspond à la formule de l'acétamide mercurique, soit 5 gr. 90 à 6 grammes. L'oxyde jaune disparaît peu à peu, et l'on obtient une liqueur limpide que l'on évapore à siccité. On reprend alors le produit par l'alcool, dans lequel l'acétamide cristallise par évaporation spontanée du dissolvant.

L'acétamide mercurique cristallise dans l'alcool en prismes hexagonaux incolores, fusibles à 105°. Elle est très soluble dans l'eau.

Nous avons employé la solution suivante :

Acétamide mercurique . . . . . . 0,20 centigr.
Eau distillée. . . . . 10 cent. cubes.

Une seringue de Pravaz de 1 centimètre cube contient 2 centigrammes d'acétamide mercurique, correspondant à 0,0126 dix-milligrammes de Hg.

C'est avec cette solution, contenant 1,2 ou 3 centigrammes d'acétamide par centimètre cube, qu'ont été faites les 521 injections dont nous apportons à la Société un compte rendu sommaire.

Nous avons commencé par la dose de 1 centigramme, puis nous avons porté progressivement le titre des solutions à 2 et 3 centigrammes par centimètre cube. Nous préférons injecter ces doses en 1 seul centimètre cube d'eau distillée, car elles nous paraissent ainsi moins douloureuses que diluées en 2 ou 3 centimètres cubes.

Nous n'avons adjoint à notre préparation, comme d'ailleurs nous le faisons pour toutes les solutions, ni gaïacol, ni cocaïne, ni morphine, d'abord pour n'en point modifier la composition, ensuite pour éviter les dangers d'intoxication associée.

Le manuel opératoire, que l'on trouvera décrit en détail dans le travail de l'un de nous, est le même que celui de toutes les autres injections intra-musculaires (1).

Le nombre des malades traitées dans le service, toutes des femmes, a été de 30 ; elles ont reçu en tout 521 injections, chaque femme a donc eu, en moyenne, 17 injections.

Leur âge, variant de 16 ans 1/2 à 33 ans, était en moyenne de 21 ans, et leur poids de 53 kilos.

Ces femmes présentaient des accidents syphilitiques variés, mais la plupart étaient atteintes d'accidents secondaires ou secondo-tertiaires.

Nous n'avons observé aucun accident : ni abcès, ni sphacèle, ni éruption hydrargyrique.

Au point de vue de la tolérance, l'acétamide mercurique offre des résultats assez satisfaisants, étant donné sa teneur en mercure.

Pourtant sur 30 malades, nous avons observé 12 fois de la stomatite ; 2 malades avaient, il est vrai, une dentition très défectueuse. Chez ces 2 malades seulement la stomatite a été relativement sérieuse et s'est prolongée durant une huitaine de jours.

Onze fois, nous avons noté la diarrhée, et chez 15 malades c'est-à-dire dans plus de la moitié des cas, nous avons constaté des nodosités ou des indurations, soit dans une fesse, soit dans les deux.

---

1. A. Lévy-Bing. Les injections mercurielles intra-musculaires dans la syphilis. Paris, 1902, Naud, éditeur.

Ces nodosités n'ont jamais dépassé le volume d'une grosse noisette et disparaissaient au bout de quelque temps.

Les injections d'acétamide sont, au point de vue douleur, très variables suivant les malades et suivant les jours; certaines ont été indolores, mais la plupart sont douloureuses et, en moyenne, la douleur persiste pendant deux heures après l'injection.

Plusieurs malades soumises au traitement par l'acétamide avaient été soignées déjà ou furent soignées plus tard par la solution aqueuse de biiodure d'Hg, à la dose journalière de 2 ou 3 centigrammes par centimètre cube. Toutes ont déclaré les injections d'acétamide beaucoup plus douloureuses.

Pour les sels solubles, nous ramenons toujours la comparaison à la solution aqueuse de biiodure de mercure. De tous les sels solubles que nous avons essayés, le biiodure aqueux nous paraît, en effet, sans parti pris aucun, et après de nombreuses recherches et comparaisons, le meilleur c'est-à-dire, à doses égales, le moins douloureux, le mieux toléré par les tissus, le plus facile à préparer et à injecter et aussi le plus efficace.

Or l'acétamide est beaucoup plus douloureux, provoque plus souvent des indurations et de la diarrhée, son action, toujours très lente, a été le plus souvent insuffisante, quelquefois même nulle.

Chez quelques malades, après une série de 15 ou 20 injections d'acétamide, nous avons été obligés, pour faire disparaître les accidents, de continuer le traitement soit par la solution aqueuse de bi-iodure, soit par l'huile grise; ce qui montre que l'acétamide, quoique plus riche en mercure que le biiodure, lui est cependant inférieur au point de vue de l'efficacité.

Cela tient peut-être à ce que l'acétamide est un sel organique, et que son assimilation demeure incomplète, une partie du sel étant éliminée avant d'avoir pu être décomposée et par suite utilisée par les tissus, ainsi que cela a lieu pour d'autres sels organiques de Hg. Il se produit cependant une certaine décomposition, puisque nous avons pu facilement caractériser le mercure dans les urines.

De cette étude, nous croyons pouvoir tirer les conclusions suivantes :

1° L'acétamide mercurique, à la dose nécessaire de 2 à 3 centigrammes par jour, provoque facilement la diarrhée et la stomatite, et laisse très souvent des indurations ; elle est douloureuse pendant deux heures en moyenne ;

2° Elle donne des résultats thérapeutiques tout à fait insuffisants ;

3° Elle est, à doses égales, inférieure sous tous les rapports à la solution aqueuse de biiodure, prise comme terme de comparaison.

En collaboration avec MM. Barthélemy et Lévy-Bing.
" La Syphilis, t. I, n° 2, p. 125, et *Bullet. de la Soc. franç. de Dermat. et de Syphiligr.*, 14ᵉ année, n° 7, p. 269. "

Quelques faits relatifs à la médication spécifique.

A notre réunion du mois dernier, M. le Dʳ Barthélemy présentait à la Société, au nom de M. le Dʳ Petrini-Galatz, une préparation aqueuse de calomel injectable.

Le Dʳ Lévy-Bing remarquait aussitôt combien cette émulsion de calomel, longtemps persistante, différait de la simple suspension de calomel dans l'eau distillée, suspension éminemment instable, et qui par suite ne se prête pas à un dosage exact, l'homogénéité du mélange cessant avec l'agitation.

A la demande de M. le Dʳ Barthélemy, j'ai recherché d'où pouvait provenir cette différence de propriétés physiques entre deux préparations de même nom, et c'est le résultat de cet examen que je désire vous soumettre aujourd'hui.

A première vue, la préparation qui vous a été présentée se distingue du simple mélange de calomel et d'eau
par deux caractères objectifs très marqués : la stabilité
relativement grande de l'émulsion, et la mousse notablement persistante qui se produit à l'agitation.

A l'ouverture du flacon on perçoit nettement l'odeur
d'éther sulfurique. Cet éther joue-t-il un rôle dans la préparation ? C'est peu probable, et il est plus vraisemblable
d'admettre que le calomel a été lavé à l'éther, lequel a
ensuite été chassé incomplètement.

Si l'on jette le mélange sur un filtre, on obtient un
liquide moussant par agitation : ce n'est donc pas seulement de l'eau ; il contient semble-t-il, un principe émul-
sif que je n'ai pas cherché à isoler ni à caractériser, en
raison du peu de produit mis à ma disposition.

Je tiens du reste à vous montrer toute la différence
objectif que présentent la suspension du calomel dans
'eau simple, ou son émulsion dans l'eau additionnée d'une
proportion infime de saponine : 0.0002 dixièmes de milli
grammes par centimètre cube.

La présentation de M. le Dʳ Barthélemy donne encore
lieu à deux observations d'un autre ordre.

M. Petrini recommande, en insistant sur ce détail,
d'employer le calomel à la vapeur, à cause de sa ténuité.
J'en demande pardon à M. Petrini, mais des deux sels
qui répondent à la composition chimique du chlorure
mercureux, le calomel et le précipité blanc, c'est précisément le calomel qui se prête le moins bien aux injections
hypodermiques. La dénomination qu'on lui applique communément de chlorure mercureux par volatilisation ou de
calomel à la vapeur, et qui paraît indiquer une ténuité
parfaite, est impropre, en ce sens qu'elle concerne le
mode d'obtention du sel, et non le produit lui-même ; le
calomel en effet, présente au microscope une texture cristalline très nette, pour laquelle il doit être soumis à une
pulvérisation prolongée, à une véritable porphyrisation,

avant son incorporation aux véhicules huileux, aqueux ou sirupeux de l'injection. Le précipité blanc, au contraire, qui a même formule, mais qui est obtenu par précipitation, constitue une poudre extrêmement fine, amorphe, qui le rend tout spécialement propre à la voie hypodermique. On devrait toujours lui donner la préférence, de même qu'en thérapeutique oculaire on préfère, pour la même raison, l'oxyde jaune de mercure précipité, à l'oxyde rouge obtenu par la voie sèche. Ce sont là vérités connues, exprimées déjà dans la thèse du Dr Lévy-Bing et que M. Danlos appuyait tout récemment encore de son autorité.

Quant à l'addition de cocaïne proposée également par M. Petrini, je crains qu'elle ne soit d'une utilité douteuse, le calomel n'étant pas douloureux au moment de l'injection. L'orthoforme, qu'on avait songé à lui substituer, ne paraît pas préférable et n'a pas été accepté par la pratique médicale.

Il me semble donc indispensable, avant de procéder à l'essai thérapeutique de la préparation de M. Petrini, d'en connaître plus exactement la composition, et à ce point de vue, je demande la permission de montrer par des exemples pris dans mon recueil d'analyses, toute l'importance qu'il y a parfois à n'employer que des formules certaines et définies, principalement quand il s'agit d'une étude comparative.

J'y trouve :

Un calomel, d'origine italienne, garanti pur calomel et huile de vaseline, et qui contient cependant une forte proportion de camphre ;

Une huile biiodurée, obtenue avec un biiodure spécial solubilisé à l'état naissant, et qui promet une tolérance idéale, mais elle ne mentionne pas l'existence du gaïacol ;

Une huile chloro-iodée, présentée comme huile iodée vraie, et qui renferme 7 0.0 de chlore surajouté à l'iode, tandis que dans un autre échantillon, où le chlore n'est pas indiqué davantage, il faut, pour se rapprocher du titre en iode porté sur l'étiquette, doser ensemble le chlore et l'iode, et évaluer le tout en iode ;

Deux solutions de benzoate de mercure, de provenance différente, qui sont vantées comme indolores. Cette supériorité provient tantôt d'un tour de main spécial dans la préparation du benzoate, tantôt de lavages méthodiques et prolongés !... Mais l'analyse établit brutalement que le tour de main consiste, en réalité, à additionner la préparation d'une forte dose de cocaïne !

Il ne m'appartient pas de discuter ici de l'opportunité ou de la contre-indication des additions de cocaïne, en général ; je demande simplement qu'elles ne soient pas faites ainsi à l'insu du médecin ; et, sans vouloir rappeler les observations déjà anciennes de Dujardin-Beaumetz, de Schwabach, etc., ou celles plus récentes de M. Hallopeau, relatives à l'emploi de la cocaïne, j'estime que cet alcaloïde n'est pas assez anodin, assez quelconque, pour que moi, pharmacien, je sois autorisé à l'ajouter selon ma fantaisie à telle solution mercurielle injectable qu'il me plaira, sans la recommandation préalable du médecin, et sans la mentionner. C'est pourquoi je n'hésite pas à condamner cette pratique quand je la rencontre chez d'autres.

J'ai tenu à rapprocher ces exemples qui sont loin de constituer des cas tout à fait exceptionnels, pour vous montrer avec quelle circonspection, j'allais dire avec quel scepticisme, il convient d'accepter les produits destinés à la voie hypodermique, sans les soumettre au préalable à une analyse d'autant plus sévère qu'ils sont supposés donner des résultats thérapeutiques plus extraordinaires ou tout au moins plus différents de ceux que vous avez coutume de voir couramment dans votre pratique médicale journalière.

L'impossibilité d'ajouter de la cocaïne à la solution aqueuse de biiodure de mercure constitue en faveur de

ce sel un avantage et une garantie que nous avions négligé, MM. Barthélemy, Lévy-Bing et moi, de signaler
à votre attention, et que je tiens au contraire à bien mettre en relief aujourd'hui, en raison des faits que je viens
d'avoir l'honneur de vous rapporter.

M. Barthélemy. — Je rappelle que notre excellent collègue, le professeur Pétrini, m'a prié de vous présenter
un flacon de calomel en suspension dans l'eau. Il préfère
cette préparation à l'huile calomélique usuelle. Il trouve
que c'est plus actif, moins douloureux et qu'à condition
qu'il soit bien intra-musculaire, il est facilement supporté
au point de pouvoir pratiquer tous les cinq jours un centimètre cube de ce calomel en suspension dans l'eau.

Le traitement gagnerait en rapidité et en activité. C'est
pour cela que je me permets d'attirer votre attention sur
cette préparation dont je prierai M. Pétrini de nous en-
voyer la formule absolument complète et exacte dans les
moindres détails de sa composition, puisqu'elle semble
avoir, comme le glycose dont se sert M. Danlos, la propriété de tenir plus longtemps les particules calcoméli-
ques en suspension ; ce qui facilite singulièrement la pratique des injections et permet d'injecter une quantité
suffisante et toujours sensiblement égale de sel actif.

"*Bullet. de la Soc. de Dermatol, et de Syphil.*, 14ᵉ année, Séance du
3 décembre 1903, p. 356.

Note sur les injections intra-musculaires
de biiodure de mercure
dans le traitement de la syphilis

Nous étudions depuis longtemps le biiodure de mercure
soit en solution huileuse, soit en solution aqueuse, et, à
différentes reprises, nous avons publié les résultats obtenus au triple point de vue de la dose, de la tolérance et
de l'efficacité.

Après avoir établi la supériorité du biiodure aqueux sur le biiodure huileux et déterminé la dose journalière moyenne, qui est 2 à 3 centigrammes, à injecter pendant 15 à 20 jours, pour des adultes de poids et d'âge moyens, nous avons définitivement conseillé la formule suivante :

Biiodure de mercure. . . . . 0 gr. 20
Iodure de sodium pur. . . . 0 gr. 20
Eau distillée. . . . . 10 centimètres cubes.

Un centimètre cube de cette solution contient 0,02 centigrammes de biiodure, soit 0 gr. 0088 d'Hg.

Ainsi qu'on le voit, par suite de l'insuffisante solubilité dans l'eau du biiodure d'Hg, on additionne ce sel d'un poids égal d'iodure de sodium desséché et purifié, et l'on injecte dès lors un iodure double de mercure et de sodium.

Nous nous sommes demandé s'il n'y aurait peut-être pas avantage à remplacer l'iodure de sodium, à la faveur duquel le biiodure est dissous, par un autre iodure : potassium, calcium ou ammonium, et nous avons expérimenté ces 4 solutions, d'abord séparément sur différents malades, ensuite simultanément sur une série de 17 malades.

Disons tout de suite que ces quatre variétés de solutions aqueuses sont cliniquement identiques.

Ces 17 malades, toutes des femmes, qui avaient en moyenne 20 ans et un poids de 50 kilogs, ont reçu en tout 340 injections. Nous avons fait à chaque femme environ 20 piqûres, qui se décomposent ainsi :

a. 5 injections d'une solution aqueuse d'iodure double d'Hg et de sodium ;

b. 5 injections d'une solution aqueuse d'iodure double d'Hg et de calcium ;

c. 5 injections d'une solution aqueuse d'iodure double d'Hg et de potassium ;

d. 5 injections d'une solution aqueuse d'iodure double d'Hg et d'ammonium ;

Toutes ces solutions étaient exactement au même titre,

chaque centimètre cube contenant 0,02 centigrammes de biiodure d'Hg et 0,02 centigrammes de l'iodure étudié.

La technique employée a toujours été celle qui est recommandée pour les injections intra-musculaires. Dans cette série, nous n'avons observé aucun accident. Trois fois seulement, nous avons noté une légère stomatite, guérie au bout de quelques jours, quoique nos malades arrivent presque toutes avec des dents en très mauvais état. Nous n'avons eu ni indurations, ni nodosités. Les piqûres ont été toutes très supportables ; certaines sont indolores, d'autres douloureuses, et dans ce cas, la deuleur persiste en moyenne pendant une à deux heures, après l'injection.

L'élément douleur, très variable suivant les malades, suivant les jours et suivant le côté, nous a paru très nettement influencé suivant la préparation employée. L'iodure double de mercure et de sodium est le moins douloureux des 4 sels utilisés ; puis vient l'iodure double d'Hg et d'ammonium.

L'iodure double d'Hg et de potassium et celui d'Hg et de calcium sont les plus douloureux et les plus irritants pour les tissus.

Au point de vue de l'efficacité, ces quatre solutions sont identiquement semblables et ont exactement la même valeur thérapeutique ; elles ne produisent, pas plus l'une que l'autre, de réaction locale ni de nodosités : on pourra employer indifféremment l'une ou l'autre.

Cependant, au point de vue de la tolérance, quoiqu'il n'y ait rien d'absolument fixe, nous les placerons dans l'ordre suivant : sodium, ammonium, calcium et potassium. Nous conseillons donc de conserver la formule primitive qui est encore la mieux supportée.

En collaboration avec MM. Barthélemy et Lévy-Bing.
" *La Syphilis*, t. II, n° 1, janvier 1904, p. 67. „

Le mercure colloïdal et son emploi en injections intra-musculaires dans le traitement de la syphilis

L'étude thérapeutique des métaux à l'état colloïdal est de date relativement récente. Après une période de succès retentissants, ces corps n'ont pas tardé à perdre en partie leur brillante réputation, et le moment semble venu de rechercher la cause de cette défaveur. Nous la trouverons dans l'examen de leurs propriétés physiques et chimiques qui en font des médicaments mal définis, instables et mal dosés.

Définition et propriétés générales. — C'est en étudiant la diffusibilité des corps en solution que Graham, vers 1805, a caractérisé et défini les substances qu'il a appelées *colloïdales* ou *colloïdes*, à raison des analogies de leur apparence physique avec la colle de gélatine.

Ce sont, en effet, des matières amorphes, incristallisables, formant à l'état desséché des masses cornées plus ou moins translucides, se dissociant dans l'eau en donnant des liquides opalescents tenant le milieu entre les véritables solutions et les suspensions de matières pulvérulentes.

A l'inverse des corps cristallins ou *cristalloïdes*, les *colloïdes* ne sont pas susceptibles de prendre la forme cristallisée et, mis en solution dans l'eau, ils ne peuvent traverser les membranes animales ni le papier parchemin ; ils ne *dialysent* pas, comme on dit, et cette propriété est mise à profit pour la préparation d'un certain nombre d'entre eux (fer dialysé, or colloïdal, etc.).

La plupart forment des solutions extrêmement instables, précipitant sous des influences très variées et parfois à peine appréciables. Il suffit de conserver pendant quelque temps leur solution ou de la chauffer ou bien encore de l'additionner d'eau, ou d'un acide, ou d'un sel neutre soluble pour amener leur précipitation. Suivant l'agent qui a déterminé ce phénomène, le précipité formé peut rester soluble dans l'eau ou bien au contraire devenir tout à fait insoluble.

Mais l'aspect et les propriétés du précipité formé ne dépendent pas seulement de la nature de l'agent qui a déterminé la précipitation, ils dépendent aussi de la nature du colloïde considéré. Avec le fer dialysé, la silice colloïdale, le précipité est toujours gélatineux ; avec les métaux colloïdaux au contraire, il est toujours pulvérulent et presque toujours il est insoluble dans l'eau.

On connaît depuis longtemps à l'état colloïdal le sesquioxyde de fer (fer dialysé), l'argile, la silice et presque tous les sulfures métalliques, en particulier les sulfures d'arsenic et d'antimoine. Dans ces dernières années, on a préparé ainsi à l'état colloïdal un certain nombre de métaux, parmi lesquels l'argent, le mercure et l'or colloïdaux ont reçu des applications thérapeutiques ; aussi nous en occuperons-nous spécialement.

Préparation. — On obtient les métaux colloïdaux par trois méthodes différentes :

1° Par dialyse ;

2° Au moyen de l'étincelle électrique ;

3° Par précipitation.

Tandis que la dialyse et l'étincelle électrique permettent d'obtenir des solutions renfermant le métal à l'état de pureté, la précipitation ne donne que des composés colloïdaux renfermant des proportions variables de métal.

Mais la dialyse et l'étincelle électrique ne fournissent pas le métal colloïdal lui-même ; elles donnent seulement sa dissolution qu'il serait nécessaire de titrer si l'on voulait l'employer en thérapeutique. Comme ces dissolutions ne se conservent pas, qu'elles précipitent avec le temps et qu'il est très difficile au pharmacien de les préparer dans son officine, le commerce ne fournit aujourd'hui

que des métaux colloïdaux préparés par précipitation,
bien que ceux-ci soient en réalité, non pas des métaux
purs, mais des produits colloïdaux dont la composition
varie avec les circonstances de la précipitation qui a permis de les isoler.

Nous ne dirons, à cause de cela, que quelques mots sur
la préparation et les propriétés des solutions métalliques
obtenues par dialyse ou par l'étincelle électrique et
nous nous étendrons davantage sur la méthode de précipitation en prenant pour exemple la préparation du mercure colloïdal.

1° La *dialyse* est la seule méthode générale de préparation des colloïdes. Elle permet d'obtenir avec la plus
grande facilité la dissolution de fer dialysé et avec un
peu plus de peine celle d'or colloïdal.

Pour préparer cette dernière, on réduit une solution
très étendue de chlorure d'or, rendue alcaline par le bicarbonate de sodium, en y versant à l'ébullition une solution étendue de formol. On obtient ainsi une liqueur d'un
beau rouge, que l'on verse dans le dialyseur. L'aldéhyde
formique et le bicarbonate de sodium en excès, ainsi que
le chlorure de sodium, formé dans la réaction, traversent
seuls la membrane du dialyseur et l'on recueille une solution ne renfermant plus que l'or colloïdal à l'état de
pureté absolue. Cette solution peut alors être concentrée
par évaporation. (Zsigmondi. *Zeitschrift für Electrotech-
nik*, t. VI, p. 546.)

Elle est alors presque transparente, rouge groseille ;
avec le temps, elle laisse déposer sur les parois du flacon
qui la renferme de petites particules d'or très divisé de
couleur bleu violet qui sont tout à fait insolubles dans
l'eau. Si l'on évapore à sec la dissolution ou que l'on
cherche à précipiter l'or colloïdal en additionnant sa
solution d'une trace d'un sel neutre, le précipité bleu
violet qui se forme est tout à fait insoluble dans l'eau.

Pour sa préparation on peut substituer au formol d'autres réducteurs : hydrasine, hydroxylamine, acide hypophosphoreux. (Gutbier. *Zeitschrift für angewandte Chemie*, t. XXXII, p. 347.)

2° *La méthode de l'étincelle électrique* permet d'obtenir la *solution* de mercure colloïdal. Il suffit pour cela de faire éclater l'étincelle électrique à travers l'eau d'un vase au fond duquel on a mis du mercure, qui constitue l'une des électrodes. Sous l'action de l'étincelle qui jaillit constamment de la surface du métal, on voit celui-ci se diviser et entrer en dissolution dans l'eau.

Plus encore que celle d'or colloïdal, la solution obtenue est instable et laisse bientôt déposer un précipité pulvérulent gris terne de mercure métallique, qui est devenu tout à fait insoluble dans l'eau.

L'évaporation de la dissolution ne fournit que du mercure insoluble, ainsi que l'on devait s'y attendre, puisque l'on ne connaît pas à l'état isolé de métal colloïdal pur.

3° C'est par la *méthode dite de précipitation* que l'on obtient les produits vendus sous les noms de *mercure colloïdal* et *d'argent colloïdal* ou *collargol*.

Ainsi qu'il a été dit déjà, ces composés ne sont pas des métaux purs : ce sont, ainsi que l'a montré M. Hanriot, (Comptes rendus de l'Académie des sciences, t. CXXXVI, p. 681) pour le collargol, des sortes de combinaisons colloïdales renfermant des proportions variables de métal et des divers composés présents dans la liqueur où s'est produite la précipitation.

Préparation du mercure colloïdal. — Le mercure colloïdal se prépare aujourd'hui par précipitation en suivant la méthode de Lottermoser. (*Journal für pracktische Chemie*, t. LVII, p. 484.)

Dans une solution diluée d'azotate stanneux, on verse une solution d'azotate de mercure, fortement étendue et très légèrement acide. L'azotate stanneux, en passant à l'état d'azotate stannique, réduit le sel de mercure, et le métal, mis en liberté, prend la forme colloïdale en donnant une solution brun foncé. Pour l'isoler, on ajoute une solution concentrée de citrate d'ammonium et l'on neutralise exactement par l'ammoniaque ; on voit alors se précipiter le mercure colloïdal, que l'on recueille, que l'on essore sur la porcelaine poreuse et que l'on dessèche à basse température au-dessus de l'acide sulfurique.

PROPRIÉTÉS. — Le mercure colloïdal se présente en petits fragments irréguliers ayant un peu l'éclat de l'argent, solubles dans l'eau en donnant un liquide brun foncé.

Comme le collargol, le mercure colloïdal n'est pas exclusivement métallique ; il renferme, avec le mercure, différents corps en proportions variables avec les conditions dans lesquelles il a été obtenu (température, dilution, réaction des liqueurs).

D'après Hochnel (*Pharmaceutische Zeitung*, t. XLIII, p. 868), qui a soumis à l'analyse un certain nombre d'échantillons provenant des meilleures maisons d'Allemagne, le mercure colloïdal du commerce renferme 72 à 79 0/0 de mercure, 6, 8 à 7, 6 0/0 d'étain, 1,69 à 2,85 0 0 d'ammoniaque, enfin une petite quantité d'acide citrique et d'acide azotique.

Donc, non seulement le mercure colloïdal du commerce n'est pas du mercure pur ; mais encore il n'en est pas une combinaison définie et renferme des proportions assez variables de ce métal. Ce fait ne doit pas d'ailleurs nous étonner puisque M. Hanriot a trouvé aussi dans l'argent colloïdal du commerce des proportions variables d'ammoniaque, de fer et d'acide citrique qui sont employés à sa préparation.

Pour obtenir la dissolution du mercure colloïdal du commerce, il suffit de le délayer dans l'eau ; il faut bien se garder de le triturer auparavant dans un mortier, cette simple opération ayant pour résultat de le rendre partiellement insoluble. Il faut bien dire d'ailleurs qu'il est très rare de trouver dans le commerce du mercure colloïdal complètement soluble dans l'eau.

La dissolution brun foncé obtenue est particulièrement instable : elle laisse déposer après quelques heures un précipité gris terne de mercure devenu complètement insoluble.

M. Hochnel (*loc. cit.*) a étudié les conditions de cette instabilité; il a pu constater qu'après vingt-quatre heures de repos à la température ordinaire, une solution de mercure colloïdal à 1 gr. 0/0 ne contient plus que 0gr. 61 de métal. Si l'expérience porte sur des solutions plus concentrées, on constate que la proportion de mercure devenu insoluble est beaucoup plus considérable. Avec le temps, la quantité de mercure dissous devient de plus en plus faible et le précipité de plus en plus abondant.

Si l'on chauffe la dissolution de mercure colloïdal ou qu'on l'additionne d'un acide ou d'un sel neutre soluble comme le *sel marin*, on voit immédiatement le métal se précipiter et la précipitation devient totale si la proportion du sel ajouté est suffisante. Le précipité ainsi formé devient complètement insoluble dans l'eau pour peu que le contact avec la solution se prolonge quelques minutes.

Cette propriété est particulièrement intéressante à considérer, car elle rend compte des transformations qui s'opèrent en présence du chlorure de sodium de l'organisme, aussitôt après l'introduction du mercure colloïdal.

.·.

Nous avons employé la solution suivante :

Mercure colloïdal. . . .	0.10 centigr.
Eau distillée stérilisée . .	10 cent. cub.

Une seringue de Pravaz de 1 centimètre cube contient 1 centigramme de mercure colloïdal, correspondant à 7 à 8 milligrammes de Hg., ainsi qu'on l'a vu précédemment.

Nous avons commencé par la dose de 1 centigramme, pour augmenter ensuite et monter à 2 centigrammes. Nous avons injecté ces doses en un seul centimètre cube d'eau distillée, car, comme toujours, elles nous ont paru ainsi moins douloureuses que diluées en 2 ou 3 centimètres cubes.

Avec cette solution, contenant 1 ou 2 centigrammes de mercure colloïdal par centimètre cube, nous avons fait 160 injections, toutes intra-musculaires. Le nombre des malades traitées étant de 12, chaque femme a donc reçu, en moyenne, 13 injections.

Ces femmes présentaient des accidents syphilitiques secondaires ou secondo-tertiaires variés ; âgées de 17 à 28 ans, elles avaient en moyenne 20 ans et un poids de 50 kilos.

Nous n'avons observé aucun accident : ni abcès, ni sphacèle, ni éruption hydrargyrique ; mais sur ces 12 malades nous avons noté 6 fois de la stomatite, deux fois la stomatite a été intense et s'est prolongée pendant deux semaines. Il est vrai que nos malades ont, en général, une dentition très défectueuse.

Chez six malades, nous avons observé la diarrhée, mais cette diarrhée ne coïncidait pas toujours avec la stomatite.

Chez sept malades, nous avons constaté des nodosités ou des indurations, soit dans une fesse, soit dans les deux.

Toutes les injections ont été douloureuses ; la douleur, de durée très variable, persiste en moyenne pendant un ou deux heures après l'injection.

Plusieurs malades, soumises au traitement par le mercure colloïdal, avaient été soignées déjà ou furent soignées plus tard par la solution aqueuse de biiodure d'Hg, à la dose journalière de 2 centigrammes par centimètre cube, ou par l'huile grise. Toutes ont trouvé les injections de mercure colloïdal beaucoup plus douloureuses.

Enfin, l'action du mercure colloïdal, même à la dose

journalière de 2 centigrammes, est tout à fait insuffisante, quelquefois même nulle.

Chez quelques malades, après une série de 15 ou 20 injections, nous avons été obligés, pour faire disparaître les accidents, de continuer le traitement soit par le biiodure aqueux, soit par l'huile grise.

Et pourtant nous avons pu facilement caractériser le mercure dans les urines de plusieurs malades. Chez l'une d'elles, après une série de 20 injections, on trouve un anneau de mercure très net, et cependant, quelque temps après, les amygdales, les piliers et le pharynx sont couverts de plaques muqueuses. Chez une autre malade, après une série de 17 injections, on retrouve, dix jours après la dernière piqûre, du mercure dans les urines, et chez cette femme aussi, quinze jours après la dernière piqûre, on constate une récidive de syphilides érosives sur les deux amygdales, et sur la région péri-anale.

*
* *

De cette étude, nous pouvons tirer les conclusions suivantes :

1° Le mercure colloïdal, à la dose nécessaire de 1 à 2 centigrammes par jour, provoque facilement la diarrhée et la stomatite, et laisse très souvent des indurations ;

2° Il est toujours douloureux et cette douleur persiste pendant une ou deux heures en moyenne ;

3° Il donne des résultats thérapeutiques tout à fait insuffisants et inconstants ;

4° Le mercure colloïdal est une préparation n'offrant aucun avantage ; elle est difficile à obtenir, instable, mal définie et inférieure sous tous les rapports à la solution aqueuse de biiodure de mercure par exemple, prise comme terme de comparaison pour les sels solubles.

En collaboration avec MM. Barthélemy et Lévy-Bing.
" *La Syphilis*, t. II, n° 2, p. 114. "

Observations relatives à la note de M. Danlos sur un perfectionnement dans la technique des injections mercurielles solubles.

Vous avez encore présente à la mémoire l'intéressante communication de notre distingué confrère M. le Dr Danlos, faite devant vous le 8 novembre dernier, et relative à « un perfectionnement dans la technique des injections mercurielles solubles ».

A la séance suivante et à l'occasion du procès-verbal, j'avais l'honneur de demander la parole pour solliciter quelques explications complémentaires ; mais l'absence de M. Danlos m'obligeait à différer jusqu'à ce jour les observations que je désirais vous soumettre.

L'importance du travail de notre confrère n'échappe à personne : possibilité d'injecter désormais sans douleur, et, ce qui n'est pas à dédaigner, en solution aqueuse, un des meilleurs sels de mercure, le biiodure.

*
* *

I. — En lisant cette communication, on est frappé de ne pas y trouver un renseignement pourtant indispensable, l'action physiologique de l'analgésique préconisé : la subcutine est-elle toxique, et quel est son coefficient de toxicité ?

Nous ne sommes plus, en effet, au temps où l'on injectait le biiodure à la dose de quelques milligrammes ; c'est par centigrammes que nous comptons aujourd'hui, et la dose efficace moyenne journalière atteint même généralement 2 à 3 centigrammes, pour aller, dans les cas graves, à 4 ou 5 centigrammes et quelquefois plus. La formule de M. Danlos faisant intervenir la subcutine à raison de 5 milligrammes par centimètre cube, c'est donc 1 à 2 centigrammes de subcutine qu'on *injectera journellement.*

Cette injection est-elle inoffensive, et que répond sur ce point précis l'expérimentation physiologique ? Telle est notre première question.

Nous sommes en effet d'autant plus autorisé à faire des réserves que nous nous trouvons en présence d'un corps plutôt mal défini, si nous en croyons M. Danlos lui-même. Qu'est-ce que ce composé chimique dont le point de fusion peut varier de 94°, oscillant de 102° à 195°6 ? Pendant qu'on perfectionnait, on aurait bien dû commencer par perfectionner le mode d'obtention de la subcutine, car, ne l'oublions pas, ce corps, qui est tantôt bien (quand il fond à 195°6) tantôt mal (quand il fond entre 102° et 145°), est destiné à la voie hypodermique !

II. — Deuxième question, d'ordre non plus théorique, mais pratique. Que pense M. Danlos de l'observation formulée par M. Yvon à la suite de sa communication ?

La difficulté, la quasi-impossibilité d'exécuter la formule de M. Danlos n'a pas échappé à la clairvoyance de l'éminent praticien qui préside à nos séances : « Il est toujours préférable, a-t-il objecté, de se servir de formules bien définies pour que tous les pharmaciens puissent les exécuter sur le vu de l'ordonnance. »

La formule de M. Danlos est-elle conforme à ce *desideratum* ? J'ai le regret de répondre : non !

« Avant de faire usage d'une subcutine, dit M. Danlos, on devra vérifier que le point de fusion est bien 195°6, et rejeter tout produit qui s'en écarterait notablement. »

Je laisse à penser l'embarras du pharmacien qui, occupé à pister des suppositoires ou à diviser une masse pilulaire, reçoit l'ordonnance de M. Danlos ! Le voilà, pour quelques centimètres cubes de solution, obligé de procéder à l'opération minutieuse, délicate et assujettissante, qu'est la constatation d'un point de fusion ! Ceux d'entre nous qui se sont livrés à ce travail savent ce qu'il en est.

Et si le point de fusion est mauvais, s'il oscille entre 102°, et 145° notre pharmacien devra-t-il attendre, pour exécuter son ordonnance, d'avoir reçu une nouvelle marque de subcutine?

Non : il finira, je l'espère, par où il aurait dû commencer, il enverra tout simplement chercher la solution mercurielle à l'adresse de M. Danlos? C'est la carte forcée ou à peu près.

Est-ce là le résultat pratique, le but recherché par M. Danlos? Certainement non, et je ne me permettrai pas la mauvaise plaisanterie de lui poser sérieusement la question.

Et « l'eau ozonée stérilisée » prescrite par M. Danlos, comment le pharmacien devra-t-il la préparer ? Je sais bien que l'ozone est soluble dans l'eau distillée ; est-ce là la solution de M. Danlos ? Et cette eau ozonée, se conserve-t-elle ? Combien de temps? Va-t-on pouvoir la stériliser sans chasser l'ozone, ou est-elle stérile par cela même qu'elle renferme de l'ozone, etc... ? Devant le mutisme de nos meilleurs formulaires, nous prions M. Danlos de bien vouloir nous éclairer.

Quoi qu'il en soit, il est à peine besoin de faire remarquer, que la prescription de M. Danlos ne se distingue pas précisément par le côté pratique.

III. — Autre inconvénient beaucoup plus grave, capital celui-là : même exécutée avec tout le soin désirable, la formule de M. Danlos donne un produit instable, pratiquement inutilisable.

L'expression « exécutée avec tout le soin désirable » demande explication : j'ai fait, dans les proportions indiquées, d'abord une solution contenant l'iodure double de mercure et de sodium, puis une seconde solution renfermant la subcutine ; le mélange des deux solutions, complété à 100 centimètres cubes avec quantité suffisante d'eau distillée, a fourni un liquide parfaitement limpide.

Ce liquide, soumis au repos dans une pièce *non chauffée*,

demeure limpide pendant près de quarante-huit heures; mais à ce moment déjà on note l'apparition de petites aiguilles cristallines qui, très rapidement, produisent l'abondante masse que vous voyez.

Quelle est la composition de ces cristaux. Il m'est encore impossible de le dire, car j'ai tenu à vous les montrer, avant de les examiner chimiquement. Ils sont vraisemblablement constitués par un composé de subcutine et de biiodure de mercure.

On se rappelle, en effet, toute la sensibilité, je devrais dire la susceptibilité de l'iodure double de mercure et de sodium, plus connu sous le nom de réactif de Mayer quand le K y remplace le Na. On sait avec quelle facilité, il précipite les corps de nature alcaloïdique (la caféine exceptée), et conséquemment la subcutine qui renferme dans sa molécule un AzH^2, comme l'anesthésine dont elle dérive.

Il y a environ un an, j'insistais, à la Société de Dermatologie, sur le gros avantage de la solution aqueuse de biiodure qui est précisément de n'admettre l'adjonction d'aucun analgésique et de permettre ainsi au médecin d'avoir toujours la dose de mercure formulée, *ce dont il n'est jamais certain* quand on peut ajouter au sel de mercure une proportion quelconque d'anesthésique.

Cet avantage, il ne faudra pas le demander à la formule de M. Danlos : que reste-t-il, en effet, dans notre solution ? Probablement pas grand'chose, une partie du principe actif étant prise pour former la masse cristalline insoluble. Qu'un pharmacien insuffisamment familiarisé avec ces sortes de préparations vienne à filtrer une semblable solution, et je vous laisse à penser qu'elle sera dès lors l'activité de l'injection.

Dans la production de ces dépôts cristallins qui se forment, ne l'oublions pas, avec la plupart des injections mercurielles solubles additionnées d'analgésiques, il est un facteur qu'il importe de ne pas méconnaître : c'est la température. Ainsi, il est probable que ce dépôt qui,

dans la circonstance, peut être considéré comme énorme,
se produirait beaucoup plus lentement en été, et n'attein-
drait peut-être même jamais cette importance. C'est là un
fait d'observation que j'ai noté il y a longtemps, mais qui
n'enlève, à notre constatation, rien de sa gravité : toute
solution injectable, qui ne demeure pas stable hiver
comme été, doit être impitoyablement rejetée, si l'on ne
veut s'exposer aux pires mécomptes, dans la pratique.

L'eau ozonée, que je n'ai pas employée, et pour cause,
eût-elle entravé cette cristallisation ? — Je n'hésite pas
à répondre non, car M. Danlos en témoigne lui-même :
« Bien que la subcutine ne précipite pas *habituellement*
l'iodure double de mercure et de sodium, *il arrive assez
souvent* que, dans les ampoules conservées *depuis quelque
temps* (?), des houppes cristallines se déposent. » Les ampoules de M. Danlos étant de 1 centimètre cube et notre
solution de 100 centimètres cubes multipliez par 100 les
houppes cristallines des ampoules et peut-être obtiendrez-
vous une masse cristalline analogue à la nôtre ? Quoi
qu'il en soit, la constatation intéressante à retenir, c'est que
l'eau ozonée est incapable, tout comme l'eau distillée,
d'assurer la stabilité de la solution.

Quant à la subcutine, on ne saurait mettre en doute sa
qualité, car je la dois, n'ayant pu en trouver dans le commerce, à la gracieuse obligeance de mon confrère, M. Midy.

Voilà le fait brutal ; que va-t-il se passer ?

Après un travail délicat et un temps assez long, la préparation est terminée, conforme à l'ordonnance, et remise
au client. Mais, au bout de deux ou trois jours, voici que
notre client rapporte la solution comme inutilisable, ou
même, ce qui est encore plus ennuyeux, c'est le médecin
qui la renvoie, parce qu'elle est mal faite et qu'il y a un
dépôt dans le fond du flacon. Quand la plainte se sera renou-
velée deux fois, quatre fois, dix fois, ne craignez-vous pas
que le pharmacien assommé de ces incessantes réclama-
tions, qui lui sont du reste toujours imputées à faute, ne

préparc à l'avance 500 centimètres cubes par exemple de solution, et ne délivre dès lors à ses clients que la partie limpide et soigneusement décantée ? Celle-ci du moins ne lui crécra pas d'ennuis ; elle ne cristallisera plus : il n'y reste sans doute plus de subcutine et pas beaucoup plus de biiodure !

Voilà l'écueil, le gros et dangereux écueil ! — Oh ! je sais bien que vous allez protester et crier à l'invraisemblance ! Un peu de patience, je vous prie : j'ai beaucoup plus fort à vous offrir !

Voici un flacon de calomel injectable, dont j'ai eu soin de gratter au préalable le nom et l'adresse pour ne pas en révéler la provenance ; il m'a été remis par un syphiligraphe très connu, membre de notre Société. La préparation que vous avez sous les yeux est absolument limpide, n'est-il pas vrai ? Or ce n'est pas là le caractère d'une injection de calomel ; que s'est-il donc passé ? Oh! quelque chose de très simple et de tout à fait analogue à ce que je redoutais, il y a un instant, pour l'injection de M. Danlos : en vertu de ce vieil adage que le filtre a été donné au pharmacien pour supprimer les précipités gênants, on a tout bonnement filtré la préparation de calomel, qui est ainsi devenue une simple injection huileuse sans la moindre trace de principe actif !

N'est-ce pas là le moyen infaillible, depuis longtemps rêvé, d'avoir enfin l'injection mercurielle indolore ?

IV. — On voit dès lors, sans qu'il soit besoin d'insister plus longuement, combien était peu justifié le titre de la communication de notre collègue : « *Perfectionnement dans la technique des injections mercurielles solubles* ».

Perfectionnement. — C'eût été déjà un bien gros mot, même si la préparation eût été satisfaisante, car il ne répondait pas à une idée neuve : à la liste déjà longue des analgésiques connus, et susceptibles d'association avec les sels de mercure, le perfectionnement se bornait, en effet, à en ajouter un autre, le paraphénolsulfonate d'anesthésine ou subcutine, et rien de plus! Mais il n'en est pas ainsi, puisqu'il s'agit d'un perfectionnement à rebours.

Quant à la formule de la solution biiodurée, c'est elle que nous avons donnée il y quatre ans, MM. Barthélemy, Lévy-Bing et moi, à la Société de Dermatologie, formule du reste assez voisine de celle antérieurement proposée par M. Yvon, que nous avons toutefois eu soin de mentionner (V. *Thèse* Lévy-Bing : « Les injections mercurielles intra-musculaires dans la syphilis »), ce qui n'est pas le cas dans la communication de M. Danlos. Loin de là, il a même paru s'étonner quand M. Yvon la lui a rappelée : « Il y a pour moi, a-t-il répondu, un grand intérêt à comparer la formule *dont vient de parler M. Yvon* avec celle que je préconise, et je vais sans tarder faire le nécessaire. »...

... *dans la technique*. — Je sais bien que la technique d'une injection comprend l'étude du liquide injectable, mais elle embrasse encore et surtout : l'instrumentation, le lieu de l'injection, l'asepsie de la région, l'injection proprement dite, ses suites, sa fréquence, etc... J'estime donc le mot « technique » beaucoup trop vaste dans la circonstance ; mais ce n'est là qu'un détail insignifiant.

... *des injections mercurielles solubles*. — A la suite de ce pluriel, qui semble indiquer un travail d'ensemble sur les injections mercurielles en général, nous trouvons combien de sels de mercure ?... Un : le biiodure ! — Je crains bien que ce ne soit un des seuls, peut-être même le seul, qu'il eût fallu en excepter !

Pour terminer, il va sans dire que la question bonne foi, d'un côté comme de l'autre, ne se pose même pas. J'apporte des faits, dont le contrôle est facile : il suffit de répéter l'expérience et de dire s'il est possible, en opérant différemment, d'échapper au grave inconvénient que je viens d'avoir l'honneur de signaler à la Société.

" Bullet. de la Soc. de Thérapeut., nº 16, 13 déc. 1905, p. 391. "

Sur le lactate de mercure comme succédané
de la liqueur de Van Swiéten

Par A. Desmoulière

Chef du Laboratoire de chimie de la Faculté à l'Hôpital Saint-Louis

et L. Lafay.

Le goût fort désagréable de la liqueur de Van Swiéten a souvent fait renoncer à son emploi. M. le professeur Gaucher a eu l'idée de lui substituer une solution de lactate de mercure, solution ne présentant qu'une saveur peu prononcée, et acceptée sans répugnance par les malades.

En se basant sur les recherches de M. Guerbet (*Journal de Pharmacie et de Chimie*, 1ᵉʳ juillet 1902) on obtiendra de la façon suivante une solution de lactate mercurique à 1 0/00 :

Dissoudre 7 gr. 17 de bichlorure de mercure dans quantité suffisante d'eau distillée, et verser dans une solution de potasse caustique pure en léger excès. Après repos de quelques instants, décantez la liqueur surnageante sur un filtre sans plis, délayez le précipité dans de l'eau distillée, laissez déposer, et décantez à nouveau sur le filtre. Recommencer ainsi plusieurs fois jusqu'à neutralité au tournesol des eaux de lavage.

D'autre part, prendre 5 grammes d'acide lactique, y ajouter 100 centimètres cubes environ d'eau distillée, et faire bouillir une demi-heure afin de détruire les anhydrides (acide dilactique et lactique) toujours contenus dans l'acide lactique concentré. Après refroidissement, dissoudre l'oxyde jaune de mercure précédemment obtenu, à l'aide de cette solution qui sera versée peu à peu et en évitant toute élévation de température. La quantité d'acide lactique théoriquement nécessaire pour dissoudre l'oxyde de mercure fourni par 7 gr. 17 de bichlorure est 4 gr. 71.

Pratiquement un léger excès sera presque toujours nécessaire pour arriver à la dissolution totale de l'oxyde de mercure contenu dans le vase à précipitation et sur le filtre. On fera disparaître l'excès d'acide en versant goutte à goutte dans la solution obtenue une solution de soude diluée jusqu'à formation d'un très léger précipité permanent. Enfin, on complétera le volume à 10 litres exactement à l'aide d'eau distillée, on filtrera et on aura ainsi une solution de lactate mercurique à 1 0/00.

On pourrait aussi opérer de la manière suivante : additionner une solution d'acide lactique préalablement bouillie, d'un excès d'oxyde jaune de mercure récemment précipité, filtrer après quelques instants, doser le mercure dans la liqueur, et étendre de quantité suffisante d'eau distillée pour obtenir une teneur en mercure de 0 gr. 529 par litre, ce qui correspond à un gramme de lactate mercurique.

La solution de lactate mercurique au millième est très limpide et présente une odeur faible, qui est due à une légère dissociation du lactate, donnant naissance à un peu d'aldéhyde. Cette dissociation, toujours très faible à la température ordinaire, ne présente aucun inconvénient dans le cas présent et elle ne donne naissance à aucune précipitation.

M. le professeur Gaucher prescrit la solution de lactate mercurique au millième à la dose de 20 grammes par jour, dans une potion gommeuse, ou de quatre cuillerées à café dans un peu d'eau sucrée ou de lait.

L. Lafay. — Deux observations, à propos de la note de mon ami Desmoulière :

1° La solution de lactate mercurique, d'après la formule de M. le professeur Gaucher, est facilement acceptée de la clientèle de ville, car la saveur, sans être agréable, est loin de présenter le goût métallique très prononcé, spécial à la liqueur de Van Swiéten.

2° Si l'on désire que la solution de lactate ait la même

teneur en mercure que la liqueur de Van Swiéten, soit 0 gr. 738 de Hg. pour 1.000 centimètres cubes, on doit mettre non pas 1 gramme, mais 1 gr. 40 de lactate mercurique par litre de solution, la teneur en mercure de ce sel n'étant que de 52.91 0/0. Même à ce titre, la solution présente encore une saveur beaucoup moins marquée que la liqueur de Van Swiéten et peut encore la remplacer très avantageusement.

Il est toutefois préférable, au point de vue de la simplicité du dosage, de conserver la formule initiale à 10,00 de M. le professeur Gaucher, sauf à l'administrer à doses un peu plus fortes : trois cuillères à café (ou une cuillère à soupe) de liqueur Gaucher correspondent sensiblement, comme mercure, à deux cuillères à café (ou une cuillère à entremets) de liqueur de Van Swiéten.

" *La Clinique*, 1ᵉ A., nᵒ 7, février 1906, p. 108. "

Considérations pharmacologiques sur l'huile grise.

L'huile grise, ce précieux médicament qui permet de traiter « avec efficacité, sûreté et sans douleur des syphilitiques qui, sans cela, ne se traiteraient qu'incomplètement ou même pas du tout » (1), vient de faire longuement parler d'elle à la Société médicale des hôpitaux.

La communication de M. le Dᵣ Le Noir, et les très intéressantes observations qu'elle a provoquées, auraient pu donner à la question de l'huile grise injectable une très vaste portée médicale, et rendre cette discussion profitable à l'ensemble des médecins, petits et grands. Mais pour cela il aurait fallu fixer avec soin la posologie du

---

1. Dᵣ BROCQ : *Bulletin médical*, 1906, p. 70.

médicament, ou, plus exactement, faire une évaluation pondérale précise du mercure injecté, « la composition de l'huile grise variant beaucoup suivant les médecins qui la formulent et les pharmaciens qui la préparent » (1).

Telle n'a pas été l'allure générale de la discussion, et cela, pour la raison toute simple que les orateurs qui y ont pris part sont tous, ou à peu près, des spécialistes ès hydrargyre, et parlent actuellement huile grise comme leurs aînés parlaient proto-iodure. Point n'est besoin dès lors pour s'entendre entre eux de rappeler certains détails qui leur sont familiers. Il n'en est malheureusement plus ainsi dès que ces discussions, franchissant le seuil des sociétés savantes, arrivent aux oreilles de la masse des praticiens : les sous-entendus n'étant plus ici monnaie courante, ce sont au contraire les questions de détail, de pratique journalière, de posologie exacte, de technique bien précise, etc., qui éveillent leur curiosité, et retiennent leur attention.

L'huile grise, en effet, comme l'observait M. Brocq, n'est pas une préparation officinale, de composition fixe et réglée par le Codex. S'il est à peu près admis que la proportion de mercure doit être communément de 40 0/0, il est loin d'en être de même pour l'excipient, qui varie avec chaque pharmacien.

Il eût été d'autant moins inutile de rappeler ces détails que les spécialistes mêmes, s'ils sont à peu près d'accord sur la technique et les indications de ce mode de traitement, sont loin de s'entendre sur la façon d'évaluer la quantité de mercure injecté ; les uns comptent en effet par gouttes, d'autres par divisions de la seringue ou du piston, d'autres encore par tours de vis, pendant que le petit nombre emploie la seule numération vraiment logique : le centigramme.

Quoi d'étonnant dès lors que le médecin ordinaire, non

---

1. Dʳ Brocq : *Bulletin médical*, p. 39.

6

spécialisé, et parfois incomplètement familiarisé avec cette médication relativement nouvelle, soit embarrassé au milieu d'appellations aussi diverses, quand les initiés eux-mêmes diffèrent parfois sur le sens à donner aux locutions qu'ils emploient. Interrogez plusieurs syphiligraphes, et demandez-leur ce qu'ils entendent par gouttes d'huile grise. Tandis que les uns vous répondront que par 3 gouttes d'huile grise, ils entendent trois divisions de la seringue de Pravaz de 1 centimètre cube divisée en vingt divisions, soit 3/20 de centimètre cube, ou encore le volume occupé par 3 gouttes d'eau distillée, — d'où l'appellation défectueuse qui a cependant prévalu pour l'huile grise, bien qu'il n'y ait aucun rapport de goutte entre un même volume de ces deux liquides, — les autres avoueront qu'ils injectent 3 gouttes d'huile grise, comme ils ordonnent 3 gouttes de teinture d'aconit ou de belladone, le mot goutte étant pris dans son sens habituel ! Mais à combien de centigrammes de mercure correspondent ces multiples évaluations volumétriques ? Oh ! alors c'est bien autre chose encore ! C'est ainsi que pour le cas particulier de l'observation qui nous occupe, il a été et il est encore impossible, d'après les documents du *Bulletin médical*, de pouvoir affirmer, même approximativement, le chiffre pondéral du mercure injecté : La malade aurait reçu « 4 injections de 7 gouttes d'huile grise dans l'espace d'un mois ». En langage courant, combien cela représente-t-il de centigrammes de mercure, et que pourra répondre le pharmacien à qui on posera cette question ?

Je laisserai volontairement de côté le calcul par gouttes au sens restreint du mot, parce qu'il ne répond à rien de précis, ni même d'à peu près, le nombre de gouttes n'étant pas seulement très différent (55 à 70 et plus) suivant les formules, mais variant encore beaucoup avec la même huile suivant la température. Je supposerai également que l'on s'est servi d'huile grise classique, à 40 0/0 de mercure.

Ces deux points établis, peut-on admettre que l'injection ait été faite avec la seringue spéciale de M. le Dr Barthélemy, gouttes étant alors synonymes de divisions du piston ? — C'est bien invraisemblable, car alors on n'aurait pas manqué de le dire, l'évaluation du mercure en centigrammes n'exigeant aucun calcul : autant de divisions autant de centigrammes, ainsi 7 gouttes ou 7 divisions du piston représentent 7 centigrammes de Hg.

S'agit-il au contraire de gouttes, au sens habituel de ce mot appliqué à l'huile grise, c'est-à-dire du volume occupé par 7 gouttes d'eau distillée, ou 7 divisions de la seringue de 1 centimètre cube, à 20 divisions, autrement dit de 7/20 de centimètre cube ? C'est ainsi, en effet, que le pharmacien interprète et doit interpréter une ordonnance, quand le médecin ne spécifie pas autrement. La proportion de mercure dans chaque injection est alors de 0 gr. 025 × 7 = 0 gr. 17 centigr. 5 de mercure (la division ou 1/20 de centimètre cube contenant 0 gr. 02 centigr. 5 de Hg). Que cette injection hebdomadaire se renouvelle durant quatre semaines consécutives, comme cela s'est produit dans l'observation précitée, nous arrivons à 0 gr. 175 × 4 = 0 gr. 70 centigrammes de mercure, soit 0 gr. 02 centigr. 5 de Hg par jour, dose suffisante pour légitimer, à elle seule, les accidents de stomatite signalés sans qu'il soit besoin de faire intervenir ni une idiosyncrasie quelconque, ni un mauvais fonctionnement des appareils d'élimination. Qu'il me suffise, en effet, de rappeler aujourd'hui que la dose moyenne journalière chez la femme est de 0 gr. 01 centigramme de Hg, soit 0 gr. 28 centigrammes en quatre semaines, au lieu de 0 gr. 70, si notre supposition est exacte.

Cet exemple, pris dans l'observation même qui a été le point de départ de cette discussion, suffit à démontrer l'intérêt qu'il y a, pour l'avenir, et au point de vue de l'instruction pratique du médecin, à préciser soigneusement le dosage des préparations mercurielles et l'évaluation de la dose injectée, non plus en gouttes ni en division de la seringue ou du piston, ni en tours de vis, ni même en volume, mais en centigrammes de mercure, la connaissance de ces deux facteurs permettant seule d'établir des observations comparables entre elles.

Ce sont là notions de pratique courante que je m'efforcerai de mettre en lumière dans un prochain numéro de *la Clinique*, laissant à de plus qualifiés le soin de rappeler la technique et les indications thérapeutiques de cette intéressante médication.

" *La Clinique*, 1ʳᵉ A., n° 8, février 1906, p. 119. "

A propos de l'intoxication d'origine bismuthique chez le malade présenté par M. Alex. Renault.

La communication de M. le Dʳ Renault, relative à « un cas d'intoxication par le dermatol » (séance du 11 janvier dernier), apportait à la question toujours ouverte des intoxications médicamenteuses un nouvel élément, d'autant plus intéressant qu'il s'agissait d'un fait plus rare : *l'intoxication bismuthique de cause externe.*

Tout le monde sait, ainsi que j'ai eu l'honneur de le rappeler lors de cette présentation, que l'action du bismuth, par voie gastro-intestinale, n'est nullement toxique : on peut absorber 20, 30, 60, 80 grammes de sous-nitrate de bismuth par jour, avec une innocuité absolue, sans aucune modification des principales fonctions organiques (système nerveux, circulation, respiration), et sans que les sécrétions urinaire et cutanée soient impressionnées.

Vient-on au contraire à saupoudrer une plaie, ou une surface cutanée privée de son épiderme, avec un composé bismuthique même parfaitement purifié, le métal est alors susceptible de contracter avec les matières albuminoïdes

des combinaisons solubles, et de devenir, ainsi absorbé, un poison au même titre que le plomb et le mercure, dont il se rapproche du reste à un autre point de vue : dans la classification chimique des métaux.

Les symptômes observés dans l'empoisonnement bismuthique se retrouvent en effet dans les intoxications mercurielles et saturnines : stomatite, diarrhée, selles sanglantes dysentériformes, etc., pour ne citer que les principaux phénomènes apparents. Toutefois la stomatite d'origine bismuthique est assez particulière : outre la salivation qui, dans les cas aigus, est très abondante, on note un liseré brun, brun violacé, bleuâtre ou noirâtre, luisant, sur tout le bord gingival ; les gencives sont très sensibles et de coloration *bleuâtre foncé* ; la muqueuse buccale, les bords et la pointe de la langue, le palais, les piliers du voile, la luette portent des plaques de même couleur. Dans les urines, on trouve du bismuth (recherche qui fait malheureusement défaut dans l'observation précitée), des éléments épithéliaux, des cylindres hyalins et souvent de l'albumine.

Les lésions de la bouche du malade présenté par M. Renault, répondent-elles à ce schéma ? Vous vous rappelez, messieurs, que notre distingué confrère a simplement noté, « avec une grande sensibilité de la région buccale, des érosions lenticulaires à la face muqueuse des lèvres et en divers points de la bouche, érosions recouvertes d'une pseudo-membrane blanchâtre, offrant l'aspect morphologique de la stomatite épithéliale ».

Pour ce qui est de l'éruption, les intoxications de ce genre étant relativement rares, il n'est pas à ma connaissance qu'on ait pu encore assigner aux éruptions bismuthiques des caractères objectifs permettant de les reconnaître avec certitude. Je ne peux donc les comparer à l'éruption du malade de M. Renault.

Ceci dit, si je me suis permis d'attirer votre attention sur des faits qui sont à côté de mon sujet, et par là de

soulever un doute retativement à la cause productrice de
l'intoxication que nous étudions, c'est que le malade a
un peu défiguré la vérité, ainsi que le hasard m'a permis de l'établir. Je me vois ainsi contraint, bien malgré
moi, et en dépit d'une sympathie très particulière pour
l'aimable confrère qu'est M. Renault, de rectifier un point
de sa communication, détail qui n'est pas sans intérêt
dans le débat.

Telle est la raison de ce long préambule.

..

En même temps que le malade objet de cette observation, M. Renault présentait à la Société la poudre de dermatol incriminée. Sa coloration jaune safrané intense me
fit penser à un mélange, et je terminais ma remarque par
ces mots : « La poudre qu'on vient de nous montrer n'a
pas l'aspect habituel du dermatol, et il faudrait avant
tout s'assurer de la nature exacte du produit. »

M. le Président voulut bien me confier la poudre aux
fins d'analyse ; je dois ajouter que l'interne en pharmacie
de M. Renault l'avait examinée déjà, et avait déclaré
qu'elle était bien constituée par du dermatol.

En plaçant la poudre sur un papier blanc, je remar-
quai aussitôt que sa coloration paraissait très atténuée.
La raison de ce changement de teinte résidait dans un
simple phénomène d'optique : la coloration rouge foncé
de l'intérieur de la boîte, où était contenue la poudre,
augmentait de plusieurs tons la teinte de la poudre elle-
même. Du reste les dermatols, sans que leurs qualités en
soient défavorablement affectées, offrent une gamme assez variée, allant du blanc jaunâtre au jaune safrané intense, ainsi que vous pouvez le voir par les neuf échantillons, de provenances différentes, que j'ai l'honneur de
mettre sous vos yeux. Parmi eux, vous trouverez du reste

le dermatol de M. Renault, qui, ainsi présenté, ne se différencie pas objectivement des autres.

Mes recherches analytiques ont confirmé de tous points l'assertion de l'interne en pharmacie : la poudre examinée répond aux caractères habituels du dermatol type des usines de Creil ; elle est exempte de tout mélange avec des corps étrangers.

Une chose cependant m'intriguait : la boîte remise par M. Renault portait une adresse de pharmacien et un numéro d'ordre ; or il est rare, il est exceptionnel qu'un pharmacien, donnant de sa propre initiative un médicament simple à un malade, emploie les numéros d'ordre de son copie d'ordonnances, numéros réservés à la copie des formules magistrales. Je résolus d'éclaircir cette anomalie et m'en fus trouver mon confrère. Avec la meilleure bonne grâce du monde il m'ouvrit son recueil d'ordonnances au numéro désigné, et nous vîmes qu'il s'agissait en effet de poudre de dermatol.

Mais voici où le tableau change : à la date du 27 décembre 1905 le malade s'était bien présenté à sa pharmacie, non « pour demander conseil à propos d'une ulcération du limbe préputial », comme il l'avait déclaré à M. Renault, mais pour confier à ce pharmacien une ordonnance polycopiée de l'hôpital Cochin, portant la signature de M. le Dr Queyrat, et formulant deux choses :

1º Une solution ainsi composée :

Oxycyanure de mercure. . . .	0,25 centigr.
Eau bouillie	1.000 centim. cub.
Tropéoline.	Q. S. pour colorer.

    Pour lotions.

2º Poudre de dermatol . . . .   30 gram.
    Pour saupoudrer la plaie.

Tels sont les faits. Les lotions au cyanure de mercure

— (l'oxycyanure n existant qu'à l'état de rareté de laboratoire) — ont-elles pu causer seules l'éruption et la stomatite constatées ? ou bien ont-elles seulement contribué à provoquer les manifestations dermatoliques, et dans quelles limites ? Peut-être même, s'agit-il de phénomènes éruptifs associés ou surajoutés ? Je n'ai pas qualité pour résoudre ce problème, qui, du reste, ne se limite même pas à ces deux questions, car il faut encore se demander : ce malade, porteur d'une ulcération qui n'était autre qu'un chancre syphilitique, et qui a obstinément trompé M. Renault, a-t-il été plus sincère en affirmant qu'il n'avait suivi aucun traitement antérieur, et ne s'était-il pas déjà drogué intus et extra ?

Vous le voyez, cette intéressante observation, la seconde en l'espèce, très simple en apparence, se complique au contraire dès qu'on l'éclaire. Il lui manque un élément de diagnostic indispensable, un cachet de garantie qu'il eût été possible de lui donner, si l'on avait alors songé à rechercher le bismuth et le mercure dans l'urine, ce que M. Renault, avec les qualités de chercheur méticuleux et sévère que tout le monde lui reconnaît, n'eût pas manqué de faire s'il n'avait été induit en erreur par les affirmations catégoriques de son malade.

M. Alex. Renault. — Chez mon malade, la stomatite ne ressemblait pas à une stomatite mercurielle : il y avait absence de l'odeur spéciale et des lésions habituellement caractéristiques de la stomatite d'alarme.

M. A. Fournier. — Puisqu'il est question de stomatite, je voudrais attirer l'attention de la Société sur certaines formes de stomatite mercurielle consécutives à des injections de préparations insolubles, et différant considérablement de la stomatite mercurielle classique, telle qu'on l'observe, par exemple, à la suite des frictions.

C'est une stomatite *hypertrophique*, qu'on rencontre surtout chez les malades de la ville à la suite des injections d'huile grise. Elle ne se produit pas, comme la stomatite classique, à la façon d'une irritation aiguë, rapide et violente des gencives, avec ce

flux de salive et cette odeur spéciale bien connus de tous. Elle
survient lentement, sans grande douleur, presque sans salivation ; puis, après un certain temps, on trouve les gencives exu-
bérantes, transformées en gros bourrelets saignants, peu douloureux, presque scorbutiques, avec un certain ébranlement des
dents, mais sans ulcération et sans grande odeur, du moins relativement à ce qu'est l'horrible fétidité usuelle de la stomatite
hydrargyrique.

Cette gingivite hypertrophique est très difficilement curable,
malgré des soins de bouche assidus, les gargarismes au chlorate
de potasse, les attouchements à la teinture d'iode et au tannin, etc.

M. Chompret. — Je demande à M. Fournier s'il pense que
l'huile grise peut modifier le terrain. On sait aujourd'hui que
toutes les stomatites sont infectieuses, et qu'elles prennent un
aspect clinique variable selon le terrain sur lequel elles évoluent.
La stomatite scorbutique, par exemple, doit sa forme aux lésions
hématiques particulières à cette maladie. J'ai observé au Havre,
8 malades atteints de scorbut et qui avaient la bouche et les
dents en excellent état ; or, chez l'un, les lésions siégeaient au
niveau d'une grosse molaire infectée ; chez un autre, au niveau
d'une dent de sagesse en évolution ; et chez les 6 autres, elles
siégeaient en arrière des incisives supérieures, au point où pendant la mastication se produit une sorte de traumatisme physiologique. Il faut donc une cause secondaire pour provoquer
la lésion, et la forme de stomatite dépend bien du terrain.

M. A. Fournier. — Je croirais plutôt que la stomatite que
je viens de décrire tient à la nature du composé mercuriel, mais
je me garderais de rien affirmer à ce point de vue.

M. Brocq. — La stomatite hypertrophique, sur laquelle
M. Fournier avec raison attire l'attention, est un des grands inconvénients de l'huile grise. Il ne faudrait pas croire cependant
que cette forme de stomatite soit la seule que puisse produire
ce médicament. J'ai souvent observé, à la suite de son emploi,
des stomatites graves, à grand orchestre, avec de nombreuses
et profondes ulcérations, une salivation extrêmement abondante,
des douleurs effroyables, et une odeur très fétide. Beaucoup de
ces malades étaient des femmes récemment sorties de l'infirmerie de Saint-Lazare, où les injections d'huile grise sont très em-

ployées. M. le Dr Jullien voulut bien venir voir quelques-unes
de ces malades à l'hôpital Broca et fut très étonné de constater
de semblables stomatites à la suite de ces injections ; il attri-
bua ce fait à ce que ces femmes, sorties de l'infirmerie, ne prennent plus aucun soin de leur bouche. L'explication donnée par
M. Jullien est très plausible ; il n'en est pas moins vrai que
l'huile grise peut produire, outre la stomatite hypertrophique
décrite par M. Fournier, des stomatites ulcéreuses très intenses.

M. Lévy-Bing. — Un certain nombre de femmes récemment
sorties de l'infirmerie de Saint-Lazare, vont se faire soigner
dans les hôpitaux sans renseigner le médecin traitant sur les
injections d'huile grise qu'on vient de leur faire. Il en était ainsi
pour une au moins des malades dont a parlé M. Brocq et qui,
sortant de Saint-Lazare, avait été soumise à Saint-Louis à un
nouveau traitement mercuriel avant d'entrer dans le service de
M. Brocq.

La plupart des malades soignées à Saint-Lazare ont des dents
en très mauvais état et ne prennent aucun soin de leur bouche,
bien qu'on leur donne des gargarismes, une brosse à dents et
une poudre dentifrice. Dans ces conditions, n'importe quelle
préparation peut provoquer des stomatites, même graves.

M. Brocq. — Les réflexions que vient de faire M. Lévy-Bing
pourraient prêter à une équivoque. Sans doute, parfois les stomatites graves auxquelles j'ai fait allusion peuvent être dues à
un traitement par les pilules, administré après les injections
d'huile grise. Mais il n'en est certainement pas toujours ainsi,
et ces stomatites peuvent être dues exclusivement aux injections d'huile grise.

Nous savons tous combien il est difficile d'obtenir des malades qu'ils prennent un soin suffisant de leur bouche. Il est certain que tous les produits mercuriels peuvent produire la stomatite ; mais il me semble que l'huile grise y prédispose plus
que les autres préparations mercurielles. Je ne méconnais pas
les avantages de l'huile grise dont je fais un usage constant,
mais il convient de mettre en lumière les inconvénients des préparations que nous employons.

M. Lenglet. — Il pourrait bien y avoir une différence d'action
entre le mercure et ses dérivés : au cours des traitements que
j'ai faits par méthode hypodermique, j'ai vu que les dents se

déchaussent plus facilement à la suite des injections d'huile grise qu'à la suite des injections d'autres préparations.

M. Hallopeau. — Un des grands inconvénients de l'huile grise, c'est qu'on ne sait pas à quelle époque se fait la résorption. C'est ainsi que j'ai vu une stomatite se déclarer dix-sept jours après la dernière injection. Aussi n'est-ce pas sans une vive surprise et une réelle inquiétude que j'ai entendu, au dernier congrès de Lisbonne, le Dr Duhot (de Bruxelles) déclarer qu'il injectait 14 centigrammes de mercure toutes les semaines pendant plusieurs mois.

M. Lafay. — Je crois que ces stomatites tiennent au médicament plus qu'au terrain ; c'est ainsi que la stomatite bismuthique a un aspect clinique bien différent de la stomatite mercurielle.

M. A. Fournier. — Je répondrai à M. Brocq que je n'ai jamais nié l'existence de stomatites graves consécutives à l'huile grise ; j'en ai observé des exemples et même de très graves. Mais, *en outre* et indépendamment de ces stomatites graves, l'huile grise produit, surtout chez les gens du monde, c'est-à-dire en dépit des soins d'hygiène buccale, une forme hypertrophique de gingivite : forme sourde, lente, indolente, essentiellement chronique, et caractérisée surtout par l'*hypertrophie gingivale*. C'est là, de plus, une stomatite qui se produit insidieusement, sans ces préludes et ces localisations composant ce que j'ai appelé la *stomatite d'alarme*.

J'ajouterai que l'huile grise détermine plus souvent que les autres préparations mercurielles, des stomatites *tardives*, c'est-à-dire survenant quinze jours, trois semaines et même six semaines après le traitement.

Bullet. de la Soc. franç. de Dermat et de Syphil., 17ᵉ A., nᵒ 5, mai 1906, p. 290.

Nouveau mode de préparation du benzoate de mercure.

Parmi les diverses préparations solubles de mercure, M. le professeur Gaucher accorde depuis longtemps déjà la préférence au benzoate dissous à l'aide de chlorure de sodium. Cette préférence est on ne peut plus justifiée par les excellents résultats thérapeutiques qui ont été obtenus, et par ce fait que le benzoate de mercure, solubilisé à l'aide de chlorure de sodium ou de benzoate d'ammoniaque, n'occasionne pas la précipitation des matières albuminoïdes du sérum sanguin.

Deux procédés sont actuellement employés pour la préparation du benzoate de mercure.

1° M. le professeur Gaucher (1) a indiqué le mode opératoire suivant: « Traiter à chaud l'oxyde de mercure par acide nitrique à 1,20, diluer cette solution dans l'eau et la mettre en présence d'une solution de benzoate de soude à 1,88 p. 40. Cette préparation est longue, car le benzoate de mercure ainsi précipité a besoin d'être lavé avec soin pendant très longtemps à l'eau froide ; elle exige huit ou dix jours. »

2° On fait agir à douce chaleur et au bain-marie en solution alcoolique de l'acide benzoïque en excès sur de l'oxyde jaune de mercure récemment précipité, jusqu'à disparition complète de l'oxyde de mercure. Par refroidissement, la liqueur laisse déposer des cristaux incolores en aiguilles prismatiques de benzoate de mercure. Le sel

---

1. Sur une nouvelle formule de solution injectable de benzoate de mercure, par M. E. Gaucher (*Société médicale des hôpitaux*, 29 nov. 1901.)

obtenu correspondrait à la formule $(C^7 H^5 O^2)^2$ Hg (1).

Le premier mode opératoire est de beaucoup préférable, car par le second procédé on obtient un benzoate *moins soluble* et de *réaction acide*. D'ailleurs l'emploi de l'alcool est à éviter pour la préparation du benzoate de mercure. Nous avons pu vérifier en effet que si l'on triture à plusieurs reprises du benzoate de mercure avec de l'alcool, il y a dissociation du benzoate, l'alcool s'empare de composés mercuriques acides et laisse un produit de plus en plus basique, l'action suffisamment prolongée aboutit à la mise en liberté d'oxyde de mercure. La décomposition peu rapide à froid est instantanée sous l'influence de la chaleur.

Le procédé indiqué par M. le professeur Gaucher permet d'obtenir un produit se dissolvant presque immédiatement en présence de chlorure de sodium, en donnant une solution neutre.

Nous avons cependant cherché à le modifier pour les diverses raisons suivantes : l'azotate mercurique n'est pas un composé nettement défini, mais un mélange de produits complexes pouvant exister simultanément dans la liqueur ; la solution de nitrate mercurique a une réaction très acide, et mise en contact avec une solution de benzoate de soude elle mettra en liberté une proportion élevée d'acide benzoïque occasionnant des lavages très longs. (On peut, il est vrai, obvier en partie à ce dernier inconvénient en ne dissolvant l'oxyde de mercure que dans la quantité strictement nécessaire d'acide azotique.) D'autre part, le benzoate de mercure préparé par double décomposition avec l'azotate a une très légère teinte jaunâtre due à l'emploi de l'acide azotique ; enfin nous avons cherché à diminuer la durée des lavages.

Le mode opératoire que nous conseillons est le suivant: précipiter de l'oxyde de mercure en versant peu à peu

---

1. Benzoate de mercure, par Ed. Desesquelle : *Bulletin des Sciences pharmacologiques,* 1902 p. 95.

une solution de sublimé dans une solution de potasse à l'alcool, laver par décantation jusqu'à ce que les eaux de lavage ne précipitent plus par l'azotate d'argent. Dissoudre la bouillie d'oxyde jaune obtenue à l'aide d'acide acétique dilué. On pourrait de même dissoudre l'oxyde de mercure à l'aide d'acide lactique dilué, mais à la condition de faire bouillir au préalable pendant une demi-heure l'acide lactique étendu de dix fois son poids d'eau, afin de détruire les anhydrides, acide dilactique et lactide, toujours contenus dans l'acide concentré. Que l'on emploie l'acide acétique ou l'acide lactique, avoir soin d'éviter toute élévation de température, et n'ajouter que la quantité d'acide nécessaire à la dissolution de l'oxyde, au besoin laisser une trace d'oxyde non dissoute, de façon à être sûr de n'avoir pas un excès d'acide dans la liqueur.

Filtrer et verser peu à peu dans cette solution une solution de benzoate de soude à 5 p. 100 environ.

Laver le précipité à la trompe à l'aide d'un entonnoir en porcelaine de Büchner; pour cela, essorer d'abord soigneusement le précipité sur un disque en papier spécial placé dans l'entonnoir, puis le délayer dans de l'eau distillée (opérer avec de l'eau distillée froide, le benzoate de mercure étant légèrement soluble dans l'eau, et d'autant plus que la température est plus élevée). Égoutter à nouveau sur l'entonnoir et recommencer plusieurs fois l'opération. Après avoir délayé et essoré le précipité quatre ou cinq fois, les eaux de lavage sont neutres au tournesol. Cette façon d'opérer est très rapide et permet de dessécher en grande partie le précipité. Il ne reste plus, dès lors, qu'à achever la dessiccation dans le vide au-dessus de l'acide sulfurique en étalant le benzoate sur des plaques de verre ou des assiettes.

Le produit obtenu par le procédé que nous venons d'exposer nous a fourni à l'analyse une quantité de mercure répondant très exactement à la formule $(C^7H^5O^2)^2Hg + H^2O$; il renferme par conséquent 43.478 p. 100 de mercure.

L'analyse pourra d'ailleurs en être faite très simplement en utilisant la méthode cyano-argentimétrique de Denigès. Pour cela, dissoudre à l'aide de chlorure de sodium 1 gramme de benzoate dans quantité suffisante d'eau distillée pour faire 100 centimètres cubes. Dans un vase à saturation, placer 20 centimètres cubes de cette liqueur, 10 centimètres cubes d'ammoniaque, 10 centimètres cubes de solution de cyanure de potassium $\left(\text{équivalant à } AgAzO^3 \frac{N}{10}\right)$, 1 centimètre cube d'iodure de potassium à $\frac{1}{10}$ et 50 à 60 centimètres cubes d'eau.

Verser à l'aide d'une burette graduée, une solution décime d'azotate d'argent jusqu'à opalescence. Soit 9 la quantité d'azotate d'argent $\frac{N}{10}$ employée, $10 - 9 = a$ représente la proportion d'Ag AzO^3 $\frac{N}{10}$ correspondant au mercure de 20 centimètres cubes de liqueur. On corrige ce chiffre en le multipliant par 0,96 s'il est compris entre 0 et 5,5, en le multipliant par 1,04 et retranchant 0,45 du résultat si ce chiffre est compris entre 5,5 et 9,5. Le nouveau chiffre obtenu multiplié par 0,02 (dix millième du poids atomique du mercure) donnera la quantité de Hg renfermée dans les 20 centimètres cubes de solution de benzoate mis en expérience.

Le benzoate de mercure, préparé comme nous l'avons dit ci-dessus, se présente sous la forme d'un produit très blanc, léger et se dissolvant instantanément et complètement en présence de chlorure de sodium (absence de sel mercureux), en donnant une *solution neutre*. La quantité de chlorure de sodium nécessaire pour assurer la dissolution est très faible et voisine de 0 gr. 30 pour 1 gramme de benzoate et 100 centimètres cubes d'eau.

La solubilisation du benzoate de mercure destiné à être injecté peut se faire soit à l'aide de benzoate d'ammoniaque, soit à l'aide de chlorure de sodium. Avec le benzoate d'ammoniaque on devra employer un sel neutre ou légèrement alcalin ; en général même un léger excès d'ammoniaque est nécessaire pour assurer la dissolution. Notons en passant qu'il est assez difficile de préparer cette injection, car, si l'on opère à la touche sur du papier de tournesol pour vérifier la réaction du benzoate d'ammoniaque, le papier de tournesol rougit assez rapidement même avec un benzoate alcalin, ce qui provient de la dissociation du benzoate d'ammoniaque, une partie de l'ammoniaque se volatilise et laisse un benzoate acide rougissant fortement le tournesol. Enfin les injections de benzoate de mercure dans le benzoate d'ammoniaque sont presque toujours très douloureuses. Avec juste raison M. le professeur Gaucher conseille de dissoudre le benzoate de mercure dans une solution hypertonique de chlorure de sodium, ce qui rend les injections à peu près indolores. La formule qu'il a adoptée est la suivante :

Benzoate de mercure . . . . . . 1 gr.
Chlorure de sodium pur . . . . . 2 gr. 50
Eau distillée stérilisée. . . . . Q. S. pour faire 100 c. c.

Il est évident qu'en opérant ainsi la solution, il s'établit entre les bases et les acides en présence un équilibre chimique. Cette transformation a fait critiquer par certains auteurs l'emploi du chlorure de sodium comme dissolvant du benzoate de mercure. A notre avis, le fait n'a aucune importance dans le cas présent, l'essentiel est d'obtenir une injection peu douloureuse, dont la teneur en mercure soit exactement connue, et donnant de bons résultats thérapeutiques. Une expérience déjà longue a permis de constater qu'il en était ainsi avec le benzoate de mercure solubilisé par le chlorure de sodium.

De nombreux essais ont été faits dans le service de M. le professeur Gaucher avec le benzoate ci-dessus et des échantillons de benzoate de diverses provenances ou préparés par un procédé différent. Il a été constaté que l'injection de benzoate, dont nous avons exposé le mode de préparation et la formule, était la moins douloureuse et donnait d'excellents résultats.

En général, on utilise la solution au centième et à la dose de 2 centimètres cubes par jour ; dans certains cas on peut aller jusqu'à 5 centimètres cubes sans inconvénient.

Disons, pour terminer, que, si on le veut, on pourra ajouter à la solution ci-dessus un ou deux milligrammes par centimètre cube de benzoate ou de chlorhydrate de cocaïne. Il sera difficile de dépasser cette dose d'anesthésique, surtout en hiver, car il y aurait précipitation par le mercure d'une partie de l'alcaloïde; d'ailleurs, comme nous venons de le dire, l'injection, telle quelle, est peu douloureuse et une très faible dose de cocaïne suffit à la rendre indolore.

En collaboration avec M. Desmoulière.
Bullet. de la Soc. franç. de Dermatol. et de Syphil., 17° A., n° 5, mai 1906, p. 304.

A propos des cas de mort imputés à l'huile grise.

Je n'ai pas l'intention d'aborder, même superficiellement, la question du traitement de la syphilis par les injections d'huile grise. C'est là une tâche qui exigerait plusieurs heures. Je désire simplement répondre quelques mots à la demande formulée par M. Wormser : « Que faut-il penser des cas de morts publiés récemment et consécutifs à des injections d'huile grise ? »

En 1906, ces observations, à ma connaissance du moins, sont au nombre de 7 ; 2 à la Société médicale des Hôpitaux (janvier et novembre), et 5 dans les *Annales des maladies vénériennes*. Voyons comment elles répondent à quelques-unes des questions les plus élémentaires de la technique :

1° Quelle a été la composition du produit injecté, et sa teneur en mercure ? — A l'unanimité, les 7 observations restent muettes !

2° Les rapporteurs ont-ils fait ou vu faire les injections qui ont si mal tourné ? — A l'unanimité, les 7 observations répondent non !

3° Sait-on d'une façon certaine la quantité pondérale de mercure injecté ? — sur les 7 observations, 4 sont muettes ; dans les 3 autres comment est-on arrivé à connaître le poids de métal injecté ? Est-ce par le malade ? J'espère que non ! En tout cas on ne le dit pas. Mais je vais plus loin. Dans l'observation de MM. Lenoir et Camus, où l'on semble pourtant certain du chiffre du métal injecté, il est permis de contester le chiffre et voici pourquoi : la malade a reçu « 4 injections de VII gouttes d'huile grise. » Cela représente combien de mercure ? — « Vraisemblablement 0,28 à 0,30 centigrammes », répond M. Le Noir. — J'en demande bien pardon à l'éminent praticien ; mais il est difficile d'accepter son calcul. Qu'entend-on, que *doit-on entendre* par VII gouttes d'huile grise ? Par gouttes d'huile grise les syphiligraphes désignent *le volume occupé par un même nombre de gouttes d'eau distillée ;* or un centimètre cube d'eau distillée donnant 20 gouttes, 7 gouttes représentent 7/20e de centimètre cube. Comme, d'autre part, le centimètre cube d'huile grise contient 0,50 centigrammes de mercure, 7/20e de centimètre cube ou VII gouttes contiendront 0,175 de métal $\dfrac{(0,50 \times 7)}{20}$; répétez cette injection hebdomadaire durant quatre semaines et vous arriverez à 0,70 centigrammes de mercure ($0,175 \times 4 = 0,70$), au lieu des 0,28 à 0,30 centigrammes annoncés ! Autrement dit, on a injecté un poids de métal qui non seulement n'est pas faible, non seulement n'est pas normal, mais représente deux fois et demie environ la dose habituellement considérée comme moyenne, chez la femme ! Et quelle femme ?

chez une femme dont l'urine examinée après coup, pendant la période d'intoxication, a toujours contenu un poids d'albumine allant de 0, 60 centigrammes à 3 grammes.

Dans l'observation de M. Letulle(Société médicale des Hôpitaux, 16 novembre 1906), la discussion n'est même pas possible ; la malade (encore une femme) a bien reçu 21 injections, mais combien de métal dans chaque injection ? Je serais fort embarrassé pour vous le dire, car personne n'en sait rien ! Il n'est donc pas permis de répondre, comme on l'a fait cependant, que la dose a été exagérée, puisqu'on ne la connaît pas !

Voilà pour ce qui a trait au médicament en lui-même et aux doses injectées !

Pour ce qui est de l'opérateur et de l'opéré, voyons si l'on est plus précis.

1° Comment a été faite l'injection? Avec quelle seringue ?

Sur les 7 observations, deux mentionnent que l'injection a été intra-musculaire et « suivant les règles » les 5 autres sont muettes. Quant à la seringue employée, malgré l'importance de ce détail, toutes sont muettes !

2° A-t-on recherché la susceptibilité du malade, et tâté sa tolérance au mercure, soit par quelques injections solubles, soit en interrogeant l'élimination urinaire, etc. ? A l'unanimité, les 7 observations sont muettes !

3° A-t-on examiné le fonctionnement du rein? ou plus simplement encore, a-t-on constaté la présence ou l'absence d'albumine dans l'urine, soit avant de commencer le traitement, soit à chaque nouvelle piqûre ? — Une observation dit : « Pas d'albumine » ; les 6 autres sont muettes!

4° Chez ces 7 malades morts de stomatite a-t-on du moins examiné l'état de la bouche et des dents avant ou pendant le traitement ? — A l'unanimité les 7 observations sont muettes !

Telles sont, Messieurs, très succinctement notées,

quelques-unes des critiques qu'il est permis de formuler à l'adresse d'observations faisant un peu trop facilement le procès de l'huile grise.

Je demande la permission d'ajouter encore deux mots :

1° Ces 7 observations sont réparties sur une période de 5 ans (1902 inclusivement à 1906 inclusivement), soit 1,4 par an !

2° Elles portent sur des milliers, sur plus de 100.000 injections d'huile grise ! M. Queyrat, entre autres praticiens, n'a-t-il pas observé à la Société Médicale des Hôpitaux (séance du 23 novembre) et en réponse à la communication de M. Letulle, qu'après avoir fait annuellement 6.000, puis 7.000 injections, il allait faire cette année, à lui seul, *plus de* 10.000 *injections* d'huile grise, *uniquement aux consultations payantes* de l'Hôpital Cochin, *sans compter ni les indigents, ni les malades du service,* et tout cela *sans un seul accident grave.*

La conclusion est trop simple, pour qu'il soit besoin de la formuler : permettez-moi de vous laisser ce soin.

Je me mets du reste à votre disposition pour examiner plus à fond cette question, si la Société le désire, dans l'une de vos prochaines séances.

Soc. médic. du IX° Arrondissement, décembre 1906, p. 288.

Composition
et Préparation de l'huile grise à 40 0/0

Partisans et adversaires du traitement de la syphilis par les injections d'huile grise semblent avoir enfin trouvé le véritable terrain d'entente. Il suffit, pour s'en convaincre, de jeter les yeux sur les observations, favorables ou hostiles, publiées devant les sociétés savantes ou dans les périodiques médicaux ; toutes ou presque toutes sont d'accord, mais c'est pour taire deux points de technique: très exceptionnellement elles mentionnent le pourcentage en mercure, et jamais elles n'indiquent la composition du produit injecté.

C'est à se demander même si, pour certains opérateurs, ce ne sont pas là détails de valeur négligeable, ou si, au contraire, ces données sont considérées comme établies par le Codex Français, et, conséquemment connues de tous, médecins et pharmaciens. Or, rien n'est moins vrai, car le Codex n'ayant jusqu'à ce jour pas soufflé mot de l'existence de l'huile grise (1), la diversité des pourcentages en mercure (de 11,11 à 50 0/0) et la multiplicité des composants (huiles végétales, lanoline, vaseline, huile de vaseline, etc.), sont demeurées variables avec chaque préparateur.

Les conséquences de cet état de choses éclatent à propos de chaque discussion sur la méthode ou ses résultats ; ainsi, pas plus tard qu'il y a deux mois (16 novembre 1906), un orateur de la Société médicale des Hôpitaux croyait pouvoir déclarer excessive une dose de mercure absolument inconnue — (on savait le nombre des piqûres sans la moindre notion sur le poids de métal injecté) — pendant qu'il considérait au contraire comme normal un poids de mercure vraisemblablement exagéré (2). Je dis « vraisemblablement », car l'imprécision est telle dans l'une ou l'autre de ces observations qu'il est impossible d'avoir même un semblant de certitude.

L'importance de tout ce qui a trait à la composition et à la qualité du produit injecté n'a pourtant pas besoin

---

1. L'huile grise figurera dans la prochaine édition du Codex Français. Je regrette de ne pouvoir donner aux lecteurs de *La Clinique* la primeur de cette formule, mais le Codex n'admet pas de défloration, et je dois taire, jusqu'à nouvel ordre, ce que je sais à titre de membre de la Société de Pharmacie de Paris. Nous en reparlerons plus tard.

2- *Bulletins et Mémoires de la Société médicale des Hôpitaux*, séance du 16 novembre 1906, n° 33, p. 1140-1152.

d'être démontrée ; il va sans dire en effet que si l'habileté du praticien et la réceptivité du sujet sont deux éléments indispensables à la réussite du traitement, l'excellence du médicament en est la condition primordiale. M. Duhot, de Bruxelles, a établi expérimentalement cette vérité, déjà évidente par elle-même : opérant dans les mêmes conditions sur un même malade et aux mêmes doses, il a vu telle huile grise parfaitement tolérée, alors que telle autre ne l'était pas du tout.

Ces préliminaires posés, nous allons essayer de mettre au point cette grosse et intéressante question. Aujourd'hui nous considérerons seulement la composition et la préparation de l'huile grise classique à 40 0/0 de mercure, car, de toutes les formules préconisées jusqu'à ce jour auprès des syphiligraphes, elle a seule rallié la majorité des suffrages en raison de sa facile tolérance par le muscle et par l'organisme tout entier.

La composition et la préparation de l'huile grise à 40 0/0 comprennent trois opérations distinctes :

A. — La purification du mercure ;
B. — Le choix de l'excipient ;
C. — La préparation proprement dite.

A. — *Purification du mercure.*

Le mercure contient fréquemment des métaux étrangers qui y sont dissous à l'état d'amalgame Sn, Cu, Bi, Zn; il peut aussi être souillé par des matières en suspension ou des pellicules qui ternissent sa surface. Il doit donc toujours être soumis à une purification méticuleuse avant d'entrer dans la composition d'un produit destiné à la voie hypodermique.

Pour arriver à ce résultat, les procédés sont nombreux : les uns utilisant les agents physiques (filtration, distillation, courant d'air, etc.), les autres, et c'est le plus grand nombre, ayant recours aux agents chimiques qui attaquent les métaux étrangers avant le mercure ou sont même sans action sur ce dernier. Entre toutes ces méthodes, le pharmacien n'a pas à choisir : il doit suivre le procédé du Codex Français que je transcris fidèlement :

Rp.   Mercure du commerce. . . . 2.000 grammes
       Acide azotique officinal. . .   20   —

« Introduisez le mercure dans un flacon en verre fort, de capacité suffisante, avec l'acide préalablement étendu de deux fois son volume d'eau. Prolongez le contact pendant vingt-quatre heures, en agitant fréquemment la masse. Au bout de ce temps, enlevez par décantation la solution surnageante qui emporte avec elle les métaux étrangers ; lavez à grande eau le mercure, et séchez-le avec soin.

Ainsi purifié, le mercure doit offrir une surface très brillante, ne pas laisser sur une surface blanche de traînée métallique, et se dissoudre entièrement dans l'acide azotique officinal. Cette solution, évaporée à siccité, doit donner un résidu qui disparaît complètement par la calcination. »

B. — *Choix de l'excipient.*

L'huile grise étant un médicament officinal, c'est-à-dire qui ne peut se préparer rapidement et au moment du besoin, le choix de l'excipient joue conséquemment un rôle capital dans cette préparation. Il doit posséder les qualités suivantes :

1° Les corps qui le constituent ne seront pas seulement exempts d'éléments étrangers, chacun d'eux devra subir en outre une purification parfaite, de façon à être tout à fait pur et de réaction neutre ;

2° Ces substances devront être aussi inaltérables que

possible, et surtout ne pas rancir, de façon à assurer au produit une conservation facile, complète, et pour ainsi dire indéfinie ;

3° De par sa constitution chimique, cet excipient devra fournir aux microbes un milieu de culture très défavorable ; il sera complètement stérilisable et devra demeurer tel, à moins qu'une cause externe ne vienne le souiller ultérieurement ;

4° Sa consistance sera variable suivant les saisons, d'où formule d'hiver et formule d'été qui ne différeront que par la proportion relative des composants ;

5° Cette consistance sera très pâteuse ou même solide à la température ordinaire (+ 15 degrés), de façon à maintenir parfaite l'homogénéité de la préparation ; mais elle devra, par contre, être très fusible et liquéfiable à une température sensiblement inférieure à celle du corps ;

6° Outre ces qualités en quelque sorte intrinsèques, l'excipient devra, avant tout autre avantage, offrir à l'organisme une tolérance aussi parfaite que possible : il ne sera pas toxique ni même irritant et ne provoquera aucune douleur, soit immédiatement, soit dans la suite ;

7° Enfin cet excipient devra présenter, au point de vue de l'absorption ultérieure du médicament par l'organisme, une barrière suffisamment ouverte.

Parmi les formules d'huile grise qui ont été proposées, voyons celles qui se rapprochent le plus de l'excipient rêvé, tel que nous venons de le définir.

La formule primitive de Lang, contenant de l'huile d'olive (associée à la lanoline) doit être rejetée : malgré une certaine résistance à l'oxydation, l'huile d'olive ne tarde pas à rancir, et cela d'autant plus rapidement que le battage favorise encore cette oxydation.

Cet inconvénient n'existe plus dans la formule de Neisser, ni dans celle de M. Balzer, qui lui est contemporaine ; mais ces deux formules ont le tort de faire entrer dans la préparation de la teinture éthérée de benjoin : 5 centimètres cubes pour 90 grammes (Neisser) et 5 grammes pour 60 grammes (Balzer), et d'être l'une à 11,11 0/0 de métal (Neisser) et l'autre à 33,33 0/0 (Balzer: Thèse Lévy-Bing, p. 215). Ces deux formules présentent en outre ce gros inconvénient pratique d'avoir pour unique excipient l'huile de vaseline, ce qui rend l'émulsion extrêmement instable et, conséquemment, l'évaluation pondérale du mercure injecté très délicate, en raison de la précipitation avec laquelle l'opérateur doit faire et la prise de liquide et l'injection.

La formule de Pierre Vigier, en 1899, corrige en partie ce double inconvénient ; elle porte à 40 0/0 le titre en mercure, qui est le chiffre communément admis aujourd'hui, et elle ajoute à la vaseline liquide 25 0/0 de vaseline solide, de façon à donner une stabilité un peu plus grande à l'émulsion. Mais elle a le tort d'éteindre le mercure avec l'onguent napolitain (2 gr. pour 39 de Hg., soit un peu plus de 5 0/0), corps d'une asepsie douteuse, généralement rance, et susceptible de rancir encore tous les jours davantage.

La formule à laquelle je me suis arrêté, et qui a été intégralement publiée dans la thèse du Dr Lévy-Bing (p. 216) n'est qu'indirectement mon œuvre. Après beaucoup de tâtonnements et de multiples essais, elle n'a été définitivement arrêtée que grâce aux indications du Dr Barthélemy. D'aucuns trouveront peut-être le produit qui en résulte un peu solide, mais il sera toujours facile d'obtenir une huile plus fluide en variant légèrement les proportions des composants. Barthélemy tenait essentiellement à cette consistance solide, qui assure à l'émulsion une stabilité parfaite et permet ainsi d'injecter un poids de métal exactement défini et mathématique.

Malgré son apparence solide, le produit se liquéfie avec la plus grande facilité dès la température de 28 à 30° et reste alors très fluide aussi longtemps qu'on le désire si l'on a soin de l'agiter après l'avoir tiédi : une fois cette fluidité obtenue, l'agitation et la chaleur de la main suffisent à l'entretenir. La nécessité de tiédir notre huile grise présente même un certain avantage au point de vue de la tolérance, car la médication semble d'autant mieux supportée que l'on se rapproche davantage de la température du malade.

La formule à laquelle je fais allusion présente la composition suivante :

Mercure purifié.	40 grammes
Lanoline anhydre pure et stérilisée. .	12 —
Vaseline blanche — — .	13 —
Huile de vaseline médicinale stérilisée.	35 —

pour 100 grammes de produit, soit, comme on dit communément 40 0/0 de mercure, c'est-à-dire encore que 100 grammes d'huile grise contiennent 40 grammes de métal, en poids. Nous verrons qu'en volume le calcul est tout différent.

C. — *Préparation de l'huile grise.*

Le mercure étant purifié comme on l'a vu, on stérilise séparément la vaseline, l'huile de vaseline et la lanoline, après s'être assuré que ces produits sont neutres et d'une pureté absolue.

L'aseptisation est la même pour chacun d'eux: on peut, soit les chauffer à 130° dans un vase d'Erlenmeyer pendant vingt minutes, soit les mettre directement, après fusion et filtration, dans un flacon à large ouverture que l'on ferme hermétiquement en assujettissant le bouchon avec un parchemin résistant, et autoclaver le tout à 130-134°, pendant vingt minutes.

La vaseline, solide ou liquide, est complètement neutre, inaltérable à l'air et non toxique.

La lanoline, constituée par des éthers de la cholestérine et de l'isocholestérine, ne rancit pas à l'air, est difficilement attaquée par les alcalis, pas du tout par les micro-organismes. Elle éteint son poids de mercure en une demi-heure de trituration, mais cette propriété peut être poussée beaucoup plus loin : M. Kauffeisen (1) vient de démontrer que 10 grammes de lanoline suffisent à éteindre 50 grammes de mercure en une heure, et que la préparation ainsi obtenue, examinée au microscope, montre le mercure à un état de division qui n'a rien de comparable, au point de vue de la ténuité des globules, à celui du meilleur onguent napolitain à base d'axonge. Cette constatation, cela va sans dire, présente un intérêt évident relativement à l'absorption du métal par voie cutanée (friction) ou hypodermique (injection).

Rappelons encore que Lassar considère la lanoline comme susceptible de pénétrer le derme jusque dans les couches profondes, plus facilement qu'aucun autre corps gras.

Reste à stériliser l'appareil dans lequel se fera le mélange : qu'il s'agisse d'un mortier à boulets, d'un mortier à pilon, ou d'un véloporphyre, l'opération ne change pas. Après nettoyage soigné de l'appareil, on le flambe à l'alcool ; on y dépose la lanoline et le mercure avant complet refroidissement, et on bat vivement jusqu'à extinction parfaite du métal, opération longue mais d'importance capitale. On ajoute alors seulement la vaseline, puis quand le mélange est intime, on verse l'huile de vaseline. On agite vivement, et, quand la préparation par refroidissement est devenue pâteuse, on la distribue dans des flacons spéciaux de 2, 5 et 10 centimètres cubes, préalablement stérilisés à 130°.

Il importe de remarquer avec quel soin on stérilise les composants de l'huile grise, les appareils de trituration et les flacons dans lesquels on la conserve une fois ter-

---

1. *De l'examen microscopique des pommades* (Rép. de Pharmacie, 3º S., t. XVIII, nº 8, p. 344).

minée. On est obligé d'opérer ainsi, parce que l'huile ne
doit pas être et, de fait, n'est jamais stérilisée après sa
préparation, contrairement à ce qu'on écrit un peu partout. Non seulement cette stérilisation ultérieure serait
inutile, tous les produits l'ayant été, et le mercure étant
par lui-même un suffisant antiseptique, mais elle présen-
terait en outre, même faite à 60°, le gros inconvénient de
détruire complètement l'émulsion, le mercure, de par sa
densité, se séparant de l'excipient aussitôt celui-ci liquéfié.
Pour la même raison, il ne faut pas, quand on tiédit
le produit au moment de l'injecter, le chauffer inconsidérément et sans précaution : cette préparation, même
quand elle est solide comme celle que nous délivrons habituellement, se liquéfie à une température inférieure à
celle du corps, demeure très fluide à 30°, prend la consistance pâteuse vers 25°, pour ne se solidifier à nouveau
qu'au voisinage de 18°.

Il serait superflu d'insister sur la nécessité d'avoir un
produit irréprochable, surtout au point de vue de la tolérance du médicament par les tissus. La composition et
la préparation du produit constituent la pierre d'achop-
pement de la médication ; il est évident que, malgré la
perfection de sa technique, le syphiligraphe le plus adroit
risquera néanmoins d'avoir tous les ennuis de la méthode
si le produit injecté laisse à désirer comme trop liquide,
rance, incomplètement stérile ou ultérieurement contaminé.

" *La Clinique*, 2° A, n°4, janvier 1907, p. 51. „

Les solutions aqueuses et huileuses de biiodure de mercure
dans le traitement de la syphilis

Tout, ou presque tout, a été dit sur le biiodure de mercure et ses solutions injectables. Si nous y revenons cependant, c'est qu'il est des redites pas toujours inutiles, et des vérités parfois intéressantes à rappeler. Témoin ces quelques réflexions motivées par le passage suivant du travail d'un maître ès-syphiligraphie, travail ne datant pourtant que de quelques mois (novembre 1906): « Le biiodure de mercure a été introduit dans la thérapeutique par le professeur Panas qui l'employait en solution dans l'huile, car ce sel n'est pas soluble dans l'eau. Il ne se dissout, d'ailleurs, dans l'huile, que dans la proportion de 4 milligrammes par centimètre cube. On a eu alors l'ingénieuse idée d'augmenter la solubilité du biiodure dans l'eau par l'adjonction d'iodure de sodium. »

Cette citation, à elle seule, soulève au moins trois observations : une de priorité, une de chronologie et la troisième de pharmacologie. A cette dernière vient même s'ajouter une question professionnelle.

1° *Priorité*. — Quand Panas, en 1888, eut l'idée d'utiliser systématiquement la solution huileuse de biiodure de mercure en injection, dans le traitement de la syphilis, il y avait déjà vingt ans, exactement, que ce sel était employé en solution aqueuse, par voie hypodermique. C'est en 1868, en effet, que A. Martin « expérimenta, pour la première fois, une solution aqueuse de biiodure solubilisé par l'iodure de potassium, solution contenant également de la morphine (1). »

---

1. A. Lévy-Bing : *Les injections mercurielles intra-musculaires dans la syphilis*. Thèse de Paris, 1902, p. 100.

On ne saurait donc revendiquer légitimement en faveur de Panas une antériorité à laquelle il n'a pas droit, même quand il s'agit de l'utilisation hypodermique du biiodure en syphiligraphie : il n'a fait que perfectionner dans sa préparation et appliquer systématiquement à la syphili-thérapie l'injection huileuse de ce sel. Et encore cette solution huileuse n'est-elle pas l'œuvre de Panas : l'idée première en revient à Bouchard qui, en 1888, « mettait en usage sous forme d'injection sous-cutanée, contre la fièvre typhoïde, une solution de biiodure dans l'huile (1)...» (Leçon du 28 juin 1888.)

Mais qui plus est, à cette époque, Bouchard lui-même ne faisait qu'utiliser les travaux d'un pharmacien en chef des Hôpitaux, Méhu, sur la solubilité du biiodure dans les corps gras, travaux sur lesquels nous reviendrons plus loin, à propos de la teneur en biiodure des injec-tions huileuses.

Voilà pour la question de priorité : *Cuique suum !*

2° *Chronologie.* — En raison de la faible solubilité du biiodure dans les corps gras, et dans certaines huiles en particulier, « on eut alors l'ingénieuse idée d'augmenter sa solubilité dans l'eau par l'adjonction d'iodure de sodium. » Là encore j'ai le regret de ne pouvoir accepter l'opinion précitée, et voici pourquoi : les expériences de Panas, commencées vers 1888, sont, ainsi qu'on vient de le dire, de vingt années postérieures aux travaux de A. Martin (1868). Or, Martin solubilisait déjà le biiodure par l'iodure de potassium, que Bricheteau, la même année, remplaçait par l'iodure de sodium moins irritant. Après eux, Léon Labbé (1869), Cotte, Terrillon, Gaillard et Yvon (1880), Vacher (1885), préconisent des formules analogues dans lesquelles le biiodure est solubilisé par un iodure, seul ou associé à d'autres sels. L'idée d'obte-nir des solutions aqueuses de biiodure par l'intermédiaire

---

1. Lévy-Bing : *Ibidem.* p. 103.

des iodures, pour injections hypodermiques, loin d'être
postérieure à l'utilisation par Panas de la solution huileuse, lui est donc, au contraire, antérieure, et de vingt
années !

Voilà pour la chronologie des faits.

La Clinique étant essentiellement un journal de pratique médicale, je profite de cette note un peu théorique
pour rappeler, à l'usage des praticiens, que j'ai préparé,
il y a six à sept ans, la plupart des formules antérieurement préconisées pour la solubilisation du biiodure. Aux
iodures de potassium, sodium et ammonium, j'ai même
ajouté ceux de strontium, calcium et lithium, en solution
soit dans l'eau distillée, soit dans le sérum isotonique
(7 gr. 50 de NaCl p. 1000) ou hypertonique (27 gr. NaCl
p. 1000). Ces diverses préparations ont été expérimentées
comparativement à Saint-Lazare, dans le service du
regretté Dr Barthélemy, par son élève Lévy-Bing. Parmi
elles, deux surtout leur ont paru très bien tolérées et peu
douloureuses :

```
Biiodure de mercure  . . . . .   10 centigrammes.
Iodure de sodium pur et sec  . .  10        —
Eau distillée.  . . . . . q. s. p.  10 centim. cubes.
```

ou mieux :

```
Biiodure de mercure . . . . . .   10 centigrammes.
Iodure de sodium pur et sec  . .  10        —
Sérum physiol. à 7,50 p. 1000 q.s.p.  10 centim. cubes.
```

Ces solutions peuvent se faire à différents titres : 2, 3,
4, 5 centigrammes et plus par centimètre cube ; il suffit
de mettre un poids d'iodure de sodium égal à celui du
biiodure employé (1).

---

1. Pour obtenir l'isotonie sans recourir aux chlorures, qu'il est parfois indiqué de ne pas utiliser, MM. Labougle et Boutin conseillent l'emploi de la saccharose à la dose de 8 gr. 15 pour 100 centimétres cubes
de solution.

De nos communications (1) faites en 1902 à l'hôpital Saint-Louis, le seul point sur lequel il faille aujourd'hui faire des réserves est relatif à l'élément douleur : n'ayant expérimenté que sur les malades un peu spéciales de Saint-Lazare, Lévy-Bing avait pu dire, avec le plein assentiment de son maître, que « le biiodure aqueux, à la dose journalière de 2 centigrammes par centimètre cube, est peu douloureux. » Dans la clientèle de ville, au contraire, le biiodure s'est parfois montré assez douloureux, au dire des expérimentateurs, bien que Lévy-Bing continue à affirmer, à l'heure actuelle, que cette douleur, quand la préparation est parfaite, n'est pas supérieure à celle provoquée par l'injection d'un même poids de benzoate non additionné d'analgésique.

3° *Pharmacologie.* — Cette observation est de beaucoup la plus importante des trois, non seulement parce qu'elle offre un intérêt à la fois théorique et pratique, mais encore et surtout parce qu'elle soulève une question de moralité ou, si l'on veut, de déontologie professionnelle.

« ... Le biiodure ne se dissout, d'ailleurs, dans l'huile que dans la proportion de 4 milligrammes par centimètre cube... » dit la citation.

S'il est vrai que le biiodure ne se dissout dans l'huile qu'à la dose de 4 milligrammes par centimètre cube, — et cela ne peut être que vrai, quand c'est un maître qui l'écrit, — les pharmaciens qui vendent des solutions *huileuses*, soi-disant biiodurées à 10, 15 milligrammes et plus par centimètre cube, sont de malhonnêtes gens : en trompant ainsi le médecin sur la teneur en principe actif d'un médicament d'utilité immédiate, ils peuvent devenir la cause volontaire d'accidents graves chez le malade insuffisamment traité ! Et le plus coupable de tous est

---

1. Barthélemy, Lafay, Lévy-Bing : *Note sur les injections de biiodure de mercure dans le traitement de la syphilis (Bulletin de la Société française de Dermatologie et de Syphiligraphie,* 13ᵉ an , n° 5, p. 262 ; *et ibidem,* 13ᵉ an., n° 7. p. 334).

sans contredit celui qui le premier a formulé cette assertion ; or le coupable, si coupable il y a, c'est moi ! je
demande donc à être entendu... puis condamné, s'il y a
lieu !

Depuis treize ans déjà, nous vivions sur cette idée que la
solution de Panas à 0,004 milligrammes par centimètre
cube constituait l'*ultima ratio* de la médication biiodurée,
quand, en 1901, à la séance d'avril de la Société Française de Dermatologie et de Syphiligraphie, la discussion
s'engagea sur cette question. La cause ? Un accident consécutif à l'injection fessière d'un produit contenant, au
dire de l'étiquette, 0,010 milligrammes de biiodure par
centimètre cube, ce sel « étant solubilisé grâce à un tour
de main spécial ». L'analyse ultérieure me démontra
l'exactitude du dosage annoncé.

A la séance suivante, 2 mai 1901, j'apportais à la
Société une huile biiodurée à 0,010 milligrammes, obtenue « sans addition d'aucun corps étranger » et sans
tour de main spécial (1) ! Un mois après, 6 juin 1901, je
précisais et confirmais mes précédentes affirmations (2).

Un an plus tard, en 1902, Lévy-Bing écrivait (thèse
citée, p. 103-104) :

« ... Pour remédier à ce double inconvénient (il s'agit
de l'huile de Panas), Lafay présente à la Société de Dermatologie, à la séance de mai 1901, une huile *biiodurée
centésimale*, soit 0,01 centigramme de biiodure par centimètre cube, obtenue par simple dissolution à 70° du
biiodure dans l'huile de noix récente préalablement lavée
à l'alcool et stérilisée. Cette préparation, malgré sa teneur
en biiodure, est tout à fait stable, même en hiver.

« ... Pour agir d'une façon plus active encore, nous

---

1. L. Lafay : *Sur l'huile iodée, biiodurée et iodo-biiodurée* (*Bulletin
de la Société française de Dermatologie et de Syphiligraphie*, 12ᵉ an.
nᵒ 6, p. 234).

2. L. Lafay : *Les Huiles biiodurées* (*Bulletin de la Société française
de Dermatologie et de Syphiligraphie*, 6ᵉ s., p. 301).

avons demandé à M. Lafay de porter à 0,015 milligrammes par centimètre cube la proportion du biiodure. On arrive à ce titre en dissolvant le sel de mercure dans un mélange d'huile de noix et d'huile de ricin. C'est avec cette huile à 0,015 milligrammes par centimètre cube que nous avons fait 615 injections... »

Ces formules détaillées ont du reste été reproduites, avec mode de préparation dans notre formulaire clinique de praticien (1), d'où je les transcris.

SOLUTIONS HUILEUSES DU BIIODURE DE MERCURE

1° *Formule de Panas* :

Biiodure de mercure	0.40 centigrammes.
Huile (olives ou am. douces) purifiée et stérilisée. . . .	100 centim. cubes.

2° *Formule de Lafay centésimale* :

Biiodure de mercure	1 gramme.
Huile de noix *vraie* purifiée et stérilisée	100 centim. cubes.

3° *Formule de Lafay (forte)* :

Biiodure de mercure	1 gr. 50.
Huile de noix vraie purifiée et stérilisée	30 centim. cubes.
Huile de ricin récente purifiée et stérilisée	70 centim. cubes.

« On peut facilement obtenir des huiles biiodurées à plus haut titre » (p. 343).

Ainsi donc voilà des assertions faciles à contrôler, d'autant plus qu'avec du biiodure récent et des huiles convenables tout pharmacien peut répéter nos expériences.

---

1. COURTOIS-SUFFIT et L. LAFAY : *Formulaire Clinique du Praticien* (O. Doin, 1905).

Mais en cette matière nous n'avons malheureusement rien inventé ; nous n'avons fait qu'appliquer à la thérapeutique les expériences dont il a été parlé plus haut.

Déjà en 1902, dans une discussion sur les injections mercurielles, devant la Société de Thérapeutique (1), nous avons rappelé les travaux de Méhu sur ce sujet :

« Les classiques nous apprennent que les huiles, suivant leur composition chimique, dissolvent des quantités très inégales de biiodure :

La vaseline en dissout	0,25 gr. p. 100	
Les huiles d'olives ou d'am. douces.	0,10 —	—
L'axonge	0,15 —	—
L'huile d'œillette	1,20 —	—
L'huile de noix.	1,30 —	—
L'huile de ricin.	2 —	—

Nous sommes déjà loin, n'est-il pas vrai, de la limite maxima de solubilité du biiodure indiquée dans la citation : de 0,004 milligrammes nous passons à 0,025 milligrammes ! Et il y a mieux !

L'écho des Sociétés de Dermatologie et de Thérapeutique eut sa répercussion en province, et en juillet 1903 le *Bulletin de la Société de Pharmacie de Bordeaux* enregistrait une longue et minutieuse étude de M. Soulard sur la solubilité du biiodure dans les corps gras (2).

Reprenant les expériences de Méhu, M. Soulard fixe ainsi la solubilité maxima du biiodure de mercure dans les huiles, à la température de + 15 degrés. Ses chiffres, pour les mêmes huiles, sont très voisins des précédents :

Huile de vaseline.	0,26
— de faines	0,38
— d'amandes douces.	0,39

---

1. L. Lafay : *La Question des injections mercurielles* (*Bulletin général de Thérapeutique*, t. CXLIV, 5ᵉ livraison, p. 188).

2. Soulard (*Bulletin de la Société de Pharmacie de Bordeaux*, et *Journal de Pharmacie et de Chimie de Paris*, 6ᵉ S., t. XVIIIᵉ).

Huile de résine.	0,41
— d'olive	0,45
— d'arachide	0,52
— de foies de morue	0,545
— de pieds de bœuf	0,55
— de chènevis.	0,58
— d'œufs	0,81
— de lin.	1,23
— de noix	1,29
— de ricin	1,90

M. Soulard confirme, chemin faisant, une observation déjà présentée par nous à la Dermatologie en 1901, à savoir « que le gaïacol, à la dose de 3 et 5 p. 100, ne modifie pas sensiblement la solubilité du biiodure dans les huiles ».

Mais ce n'est pas tout encore ! Méhu avait constaté que les iodures alcalins facilitaient la dissolution du biiodure dans les huiles ; M. Soulard, non content de vérifier le fait, détermine pour les huiles d'olive, de noix et de ricin, la limite de solubilité du biiodure en présence de certains iodures. Ses résultats sont des plus curieux.

Quantité de biiodure soluble dans :

	Avec Az H^{4}I	Avec K I	Avec Na I
100 cent. cubes d'huile d'olive	1 gr. 80	4 gr. 20	4 gr. 80
100 — — de noix	2 gr. 10	6 gr. 65	6 gr. 60
100 grammes d'huile de ricin.	»	14 gr. 30	16 gr. 20

Cette fois de 1 gr. 70 p. 100 nous allons à 16 gr. 20 ! Nous sommes ainsi de plus en plus loin de 0,004 milligrammes par centimètre cube : nous étions déjà à 0,019 milligrammes, et d'un bond nous voilà à 0,162 milligrammes, c'est-à-dire un peu plus de quarante fois le chiffre donné comme limite maxima !

Toutefois, ce chiffre de 0,004 milligrammes par centimètre cube est susceptible d'une explication plausible, mais à la condition de ne pas prendre à la lettre le texte de l'auteur. « Le biiodure, dit-il, ne se dissout dans l'huile que dans la proportion de 4 milligrammes par centimètre cube. » C'est vrai ou à peu près, si l'on veut bien admettre qu'il entend parler d'huile d'olive ou d'amande douce, et seulement de ces deux variétés, car en dehors d'elles ce n'est plus exact du tout. Il était donc important de préciser comme nous venons de le faire.

Telles sont les principales observations auxquelles la citation visée peut donner lieu ; à ces divers points de vue le doute n'est guère possible, et la cause semble suffisamment entendue. Nous serions, toutefois, désireux d'ajouter encore un mot relativement aux deux formes, huileuse et aqueuse, sous lesquelles s'injecte le biiodure, aux résultats thérapeutiques qui en sont la suite, et à l'explication qu'il est permis d'en donner.

En supposant toutes choses égales d'ailleurs (tolérance, douleur, pratique de l'injection, etc.), est-il indifférent, au point de vue action curative, d'injecter le biiodure en solution aqueuse ou huileuse ? Nous ne le croyons pas, et voici pourquoi : En 1902, Lévy-Bing expérimentant les différentes formules de solutions biiodurées, faisait cette remarque intéressante : « Après l'emploi sans parti pris de ces deux solutions (huileuse et aqueuse), il nous a semblé que l'huile biiodurée à 0,015 milligrammes est plus active que la solution aqueuse au même titre. Cela tient-il à ce que dans l'une le biiodure est simplement dissous dans l'huile, alors que dans l'autre le biiodure se trouve sous forme de sel double ? De toute façon le fait subsiste et a sa valeur. D'ailleurs, les observations prises au jour le jour nous montrent nettement ces résultats (p. 107). »

Voilà donc une observation clinique : à dose égale le biiodure huileux est plus actif que le biiodure aqueux.

Le fait, pour qui veut bien réfléchir, n'a rien de surprenant et l'explication en est simple.

La plupart des sels de mercure possèdent la propriété de coaguler les matières albuminoïdes ; mais il suffit de leur adjoindre un autre sel, un chlorure ou un iodure, par exemple, pour qu'il n'en soit plus ainsi. Le biiodure est, dans ce cas ; à peu près insoluble dans l'eau, il y devient, au contraire, très soluble en présence d'un poids égal d'iodure de sodium ; en même temps, il change d'état : de biiodure de mercure il devient iodure double de mercure et de sodium. Injecté, ce nouveau sel se mêle aux liquides de l'organisme sans donner lieu à aucun coagulum ; son action spécifique se manifeste dès lors immédiatement ; mais son élimination, elle aussi, commence presque aussitôt : après un temps très court, parfois même au bout de quelques heures seulement, on ne retrouve plus trace de mercure dans l'urine.

Vient-on au contraire à dissoudre ce même biiodure non plus dans l'eau iodurée, mais dans l'huile, et à injecter la solution qui en résulte, les choses se passent tout différemment : à cette injection succède un coagulum emprisonnant momentanément le sel de mercure qui devra être solubilisé à nouveau, dans l'intérieur même des tissus, avant de pouvoir être utilisé comme agent thérapeutique. Ainsi, il ne se produit pas seulement un temps d'arrêt, mais encore, et c'est là le point intéressant, un travail d'élaboration *in situ*, une redissolution du précipité d'albuminate de mercure, avec formation d'un composé nouveau, prenant naissance là où il doit agir. L'action médicamenteuse, dans ce cas, est plus lente à se manifester, ce n'est pas douteux, mais aussi combien plus favorables sont les conditions dans lesquelles elle va s'exercer, par suite de l'*état naissant* dans lequel se trouve le médicament. L'élimination, corrélativement, se prolonge d'autant : 5, 6, 8, 10 jours et quelquefois plus ; il en résulte une imprégnation de l'organisme plus complète et plus durable, et finalement une plus grande puissance curative.

Ainsi donc, entre les *préparations solubles proprement dites* qui, ne précipitant pas les albuminoïdes, peuvent s'injecter aussi bien dans la veine que dans le muscle, traversent l'organisme sans y subir de transformations chimiques importantes, produisent une imprégnation fugace et comme superficielle des tissus, et ont une élimination rapide et un peu brutale ; — et les *préparations insolubles* qui, déposant directement dans les tissus le composé mercuriel pulvérulent, exigent une technique spéciale, nécessitent la solubilisation du produit injecté et ont, par suite, une action un peu retardée et une élimination très prolongée, — viennent se placer tout naturellement les *injections improprement appelées solubles* qui, donnant lieu à la formation d'un coagulum au contact des albuminoïdes et du sang, doivent subir une élaboration spéciale en vue de la solubilisation *in situ*, puis de l'utilisation ultérieure du médicament, sont ainsi retenues assez longtemps au contact des tissus qu'elles imprègnent profondément, et ont finalement une élimination régulière, lente et graduelle.

Dans cette dernière catégorie se place le biiodure *huileux* (simplement dissous dans l'huile, sans aucune addition d'iodure) qui forme ainsi le *trait d'union* et comme le passage des *solubles aux insolubles*. Peut-être y aurait-il lieu dès lors de l'utiliser autrement qu'on ne l'a fait, c'est-à-dire de l'employer à dose relativement massive (0,06 à 0,08 centigrammes ou plus) et à piqûres espacées (1 à 2 par semaine), réunissant ainsi les avantages des préparations solubles et insolubles ?

N'est-ce pas une interprétation de cet ordre qu'avait entrevue M. Jaulin, d'Orléans, quand il proposait (1) en 1902 l'injection hebdomadaire unique de 0,024 à 0,040 mil-

---

1. JAULIN : *Les injections mercurielles solubles à doses massives* (*La Presse Médicale*, 26 juillet 1902).

ligrammes de biiodure, formule Panas ? Il serait difficile d'émettre sur ce point une opinion ferme, car nous l'avons montré déjà (2), sa dose *hebdomadaire* dite massive ne dépassant guère la dose efficace moyenne *journalière* fré. quemment utilisée, ses expériences ne sauraient fournir au problème une réponse suffisante. Il n'est pas rare, en effet, que les syphiligraphes injectent 0,03 à 0,04 centigrammes de biiodure *par jour* ; or, la moyenne des chiffres injectés *en une semaine* par M. Jaulin n'est que de 0,03 centigram. 2 (0,024 à 0,040). Notre conception, encore que théorique, n'en demeure pas moins susceptible d'applications pratiques très vraisemblables, voir même probables, les résultats observés par Lévy-Bing ayant été depuis confirmés par d'autres expérimentateurs.

Notre déduction présente donc le double avantage d'être conforme à la théorie et aux données cliniques ; elle ouvre ainsi au syphiligraphe des horizons nouveaux. Qu'en adviendra-t-il pratiquement? Il serait pour le moins prématuré d'en préjuger actuellement, d'autant que la question ne semble même pas avoir été jusqu'alors nettement formulée.

La Clinique, 2e A., no 8, février 1907, p. 118.

Les pommades mercurielles pour frictions

Dans une étude fort intéressante sur le *Traitement de la syphilis à Aix-la-Chapelle,* M. le Dr Chiray nous donne (2) la formule de la préparation utilisée pour frictions dans la station balnéaire allemande.

Ce produit est composé de :

---

1. Barthélemy, Lafay, Lévy-Bing : *Dose efficace moyenne journalière de quelques injections mercurielles solubles* (*La Presse Médicale*, n° 70, 30 août 1902).
2. *Annales des Maladies vénériennes,* février 1907, page 100.

Mercure métallique	100 grammes
Lanoline anhydre.	15 —
Huile d'olive	3 —
Axonge	112 —
Suif	70 —

soit 300 grammes de pommade renfermant 100 grammes ou le tiers de son poids de mercure. M. le Dr Chiray a donc raison d'écrire : « C'est une préparation contenant le tiers de son poids de mercure... »; mais il a tort d'ajouter : « ... comme l'onguent gris ou onguent mercuriel simple du Codex français. »

Il existe en effet chez nous, ainsi que chacun sait, deux pommades mercurielles. L'une porte les noms d'onguent napolitain, onguent mercuriel double, pommade mercurielle à parties égales, et a pour formule (Codex) :

Mercure purifié.	500 grammes
Axonge benzoïnée.	500 —

Elle est ainsi à 1 p. 2, c'est-à-dire qu'elle renferme 1 p de mercure pour 2 p. de produit.

La seconde pommade mercurielle inscrite au Codex sous les noms d'onguent mercuriel simple, onguent gris, pommade mercurielle faible, est composée de :

Pommade mercurielle à parties égales. .	100 grammes
Axonge benzoïnée	300 —

Cette formule donne 400 grammes d'un produit qui contient seulement 50 grammes de mercure: elle est donc à 1 p. 8 $\left(\dfrac{50}{400} = \dfrac{1}{8} \right)$ et non à un 1 p. 3 comme il est dit plus haut. Il importe, on le voit, de ne pas confondre notre onguent gris avec l'onguent d'Aix-la-Chapelle.

La dose moyenne d'onguent mercuriel double habituellement employée chez nous est de 4 grammes ; elle représente conséquemment 2 grammes de Hg métallique.

Si le praticien utilise l'onguent gris ou l'onguent d'Aix
à la place d'onguent napolitain, il doit employer, pour
avoir le même chiffre de métal, des doses proportionnel-
les de chacune de ces préparations.

Ainsi pour 2 grammes de Hg, il faut:

> 4 grammes d'onguent napolitain;
> 6   —   —   d'Aix-la-Chapelle ;
> 16 —   —   gris.

Reste à considérer la question de l'excipient, qu'on
néglige le plus souvent dans la pratique, bien qu'elle
soit d'une importance considérable, non seulement au point
de vue de la tolérance, mais encore et surtout au point
de vue de l'absorption cutanée. L'axonge, mélangée ou
non de suif, favorise l'absorption du métal, mais elle rancit très rapidement ; il faut donc que les produits à base
d'axonge soient toujours employés dans un parfait état de
fraîcheur, surtout en raison des causes d'oxydation rapide
occasionnée par le battage au contact de l'air, et l'empri-
sonnement mécanique de l'oxygène dans la préparation.
La vaseline, au contraire, ne rancit pas, mais nuit à l'absorption cutanée. La lanoline, constituée par des éthers
de la cholestérine et de l'isocholestérine, présente les
avantages réunis de l'axonge et de la vaseline, sans leurs
inconvénients : elle ne rancit pas à l'air, et est difficilement attaquée par les alcalis et pas du tout par les micro-
organismes ; elle est, en outre, d'après les expériences de
Lassar, susceptible de pénétrer le derme jusque dans les
couches profondes plus facilement qu'aucun autre corps
gras. Mais il y a plus : M. W. Kauffeisen a démontré que
10 grammes de lanoline permettent d'éteindre 50 grammes de mercure en une heure, et que la préparation ainsi
obtenue, examinée au microscope, montre le mercure à
un état de division qui n'a rien de comparable, au point
de vue de la ténuité des globules, à celui du meilleur
onguent napolitain à base d'axonge. Cette constatation,

cela va sans dire, présente un intérêt de premier ordre relativement à l'absorption du métal par voie cutanée.

Ainsi donc, l'excipient des pommades mercurielles destinées aux frictions devrait être modifié. Depuis une dizaine d'années nous nous servons, à cet effet, de la formule suivante qui a la même teneur en mercure que l'onguent napolitain (P.-E):

        Mercure purifié.   .   .   .   500 grammes
        Lanoline anhydre .   .   .   250   —
        Vaseline pure   250   —

Le produit terminé est enfermé dans des capsules gélatineuses de **2** grammes, **4** grammes et **6** grammes, ce qui lui assure une conservation presque indéfinie ; il répond de plus, ainsi que l'a démontré l'expérimentation clinique, aux desiderata ci-dessus mentionnés : extrême division du métal, parfaite tolérance cutanée, absorption médicamenteuse certaine et régulière.

" *La Clinique*, 2° année, n° 17, avril 1907, p. 268.

Composition et posologie de l'huile grise à 40 0/0

Pour nous permettre d'étudier avec quelque précision les indications du traitement de la syphilis par les injections d'huile grise et la valeur de cette médication, il faudrait examiner au préalable trois grandes questions relatives au *médicament* employé, au *médecin* qui l'administre, et au *malade* qui le reçoit ; autrement dit, il faudrait d'abord solutionner ce triple problème:

Quel médicament doit-on injecter ?

Comment doit-il être injecté ?

A qui peut-il être injecté ?

Ce travail exigerait plusieurs heures, dépassant ainsi de beaucoup les limites de cette réunion. Il nous sera du reste loisible d'y revenir plus tard, après l'adoption des conclusions de la Société française de Dermatologie et de Syphiligraphie, qui doit consacrer, en février prochain, une séance entière à la discussion de cette importante question. Aujourd'hui nous nous contenterons, si vous le voulez bien, d'examiner brièvement la composition et la posologie de l'huile grise à 40 0/0 de mercure.

Qu'est-ce donc que l'huile grise ? L'huile grise est essentiellement constituée par du mercure métallique en suspension dans un excipient approprié. Le vague de cette définition répond assez bien à la réalité des faits. L'huile grise, en effet, n'est pas une préparation *officinale*, de composition fixe et réglée par le Codex ; elle « varie beaucoup suivant les médecins qui la formulent et les pharmaciens qui la préparent » (Brocq, le *Bulletin médical*, 1906, p. 39). C'est là une constatation qui, trop souvent négligée dans les ordonnances médicales, a parfois causé de graves mécomptes, et a nui considérablement à la renommée de cette excellente médication, en permettant d'imputer à la méthode les méfaits résultant d'un emploi peu judicieux ou d'une technique insuffisamment précise. C'est que, durant les vingt années écoulées depuis l'apparition de l'*oleum cinereum* de Lang, en 1886, le produit n'a cessé de varier dans sa composition, non seulement quant à la nature de l'excipient, mais aussi, et c'est là surtout le point dangereux, quant à sa teneur en mercure. Pendant que l'on utilisait tour à tour l'huile d'olive, la vaseline, l'huile de vaseline, la lanoline, l'onguent napolitain, tantôt isolés, tantôt associés dans les proportions les plus diverses, la proportion de métal allait, au seul gré du préparateur ou du médecin traitant, de 11,11 à 40 et même 50 0/0 ! Et encore n'avons-nous pas l'intention de comprendre dans l'énumération de ces transformations successives les multiples dilutions à 0,05, 0,06.... 0,10, 0,12..... centigrammes de mercure par centimètre cube, dilutions que nous avons été les premiers, je crois,

à expérimenter systématiquement, M. le Dr Sabouraud et
moi, il y a sept à huit ans, et qui ont été rapidement
abandonnées, parce que beaucoup moins bien tolérées
que le produit à 40 0/0, dont on n'injecte qu'un très faible volume. Cela n'a du reste pas empêché de les réin-
venter récemment, de les déclarer excellentes, et même
de les préconiser comme réalisant un perfectionnement
susceptible de faire étape dans la carrière des injections
mercurielles insolubles.

La multiplicité de ces formules a considérablement
retardé la généralisation de la méthode, non seulement
en créant d'incessantes confusions dans la posologie du
médicament et le dosage du métal injecté, mais encore
en compliquant profondément la technique, et en interdisant toute comparaison entre les observations médicales, favorables ou hostiles, parce qu'une mention nécessaire et capitale y fait le plus souvent défaut: l'évaluation
pondérale du mercure injecté.

L'opinion actuelle des syphiligraphes semble pourtant
à peu près arrêtée sur deux formules : l'une à 40 0/0 de
mercure qui contient, ainsi qu'on l'expliquera tout à
l'heure, 0,50 centigrammes de métal par centimètre cube ;
l'autre à 16 0/0 de métal, soit deux fois et demie plus faible que la précédente, et renfermant conséquemment 0,20
centigrammes (0,50 : 2,5 = 0,20) de métal par centimètre cube.

Il importe toutefois de noter, au point de vue de la
pratique médicale, que l'huile grise à 40 0/0, ayant
aujourd'hui rallié la majorité des suffrages, en raison de
sa meilleure tolérance par le muscle, est ainsi devenue
la préparation classique et en quelque sorte officinale ;
c'est elle en effet que délivre le pharmacien quand l'ordonnance du médecin ne spécifie aucune teneur en mercure (1).

---

1. L'huile grise figurera dans la prochaine édition du Codex français.

C'est là un détail d'un très gros intérêt, et que le praticien doit avoir constamment présent à l'esprit pour ne pas injecter une demi-seringue ou même une seringue entière d'huile forte à 40 0/0, quand il croit injecter de l'huile à 16 0/0 ou une préparation deux ou trois fois plus faible, comme le cas s'est maintes fois produit, avec des conséquences variables.

A côté de la notion du pourcentage en mercure il en est une autre dont l'importance n'est pas moindre: c'est la question de l'excipient. Il n'est pas nécessaire, n'est-il pas vrai, d'insister sur ce point : il va sans dire en effet que si l'habileté du praticien et la réceptivité du sujet sont deux éléments utiles et même indispensables à la réussite du traitement, la composition, la préparation du médicament, autrement dit la qualité, l'excellence même du produit injecté, en est la condition primordiale. M. Duhot, de Bruxelles, a établi expérimentalement cette vérité déjà évidente par elle-même : opérant dans les mêmes conditions, aux mêmes doses, sur un même sujet, il a vu telle huile grise très bien tolérée, alors que telle autre ne l'était qu'imparfaitement ou même pas du tout.

La raison en est fort simple ; l'huile grise ne peut se faire rapidement et au moment du besoin, comme une vulgaire préparation magistrale ; il faut donc qu'une fois bien préparée, elle puisse se conserver intégralement, longtemps, voire même indéfiniment. D'autre part comme elle n'est *ni stérilisée après sa préparation, ni même stérilisable* (contrairement à ce qu'on écrit un peu partout, car cette stérilisation, même faite à 60°, détruirait complètement l'homogénéité de l'émulsion) — il importe que chacun des composants soit au préalable stérilisé, et demeure tel pendant et après son mélange au mercure. Et encore cela n'est-il pas suffisant; outre ces qualités en quelque sorte intrinsèques, l'excipient doit, avant tout autre avantage, offrir à l'organisme une tolérance aussi large que possible, n'être ni toxique, ni même irritant, ne provoquer aucune douleur soit immédiatement, soit dans la suite, et présenter au point de vue de l'absorption ultérieure du médicament une barrière suffisamment ouverte.

Ces desiderata se trouvent à peu près réalisés dans la formule publiée par M. le Dr Lévy-Bing (p. 231), et que je suis parvenu à établir grâce aux indications, aux essais et aux observations d'un maître en la matière, le regretté Dr Barthélemy. Tout corps rance ou susceptible de rancir dans la suite en a été soigneusement écarté, ce qui assure à la préparation une conservation illimitée, surtout si l'on prend soin de l'enfermer, aussitôt terminée, dans des flacons de 2, 5, ou 10 centimètres cubes. La tolérance par le muscle en est le plus souvent parfaite ; « admirablement tolérée par l'organisme, presque indolore, l'huile grise est l'injection de choix pour le traitement prolongé et rationnel de la syphilis », dit M. Lévy-Bing. Sa composition exacte est la suivante :

Mercure purifié	40 grammes.
Lanoline anhydre pure et stérilisée	12 —
Vaseline blanche pure et stérilisée	13 —
Huile de vaseline médicinale stérilisée	35 —

Pour 100 grammes de produit ; soit, comme on dit communément 40 0/0 de mercure, est-ce à dire encore que 100 grammes d'huile grise contiennent 40 grammes de métal en poids. Nous verrons qu'en volume le calcul est différent.

Pour l'huile grise à 16 0/0 de mercure, qui donne, en *volume*, 0.20 centigrammes de Hg au centimètre cube, on prend :

Huile grise à 40 0/0	40 grammes
Excipient ci-dessus	60 —

Suivant que le praticien utilisera l'une ou l'autre de

ces deux préparations, la posologie devra nécessairement varier avec la teneur en mercure.

Pour l'*huile grise faible*, à 16 0/0 de métal, le dosage est facile; elle contient 0.20 centigrammes de Hg par centimètre cube, soit 0,01 centigramme par chaque division de la seringue du Dr Edmond Fournier, ou tout simplement de la seringue de Pravaz ordinaire, de 1 centimètre cube, à 20 divisions. Si cette dernière ne porte que 10 divisions pour le même volume de 1 centimètre cube, ces divisions, occupant un espace double, contiendront conséquemment deux fois plus de mercure que les précédentes, soit 0,02 centigrammes par division.

L'injection peut donc se faire avec n'importe quelle seringue sans que l'exactitude du prélèvement ait à en souffrir. Cette huile grise à bas titre n'a, du reste, été créée que pour permettre un dosage exact aux praticiens non spécialistes ou non pourvus de la seringue du Dr Barthélemy.

Avec l'*huile grise* à 40 0/0, la posologie est beaucoup plus délicate et l'entente est loin d'être parfaite même entre spécialistes, d'autant plus qu'une même locution a parfois un sens tout différent. Demandez par exemple à plusieurs praticiens ce qu'ils entendent par cette expression courante : *Gouttes d'huile grise !* Tandis que les uns vous répondront que par III gouttes d'huile grise, par exemple, ils entendent trois divisions de la seringue de 1 centimètre cube à vingt divisions, soit 3/20 de centimètre cube, ou encore le volume occupé par III gouttes d'eau distillée — (d'où l'appellation défectueuse qui a cependant prévalu pour l'huile grise, bien qu'il n'y ait aucun rapport de gouttes entre un même volume d'eau et d'huile grise) —, d'autres appelleront *gouttes* les divisions du piston de la seringue de Barthélemy, pendant que d'autres encore avoueront qu'ils croient injecter III gouttes, au sens strict du mot, comme on dit gouttes de teinture d'aconit ou de belladone !

A côté des médecins qui comptent par gouttes, sans toutefois parvenir à s'entendre, il y a ceux qui évaluent le poids du mercure en divisions de la seringue, sans spécifier, du reste, s'il s'agit de la seringue ordinaire de 1 centimètre cube, de la seringue du D* Ed. Fournier ou de celle dite « à huile grise » de Barthélemy ; ceux qui utilisent la graduation du piston ; ceux qui parlent de tours de vis, etc., pendant que le petit nombre emploie la seule numération vraiment logique, la numération pondérale : le centigramme.

Ces appellations donnent un aperçu de la difficulté et souvent même de l'impossibilité de comparer entre elles les observations, élogieuses ou défavorables, relatives à l'huile grise. En voulez-vous un exemple ? Reportez-vous à l'observation présentée par MM. Le Noir et Camus à la Société médicale des hôpitaux, il y a un an ; il a été et il est encore impossible de pouvoir affirmer le chiffre exact du mercure injecté, et cependant il s'agissait de gouttes, locution journellement usitée. La malade aurait reçu « quatre injections de VII gouttes d'huile grise dans l'espace d'un mois ». Cela représente combien de centigrammes de mercure ? « Vraisemblablement 0,28 à 0,30 centigrammes », répondent les présentateurs. Une autorité en l'espèce, M. le D* Balzer, un des promoteurs de la médication par l'huile grise, semble même être d'un avis analogue : « Je suis disposé à penser qu'il s'agissait là d'une idiosyncrasie, car les doses de mercure injecté n'ont pas été exagérées et les injections ont été faites à des intervalles suffisants. » (*Bulletin et Mém. de la Soc. méd. des Hôpitaux de Paris*, 3ᵉ S, 22ᵉ A., nᵒ 1, p. 13.) Or, avec la grande notoriété que tout le monde reconnaît à M. Balzer, il n'est pas douteux, à mon avis du moins, que si le distingué praticien de Saint-Louis, au lieu d'accepter le chiffre de 0,28 à 0,30 centigrammes de mercure donné comme probable par MM. Le Noir et Camus, avait fait lui-même le calcul, il n'aurait pas eu besoin d'invoquer la question d'idiosyncrasie pour expliquer un accident que la dose injectée suffit à légitimer, surtout si l'on se rappelle qu'il s'agit *d'une femme* dont on n'a examiné, d'après l'observation, ni la bouche, ni le foie, ni les reins au moment des injections, et dont l'urine, *pendant la période d'intoxication*, a toujours contenu de 0,60 centigrammes à 3 grammes d'albumine.

Et, en effet que signifie, en langage courant, une injection hebdomadaire de VII gouttes d'huile grise durant quatre semaines ? Tous les syphiligraphes sont d'accord pour dire que, par le terme défectueux de gouttes appliqué à l'huile grise, *on doit* entendre le volume occupé par un même nombre de gouttes d'eau distillée. Comme il y a 20 gouttes d'eau par centimètre cube, chaque goutte occupe ainsi $1/20^e$ de centimètre cube. La seringue de Pravaz de 1 centimètre cube pleine d'huile grise pèse non plus 1 gramme mais 1 gr. 25, elle contient ainsi non pas 0,40 mais 0,50 centigrammes de mercure $(1,25 \times 0,40 = 0,50)$, soit 0,02 centigr. 5 par goutte ou vingtième de centimètre cube $(0,50 : 20 = 0,025)$ ce qui donne pour les VII gouttes injectées 0,175 de métal $(0,025 \times VII = 0,175)$, et, pour les 4 injections, 0,70 centigrammes de mercure $(0,175 = 4 \times 0,70)$.

Ainsi donc ce ne serait pas 0,28 à 0,30 centigrammes de mercure, mais 0,70, c'est-à-dire deux fois et demie plus, qu'on aurait injectés en admettant même que la quantité de mercure *injecté* corresponde mathématiquement au chiffre *calculé*, condition qu'il est impossible de réaliser dans la pratique, en se servant de la seringue de Pravaz ordinaire.

Un autre exemple plus récent n'est pas moins instructif. Reportez-vous à l'observation de M. Letulle : Société médicale des hôpitaux, 16 novembre 1906. La malade, *encore une femme*, aurait reçu 21 injections d'huile grise. Cela représente combien de centigrammes de mercure ? Vous l'ignorez peut-être ? eh bien ! moi aussi ! et cela

pour la raison bien simple que personne n'en sait rien !
Ce qui n'a pas empêché certains orateurs de déclarer
cette dose exagérée ! on ne sait en effet ni s'il s'agit d'huile
grise faible ou forte, ni si l'injection a été minime (0,01
ou 0,02 centigrammes), moyenne (0,07 centigrammes) ou
forte (0,12 à 0,14 centigrammes).

A ces deux exemples connus, parce que la grande presse
médicale les a relatés avec détails, pourraient s'en ajouter d'autres où l'imprécision de la dose injectée ne diffère pas sensiblement. Mais il serait superflu d'insister
plus longuement ; ces deux observations suffisent à démontrer tout l'intérêt qu'il y a, au point de vue de l'instruction pratique du médecin et des résultats à intervenir
pour le malade, à préciser plus soigneusement qu'on ne
l'a fait jusqu'ici le dosage de la préparation mercurielle
employée, et l'évaluation pondérale, *en centigrammes de
mercure*, de la dose injectée. Ce sont là deux éléments
sans lesquels il n'est pas d'observation susceptible d'offrir à la discussion le moindre intérêt pratique.

Avec l'huile grise à 40 0/0, la plus importante à considérer, cette évaluation pondérale est très simple, théoriquement du moins, que l'on emploie la seringue de
Pravaz ordinaire, celle d'Edmond Fournier ou celle de
Barthélemy.

1° *Seringue de Pravaz de 1 centimètre cube.* — Nous
venons de voir qu'elle contient par division 0,02 centigr.5
de métal si elle est divisée en 20 parties, ou 0,05 centigrammes si elle est divisée seulement en 10 parties égales.

2° *Seringue d'Edmond Fournier.* — Cette seringue,
d'une contenance d'un demi-centimètre cube, présente
sur celle de Pravaz le gros avantage d'avoir ses divisions
très espacées, ce qui facilite la lecture du prélèvement et
l'exactitude de l'injection. L'espace compris entre chaque division contient, comme dans la seringue de Pravaz
à 20 divisions, 0,02 centig. 5 de mercure métallique. Elle
est spécialement destinée à l'huile grise faible, à 16 0/0

pour laquelle chaque division correspond à 0,01 centigramme de métal.

3° *Seringue de Barthélemy*. — Elle tient compte, dans la graduation de son piston, de la cause d'erreur provenant des aiguilles, erreur non prévue dans la graduation des seringues ordinaires. Elle dispense, en outre, de tout calcul; autant de divisions de la tige du piston, autant de centigrammes de métal injecté. Il suffit ainsi d'une simple lecture elle-même facilitée par l'étendue de l'espace compris entre chaque division.

De ces diverses considérations d'ordre un peu théorique il nous reste à préciser, en guise de conclusion, ce qu'il importe de retenir au point de vue de la pratique médicale :

— La tolérance par le muscle étant inversement proportionnelle au volume injecté (toutes choses égales d'ailleurs, bien entendu), donner la préférence aux préparations riches en mercure.

— Adopter exclusivement le titrage à 40 0/0 de mercure donnant en volume 0,50 centigrammes de métal par centimètre cube. (L'huile grise faible à 16 0/0 de mercure, ou 0,20 centigrammes par centimètre cube, pourra être utilisée par le médecin non pourvu de seringue spéciale.)

— Choisir un excipient neutre, inoxydable à l'air, de consistance butyreuse, facilement fusible, bien toléré et indolore.

— Abandonner toutes les appellations de gouttes, graduations de seringues, divisions de pistons, tours de vis, etc., parce que vagues et imprécises, et n'utiliser, comme unité de dosage, qu'une seule numération, la numération pondérale, c'est-à-dire le centigramme de mercure métallique.

— Abandonner totalement la seringue de Pravaz ordinaire, cause d'erreurs inévitables, importantes et variables.

— Employer exclusivement la seringue de Barthélemy,

graduée à 0,01 centigramme de métal par division de la tige du piston, comme permettant seule d'injecter exactement un poids de mercure conforme au chiffre calculé.

Discussion :

M. Levy-Bing. — Lafay a eu raison de vous montrer que les inconvénients de l'huile grise résultaient presque exclusivement de préparations défectueuses ou mal employées, et de fautes de technique opératoire. Puisqu'il m'a mis pour ainsi dire dans la nécessité de vous donner mon opinion, je tiens à vous répéter que malgré un très grand nombre d'injections que j'ai faites soit à l'hôpital, soit dans ma clientèle privée, il ne m'est jamais arrivé le moindre accident.

Le Président. — Je tiens à féliciter M. Lafay de l'intérêt de sa communication.

Il nous a particulièrement décrit avec une netteté parfaite, les précautions qu'il fallait prendre dans la pratique de ces injections. C'est qu'en effet de toutes ces discussions faites ici ou dans les autres sociétés médicales, il ressort une conclusion indéniable et que voici : les praticiens qui se servent le plus souvent de l'huile grise n'ont jamais d'accidents, tandis que ceux qui l'emploient par hasard, si on peut s'exprimer ainsi, n'ont pas toujours pu s'en louer ; ils ne savent donc pas s'en servir. Aussi est-ce un procédé très utile dans les cliniques où il faut traiter d'une manière certaine et efficace un grand nombre de malades. Dans la clientèle privée, je fais quelques réserves, car, à moins qu'un accident ne nous mette dans la nécessité d'agir très vite et fort, nous devons toujours nous méfier des cas d'idiosyncrasie à l'égard du mercure, et, à ce point de vue la pilule dont on suspend l'emploi selon les nécessités, nous causera toujours moins de désagréments que l'injection, impossible à reprendre une fois qu'elle est dans les tissus.

M. Lafay. — L'observation de M. Siredey est tellement juste que je l'aurais prévue si je vous avais fait un exposé complet de la question. Il est bien entendu en effet que l'emploi de l'huile grise ne doit pas avoir lieu *a priori*, mais uniquement après s'être rendu compte de la susceptibilité du malade au mercure, en tâtant progressivement sa sensibilité par les pilules, ou par les injections de sels solubles, et en surveillant avec soin ses réactions urinaires.

Le Président. — On dit communément que les injections sous-cutanées assurent une plus grande sécurité de traitement ; nous avons pourtant des cas qu'elles aggravent, alors qu'ils sont calmés par le vieux procédé des frictions.

De plus, l'absorption sous-cutanée est-elle plus mathématique ! On a cité un cas où, cinq mois après une injection de calomel, on avait trouvé au siège de cette injection des particules de calomel et de mercure qui n'avaient pas été absorbées. Une autre constatation plus fréquente encore, est celle qui résulte de l'injection du bleu de méthylène: une urine qui ne présentera pas un jour la coloration bleue, l'aura facilement un mois, six semaines après sous l'influence d'une nouvelle injection ! Ne soyons donc pas exclusifs. Applaudissons à l'entrée dans le domaine thérapeutique d'une nouvelle méthode dont les résultats sont souvent excellents, mais sachons toujours discerner les circonstances dans lesquelles nous devons y recourir.

Journ. de médec. de Paris, 27ᵉ A., 2ᵉ S., vol. XIX, nᵒ 6, p. 49 ; et *Bulletins et Mémoires de la Soc. du IXᵉ Arrondiss.*, nᵒ 1, 10 janvier 1907, p. 8.

Étude d'une nouvelle formule d'huile grise.

Sous le titre de : « *Note brève sur l'huile grise. — Ce qu'elle est, ce qu'elle doit être* », M. P. Duret appelait récemment l'attention de quelques Membres de la Société sur une huile mercurielle à base de palmitine, qu'il déclarait très supérieure à notre huile grise classique, « préparation dangereuse qui a causé de nombreux accidents irrémédiables, et cela tant au point de vue de son dosage que de sa préparation, et de son mode de présentation. » La formule dont M. Danlos vient de vous entretenir se rapporte précisément à cette huile spéciale. Elle n'est donc pas nouvelle, au moins pour quelques-uns de nos collègues ; mais comme elle diffère profondément de l'huile grise ordinaire, il est intéressant d'en faire une étude détaillée, parallèle à celle que j'ai eu l'honneur de présenter à la Société au sujet de l'huile grise à 40 0/0. Le produit préconisé doit répondre à la composition suivante :

```
Mercure purifié.  . . . . . . .  0 gr. 10
Gaïacoloïd  . . . . . . . . .  0 gr. 20
Palmitine  . . . . . . . . .  Q. S. pour 1 cc.
```

Cette formule présente à considérer : 1° la proportion du mercure ; 2° la nature de l'excipient ; 3° l'adjonction d'anesthésique ; 4° la préparation proprement dite.

1° *Proportion de mercure.* — La proportion de mercure qui dans les deux préparations habituellement utilisées est de 0,20 et 0,50 centigrammes tombe dans cette nouvelle formule à 0,10 centigrammes par centimètre cube.

La raison de cette modification est double : 1° la substance active est ainsi contenue dans l'unité de volume, le centimètre cube, ce qui dispense l'opérateur de l'emploi d'une seringue spéciale ; 2° on peut injecter la dose entière sans crainte d'accident.

En théorie, ces raisons semblent tout à fait plausibles ; mais il n'en est plus de même dans la pratique, qui est pour le thérapeute la considération dominante, car il faudra quand même une seringue pour injections huileuses si l'opérateur ne veut pas être contraint à chaque instant de dégraisser l'unique seringue qu'on lui suppose.

Mais là n'est pas le gros argument invoqué en faveur de cette préparation. Avec ce dosage, dit-on, les accidents deviennent impossibles car on peut injecter ainsi une pleine seringue sans dépasser la dose de 0,10 centigrammes de mercure. — Même avec l'huile à 40 0/0, les accidents sont tout aussi impossibles si l'on utilise la seringue de Barthélemy, car elle ne contient que 0,14 centigrammes de mercure, chiffre couramment injecté par MM. Duhot, Queyrat, Eudlitz, etc... Quant aux cas de mort publiés en 1906, par quelles doses de mercure sont-ils supposés avoir été occasionnés ? Dans 3 observations sur 7, c'est-à-dire dans les seuls cas où l'on paraisse savoir à peu près le poids du métal injecté, ce chiffre a été seulement de 0,06 à 0,07 centigrammes à chaque injection ! Le semblant de garantie qu'on croit résulter de l'emploi des doses faibles est donc aléatoire.

Mais il y a plus : Comment M. Duhot, comment M. Queyrat, etc., s'y prendront-ils demain, pour injecter 0,14 centigrammes avec une huile qui n'en contiendra que 0,10 ? Faudra-t-il qu'ils fassent ce qu'on réprouve aujourd'hui ; acheter une nouvelle seringue de 2 centimètres cubes, ou bien pratiqueront ils une double injection ? Mais là où l'opération se complique encore, c'est quand M. Duret nous dit que « cette huile grise sera livrée en tubes spéciaux *pour une seule dose!* » Il faudra donc à chaque fois 2 flacons ! Nous verrons tout à l'heure, à propos de la palmitine, où cette thèse nous conduit !

Et ce n'est pas tout encore ! Admettons que dans un an, deux ans... cette dose hebdomadaire de 0,14 centigrammes de métal aujourd'hui considérée comme excessive par plusieurs collègues, soit admise comme normale ! laissera-t-on se continuer pour tout le monde les inconvénients que je viens de signaler à propos de MM. Duhot et Queyrat, et qui nous semblent, à l'heure actuelle, d'autant plus négligeables, qu'ils ne nous gênent pas personnellement, ou bien alors fera-t-on une nouvelle formule à 0,14 centigrammes par centimètre cube ?

J'arrive maintenant à une question non plus théorique, mais pratique : celle de la tolérance, question capitale quand il s'agit d'injections mercurielles. Dans une première notice, j'ai écrit : « ... Et encore n'avons-nous pas l'intention de comprendre dans l'énumération des transformations successives de l'huile grise les multiples dilutions à 5, 6, 7, 10, 12 centigrammes de Hg. par centimètre cube, dilutions que nous avons été, je crois, les premiers à expérimenter systématiquement, M. le Dr Sabouraud et moi il y a 7 à 8 ans, et que nous avons bientôt abandonnées, parce que *beaucoup moins bien tolérées* que le produit à 40 0/0, dont on n'injecte qu'un très petit volume... » On pourra nous objecter que la préparation était défectueuse ? que la technique laissait à désirer ? que nous sommes tombés sur une mauvaise série, raison qu'on est parfois heureux d'invoquer quand on n'en a pas d'autre à faire valoir ! Soit ! Mais voilà que ce que j'écrivais en octobre n'est plus vrai aujourd'hui !

Ce que je ne savais pas, c'est que nous n'étions pas du tout les premiers à expérimenter ces dilutions, ainsi que M. Vigier me l'apprenait il y a quelques jours ! Barthélemy et lui ont fait ces mêmes essais il y a une dizaine d'années, et les ont, eux aussi, bientôt abandonnés *en raison de l'intolérance.*

Ainsi donc voilà une série d'expériences, commencées avec les mêmes intentions, dans des conditions analogues, et qui aboutissent aux mêmes résultats négatifs. C'est du reste la constatation de ces résultats mauvais qui avait empêché MM. Barthélemy et Vigier de publier leurs expériences, comme elle nous a arrêtés, Sabouraud et moi.

Mais qui plus est, la formule précitée n'a même pas le mérite de la nouveauté, en ce qui concerne le chiffre du mercure. Il y a beau temps qu'elle a été préconisée par Neisser, de Breslau,... et peut-être même n'y a-t-il pas beaucoup moins longtemps qu'elle a été abandonnée, car je la crois à peu près totalement ignorée, pratiquement du moins, de la plupart d'entre nous ! De sorte que vraisemblablement pas plus MM. Barthélemy et Vigier il y a 10 ans, que Sabouraud et moi, il y a 8 ans, que MM. Duret et Danlos, aujourd'hui, n'avons rien inventé ! La formule à laquelle on nous propose de revenir est depuis longtemps jugée et condamnée, pour ce qui est du pourcentage en mercure.

Reste un dernier argument qu'on ne saurait trop rappeler, car il a sa valeur ; je demande l'avis de MM. Jullien, Queyrat, Charmeil, Duhot, Lévy-Bing, Eudlitz, etc... pour ne citer que ceux des membres de la Société ayant pris part à cette discussion. Je demande à ceux qui « font de l'huile grise à 40 0/0 », pour employer une expression consacrée, s'ils sont disposés à abandonner ce pourcentage qu'une longue expérience leur a démontré supérieur à tout autre, pour suivre dans une voie, en apparence nouvelle tant elle est oubliée, quelques collègues qui me semblent bien être ici la minorité, sinon par le nombre des voix, du moins par le nombre des injections.

En résumé : nous avions une huile grise à 0 gr. 50 centigrammes de Hg par centimètre cube, et une à 0,20 centigrammes ; on vous en propose une troisième à 0,10 centigrammes, dosage qui, non seulement n'est pas nouveau, mais qui semble en outre avoir été unanimement abandonné après expérimentation. Entre ces trois dosages, lequel va-t-on choisir ? Je serais curieux de le savoir, car alors je me risquerais peut-être à commettre une petite indiscrétion, et à vous apprendre que dans le Codex français, actuellement en cours d'impression, figurera une quatrième formule d'huile grise, très différente à tous points de vue de celle actuellement proposée par les novateurs !

2° *Nature de l'excipient.* — La nature de l'excipient choisi dans la nouvelle formule n'est plus pour me surprendre aujourd'hui. Il n'en fut pas de même à la lecture des *Annales des maladies vénériennes* de février dernier, où se trouvait cette phrase qui d'un coup renversa tout ce que l'on m'avait autrefois enseigné : « A la vaseline qui sert habituellement de véhicule pour les injections, l'auteur a substitué la palmitine. Cette dernière est un corps gras neutre, retiré de l'huile de palme, et qui présente sur la *vaseline l'avantage de ne pas rancir* et de se solubiliser dans l'organisme » (p. 125). Passe encore pour la solubilisation ! Mais un corps gras véritable qui ne rancit pas, et la vaseline, carbure d'hydrogène, qui rancit. Nous voilà vraiment loin des classiques. La question vaut qu'on s'y arrête, n'est-il pas vrai ?

Quand M. Balzer en 1890, quand M. Neisser, vers la même époque, modifiaient, sans s'être au préalable concertés, la formule de Lang, dans un sens absolument identique, ils ne s'inspiraient pas du seul désir de changer, ils avaient une raison, et cette raison était la suivante : l'huile primitive de Lang n'était pas seulement trop épaisse contenant presque parties égales de lanoline (3 p.) et d'huile d'olive (4 p.), elle présentait surtout un grave inconvénient, un vice rédhibitoire : elle rancissait ! Et pourquoi rancissait-elle ? Parce qu'elle contenait un corps gras véritable, l'huile d'olive ! Ce qui était vrai et chimiquement démontré en 1890, et jusqu'en ces dernières années, ne l'est-il plus aujourd'hui ?

On le croirait d'après ce qu'on vient de dire, bien qu'on ne nous donne à ce sujet ni références, ni indications quelconques. Cette théorie toutefois, peut se soutenir et voici comment : « Lang employait un produit complexe, l'huile d'olive ; M. Duret utilise bien aussi un corps gras proprement dit, mais un corps gras simple, un éther de la glycérine et non un mélange d'éthers de cet alcool. »

Qu'est-ce en effet que la palmitine ? C'est un corps gras véritable formant avec la stéarine et l'oléine le principal élément de la plupart des graisses naturelles. Elle est, comme tout corps gras, susceptible de se saponifier sous les influences les plus diverses, en régénérant la glycérine avec mise en liberté d'un acide gras, l'acide palmitique.

La palmitine, nom peut-être un peu nouveau pour quelques-uns de nos confrères, est beaucoup plus connue sous son ancien nom de *margarine*. Ces deux noms, palmitine et margarine, ont été pendant assez longtemps considérés comme synonymes ; il n'en est plus ainsi depuis qu'on a reconnu que la margarine n'était pas un produit pur et défini, mais un mélange de stéarine et de palmitine. Le nom de margarine est alors disparu, et l'on a réservé l'appellation de palmitine au corps solide, neutre, se présentant sous forme de petits cristaux d'un éclat nacré, insoluble dans l'eau, presque insoluble dans l'alcool froid, un peu plus dans l'alcool bouillant, mais facilement soluble dans l'alcool très chaud.

Cette palmitine a des caractères physiques qu'il est très important de préciser pour la compréhension de ce qui va suivre. D'après Schœdler, en fondant, elle présente comme le soufre, un phénomène particulier : qu'elle soit naturelle ou obtenue synthétiquement, elle n'a pas seulement un point de fusion, mais trois. A 46°, elle commence par devenir liquide et transparente, pour se solidifier à nouveau, même si on continue à chauffer plus fort! A 61°7, elle fond provisoirement, puis se resolidifie encore une fois, et *ce n'est qu'à 62"8 qu'elle reste liquide d'une façon permanente. Si on la laisse alors refroidir, elle se prend en une masse transparente, creuse et cassante.*

Ainsi donc voilà le corps qui, d'après MM. Hallopeau, Danlos et Duret, a tous les avantages des corps gras sans les inconvénients : la palmitine en effet ne rancirait pas. Je demande la permission de poser une simple question : Sur quelle expérience repose cette affirmation? ou sur quelle autorité s'appuie-t-elle ?

Et ici je tiens à bien préciser, pour que dans la suite on accorde aux mots leur signification véritable : que la palmitine, corps solide, ne rancisse pas sous cet état, c'est bien possible, mais encore faut-il qu'on nous en fournisse la preuve.

Toute différente est la palmitine dont il est ici question, c'est-à-dire la palmitine transformée au point que sa température de fusion s'abaisse de moitié, puis, sous cette forme, battue au contact de l'air, divisée à l'infini, et maintenue un temps variable au contact de l'oxygène emprisonné durant le battage ! Autrement dit, il ne faut pas que la discussion s'égare, et qu'on me fasse ainsi confondre palmitine, corps défini, avec le mélange qu'on nous propose, à base de palmitine.

Quand un corps gras s'écarte à ce point de la règle classique, commune à tous les corps gras, il n'est pas admissible, en effet, qu'un fait aussi curieux n'ait pas été signalé, surtout quand la synthèse de ce corps a été réalisé par un chimiste qui a nom Berthelot ! Je ne nie pas le fait, je demande simplement par qui il a été établi. C'est là un détail qu'on a oublié de nous faire connaître malgré son intérêt capital.

Quoi qu'il advienne, il est un autre fait qui n'a pas besoin d'être démontré à nouveau : c'est que la palmitine, éther palmitique de la glycérine, se comportera vis-à-vis des réactifs chimiques comme un éther de la glycérine, c'est-à-dire qu'il sera, dans certaines conditions, saponifié avec régénération de ses deux composants, la glycérine et l'*acide palmitique* ! Or quelles conditions plus contraires à la thèse de nos collègues et plus favorables à la mienne peut on rêver que celles dans lesquelles nous nous trouvons ? Dans la préparation de l'huile grise, le corps gras est d'abord exposé au contact de l'air durant toute l'opération du battage, mais là ne s'arrête pas l'action de l'oxygène ! Elle se poursuit en effet longtemps après, peut-être même indéfiniment, et dans des conditions d'autant plus propres à faciliter son action oxydante qu'il est incorporé au mélange, et en quelque sorte emprisonné et comme interposé entre les particules infiniment ténues du corps gras. C'est pour cette raison, raison vitale pour le produit, que j'écrivais précédemment : « Les substances composant l'excipient devront être aussi inaltérables que possible, et surtout ne pas rancir, de façon à assurer au produit une conservation facile, complète, et pour ainsi dire indéfinie. » C'est grâce à cette précaution que depuis des années je conserve des échantillons d'huile grise qui sont demeurés en parfait état. Pour un médicament de longue haleine, comme l'huile grise, la difficulté est en effet beaucoup moins dans la préparation que dans la conservation ; c'est ce qu'il importe de ne pas perdre de vue.

Mais ce n'est pas tout. Il y a encore, contre l'emploi de la palmitine, deux points intéressants à élucider : le premier est relatif à la température de fusion ; le second est tiré du prix d'achat de ce produit. Nous verrons à propos de la préparation proprement dite, ce que valent ces deux arguments.

Je ne reviendrai pas sur l'excipient proposé dans ma notice, excipient légèrement modifié dans la formule communiquée par M. Queyrat à la Société médicale des hôpitaux, et qui a fait des milliers et des milliers de fois ses preuves. On ne l'a du reste pas attaqué directement. M. Durct n'en veut qu'à la vaseline et à l'huile de vaseline, « corps insolubles dans l'organisme, provoquant des enkystements qui, un beau jour, pour une raison souvent inconnue (irritation, choc, massage, envahissent l'organisme d'un flot de mercure !... » (page 1 de sa notice). Mon collègue semble ici confondre les injections bien faites, qui ne donnent généralement lieu à aucun nodus, avec les piqûres mal faites qui occasionnent fréquemment des nodi. La faute en effet, dans la majorité des cas, est moins au produit injecté qu'à la technique ! Tout le monde, je crois, est à peu près d'accord sur ce point.

Mais que vaut, au point de vue douleur et tolérance, l'excipient qu'on nous présente ? Pour ce qui est de la tolérance, il n'est pas douteux qu'elle ne soit inversement proportionnelle au volume injecté, toutes choses égales d'ailleurs, bien entendu ; or on nous propose d'injecter 1 centimètre cube là où nous avons la facilité de n'injecter qu'un quart de centimètre cube tout au plus ! A ce point de vue donc la conclusion est facile à tirer.

Reste la question douleur. MM. Hallopeau et Danlos viennent de critiquer l'excipient à base de vaseline « qui ne masque pas l'irritation des produits qu'on lui incorpore », dit M. Hallopeau. La réponse est facile. Les injections d'huile grise ne se comptent plus aujourd'hui par milliers, mais par centaines de mille ! Sont-elles irritantes ? Non, quand elles sont faites convenablement. Or, elles sont cependant à base de vaseline et d'huile de vaseline, avec ou sans lanoline. L'expérience de tous les jours n'est donc pas pour donner raison à nos collègues. Au reste, on ne voit pas quelle irritation l'excipient peut bien avoir à masquer quand il s'agit d'huile grise. Sans doute un excipient capable de masquer l'irritation des produits qui y sont incorporés, réaliserait un progrès réalisable, mais c'est là un espoir qui, je le crains, risque de demeurer chimérique longtemps encore. Le plus qu'on puisse demander à un excipient c'est qu'il soit indolore et d'une tolérance suffisante. L'excipient lanoline et huile de vaseline avec ou sans vaseline, répond parfaitement à ce desideratum. En est-il de même de l'excipient à la palmitine ? Je l'ignore, n'ayant à ce sujet aucune expérience personnelle, mais la formule préconisée n'est pas faite pour encourager : on corrige cet excipient par addition d'un analgésique (0 gr. 20 de gaïacol camphré pour moins de 0 gr. 80 de palmitine). C'est donc qu'il est mal toléré ou douloureux ! Il serait difficile d'imaginer un argument plus péremptoire.

3° *Addition d'analgésique.* — En 1901, j'ai montré ici même que certaines huiles biiodurées étaient fréquemment additionnées de gaïacol, afin d'en atténuer la douleur immédiate. L'année suivante, la thèse de Lévy-Bing mentionnait que j'avais signalé le camphre dans les huiles au calomel venant d'Italie. La même année, M. le Dr Rouffilange associait dans le cas d'injections huileuses douloureuses (huiles biiodurées, huiles au sublimé, etc.), le camphre et le gaïacol.

Trois ans après, M. Griffon présentait à la Société de Dermatologie des préparations insolubles, huileuses, additionnées d'un corps nouveau, le gaïacoloïd, combinaison moléculaire de camphre et de gaïacol. J'eus l'honneur de faire remarquer qu'il n'y avait guère là de nouveau que le nom. On m'objecta, sans en fournir d'ailleurs, ni à ce moment-là ni depuis, aucune preuve que la combinaison camphre-gaïacol se comportait différemment suivant qu'elle avait lieu avant ou après sa dissolution dans l'huile. Quoi qu'il en soit, c'est cette combinaison, non pas nouvelle comme on le dit, mais antérieure même à l'expérimentation thérapeutique du Dr Rouffilange en 1902, qu'on nous propose d'utiliser comme analgésique.

A propos de l'utilité d'associer à l'huile grise un adjuvant ou un correctif, nous savons que l'adjonction d'un analgésique est pour le moins inutile : tel est du moins l'avis qu'émettait ici même notre collègue Lévy-Bing, à la séance de janvier 1905, à propos de la présentation d'une huile grise rendue indolore au moyen d'un anesthésique : « L'huile grise bien préparée et injectée selon les règles, n'est jamais douloureuse, disait-il ; il y a lieu de s'étonner qu'on recherche un moyen de la rendre indolore, alors qu'elle l'est déjà naturellement. » Tous les praticiens savent en effet que l'injection d'une bonne huile grise ne s'accompagne généralement d'aucune douleur immédiate ; et, sans vouloir faire de réclame, je n'hésite pas à déclarer qu'il y a parmi vous nombre de collègues à pouvoir affirmer que les choses se passent ainsi avec l'excipient dont je vous garantis la formule intégrale, sans sous-entendu, ni tour de main. Ainsi donc l'addition d'un analgésique est pour le moins inutile.

J'ai du reste à vous offrir une opinion des plus intéressantes en l'espèce : celle de M. Danlos lui-même. Dans une discussion relative aux injections mercurielles (Soc. de Thér., 8 novembre 1905), M. F. Vigier, ayant fait remarquer que l'on pouvait, contre la douleur, utiliser le gaïacol ou le camphre, mais que « si l'opération était bien faite on *n'observait aucune douleur* » M. Danlos répondait :

« Cela est vrai avec l'huile grise, mais avec le calomel on a souvent des nodosités, quoi qu'on fasse. Si l'on ajoute un anesthésique, *gaïacol ou autre, ce dernier est rapidement absorbé*, alors que la douleur due au calomel n'apparaît que trente-six à quarante-huit heures après l'injection et dure plusieurs jours. *L'effet anesthésique a disparu longtemps avant que la douleur commence à se manifester.* »

Voilà donc un double aveu : 1° que l'huile grise bien faite et bien injectée est indolore ; 2° que l'effet anesthésique a disparu longtemps avant l'apparition de la douleur qui, pour le calomel, apparaît trente-six à quarante-huit heures après l'injection.

Pourquoi dès lors cette addition d'analgésique si elle est doublement inutile ? Ce ne peut être contre les douleurs tardives, puisqu'elles ne se produisent guère que du deuxième au troisième jour ! Ce ne peut être pour agir au bout de trente-six à quarante-huit heures, puisque l'élimination du gaïacol atteint son maximum au bout de cinq à six heures (Sciolla), pour être à peu près complète en vingt-quatre heures (Linossier et Lannois). Mais si ce n'est pas contre les douleurs tardives, c'est donc contre les douleurs immédiates, douleurs qui ne peuvent alors incomber qu'à l'excipient, ainsi que nous le faisions observer précédemment.

Je vais plus loin. Cette addition, doublement inutile, est-elle inoffensive ? On nous dit en effet : « C'est un analgésique puissant, non toxique. » Sans doute, il ne tue pas, mais pour qu'un corps soit toxique, il n'est pas nécessaire qu'il donne la mort en quelques heures ; il suffit qu'il la prépare ou qu'il la facilite ! Une dent cariée, une gencive ulcérée ne sont pas non plus des éléments toxiques au sens strict du mot, ce qui ne les empêche pas néanmoins d'avoir à leur passif plus d'un cas de mort par stomatite gangreneuse ! Il faut et il suffit que le gaïacol intervienne comme cause d'irritation rénale ! Or le gaïacol appartient à la classe des phénols : c'est de la méthylpyrocatéchine, phénol diatomique ! Au point de vue toxique, les lésions qu'il détermine paraissent identiques à celles causées par la créosote et le phénol (Guinard). Ces corps s'éliminent en grande partie par les urines, et vous avez tous vu la coloration plus ou moins noirâtre prise par l'urine des sujets atteints d'intoxication phénolique même légère. N'est-il pas à craindre, dès lors, qu'une injection hebdomadaire de gaïacol n'ait à la longue, sur le rein, une répercussion fâcheuse ? Or, en syphilithérapie, quel organe doit être ménagé et surveillé autant que le rein ! Il est la barrière qui, suivant son fonctionnement bon ou mauvais, permet d'éviter ou occasionne au contraire l'intoxication et la mort !

Cette action du gaïacol sur le rein n'est pas une vague supposition pour les besoins de la cause que je soutiens: Desplats a montré en 1894, à la Société médicale des hôpitaux, que le gaïacol agit comme *diurétique, même en applications locales ;* la diurèse se manifeste dès le troisième jour, et atteint parfois des proportions considérables: jusqu'à 5 litres dans un cas.

M. Danlos, pour montrer l' « exagération » de mon assertion, m'objecte les doses autrement importantes de gaïacol administrées aux tuberculeux sans qu'il résulte d'accidents du côté du rein. — L'objection est spécieuse et pourrait influencer d'autres praticiens que vous ! Mais dans une Société comme celle-ci, dont tous les membres sont plus ou moins syphiligraphes, cette objection tombe d'elle-même en voulant comparer deux choses qui ne sont pas comparables. Qu'y a-t-il de commun, en effet, entre l'élimination du gaïacol chez un tuberculeux, où cette élimination constitue *tout* le surcroît de travail du rein, et ce *même travail* imposé à un rein qui est peut-être déjà *touché par la syphilis* et qui doit *suffire en outre à l'élimination d'un poison : le mercure ?* M. Danlos compare en somme l'élimination du gaïacol *isolément,* et celle de ce même corps, *associé au mercure, chez un syphilitique !* L'énoncé seul de cette objection tient lieu de réponse.

Ainsi donc, pendant que M. Duhot donne le lait en boisson à ses syphilitiques en traitement, afin de mieux ménager leur rein, ce qui lui permet d'injecter sans accident 14 centigrammes de métal par semaine, pendant dix, quinze et même vingt semaines consécutives, on vous propose de leur injecter des dérivés phénoliques ! Il est vrai qu'on vous offre comme compensation d'abaisser le pourcentage en mercure de 0,50 à 0,10 !

4° Préparation. — J'en ai fini avec les éléments constitutifs de la formule de M. Duret pris en particulier ; il nous faut maintenant considérer brièvement la préparation elle-même, dans son ensemble. Supposons, si vous le voulez, tout ce que je viens de reprocher à cette formule comme complètement négligeable, théoriquement et pratiquement ; vous libellez alors la formule telle qu'on nous la présente, et vous la donnez à réaliser à votre pharmacien ou à votre interne en pharmacie. Que va-t-il se passer ? Rien que de très ordinaire, me direz-vous ; on exécutera purement et simplement l'ordonnance ! — Eh bien, pas du tout! on vous répondra qu'on ne peut pas exécuter l'ordonnance, et cela, pour deux raisons qu'il me reste à vous exposer.

La première raison, je me hâte d'en convenir, sera de courte durée, du moins pour le pharmacien de ville. Il vous fera attendre assez longtemps votre médicament, mais ce ne sera pas sa faute ; il apprendra à ses dépens et à sa surprise qu'on ne trouve pas facilement de palmitine *pure* sur la place de Paris et qu'on est obligé de la faire venir d'Allemagne, ainsi que vous pouvez le constater par l'échantillon que je vous présente. Une fois cette difficulté vaincue, l'inconvénient ne se reproduira plus, et le pharmacien sera constamment à même de vous donner satisfaction, sur ce premier point du moins.

A l'hôpital, les choses se passeront tout différemment, et je crains bien que le comité des médicaments à l'Assistance publique n'oppose un veto formel et définitif à votre demande ! Vous en serez moyennement surpris quand on vous répondra que la palmitine coûte de 600 à 700 francs le kilogramme !

Ce prix présente même une particularité très intéressante à considérer, mais dans un ordre d'idées qui n'a rien de scientifique ; je ne m'y arrêterai pas quant à présent, et j'arrive immédiatement à la seconde raison que je vous ai annoncée plus haut.

Cette seconde raison diffère de la première, en ce qu'elle est la même pour le pharmacien de ville et l'interne en pharmacie, et en ce qu'elle n'est pas passagère mais permanente.

Prenez de la palmitine pure, fusible à 62° ; ajoutez-y une combinaison moléculaire de camphre et de gaïacol dans les proportions indiquées par la formule, soit 0 gr. 20 de l'anesthésique et quantité suffisante de palmitime pour compléter 1 centimètre cube; opérez un mélange intime et dites-nous à quelle température se produit le point de fusion ! — A la température de la main, répondent les auteurs ! — Possible, si l'on a la main assez chaude, mais pour cela il faut qu'elle atteigne 55° ! Alors? — Alors... je ne sais plus ! M. Duret dit bien quelque part dans sa « Note brève sur l'huile grise» « qu'il éteint mécaniquement le mercure *avec des traces de lanoline purifiée, sans addition de corps étrangers* ». Il est vrai que la lanoline, qui semble ainsi faire partie de la préparation, n'est cependant pas mentionnée dans la formule, mais ce ne sont pas « *des traces* (1) de lanoline purifiée »

---

1. M. Danlos vient de préciser ce qu'il convient d'entendre par « traces de lanoline » : Le poids de lanoline employé par M. Duret est de « 20 grammes pour 100 grammes de mercure ». Comme il y a seulement

qui abaisseront le point de fusion de 55° à la température de la main ! — Alors ? Alors !... ni le pharmacien,
ni l'interne en pharmacie ne pourront exécuter l'ordonnance s'ils ne sont pas plus adroits que moi. Je tiens, à
ce propos, à bien faire observer que je n'incrimine personne, si ce n'est moi-même, de mon manque d'habileté.
Je constate un fait : j'exécute la formule de M. Duret telle
qu'on nous la communique, soit par écrit, soit de vive
voix, et j'arrive à un résultat très différent de celui qui
nous est annoncé ; je ne dis rien de plus !

Cette question pourra, du reste, être élucidée prochainement : M. le Président va en effet demander la nomination d'une commission chargée de synthétiser toute
cette discussion et d'établir une formule, unique j'espère,
et définitive d'huile grise.

J'apporterai de la palmitine (celle-ci est parfaite et
fond à 62°), une combinaison moléculaire de camphre et
de gaïacol, et du mercure purifié. Un opérateur sera
désigné pour réaliser la formule telle qu'on nous la donne.
J'apprendrai ainsi comment, avec un corps qui fond à
62°, on arrive, sans addition autre que celle de gaïacol
camphré, à obtenir un produit fusible à une température
moitié moindre, celle de la main.

D'autre part, comme une des qualités essentielles d'une
préparation officinale est d'être facile à exécuter par tout
pharmacien, on profitera de cette opération pour fixer
un point de détail que nos collègues ont encore négligé.
Au lieu d'écrire comme ils le font : palmitine... quantité
suffisante pour 1 centimètre cube, ce qui complique singulièrement le travail, la palmitine n'étant pas commo-
dément mensurable *en volume*, puisqu'elle est pulvéru-

---

10 centigrammes de mercure dans la formule préconisée, le chiffre de
lanoline se trouve ainsi être de 2 centigrammes : $\left(\dfrac{20 \times 0,10}{100} = 0,02 \right)$. C'est
là un détail important à considérer, car il montre que cette proportion
de lanoline ne suffit pas à abaisser le point de fusion de 55° à 30° environ.

lente, on évaluera *en poids* cette quantité suffisante, de façon, je le répète, à préparer autant que possible la besogne aux confrères, et à rendre la formule facile à réaliser. C'est ce que j'ai eu grand soin de faire dans l'énoncé de celle que j'ai publiée.

Pour donner à cette expérience toute sa valeur, et montrer que cette discussion a bien pour but de servir la question de l'huile grise, et non de s'en servir, je demande à M. le Président la permission de soumettre à la Société un vœu exprimé ici-même, en novembre dernier, par M. Danlos : notre collègue désirait que je ne fusse pas seul pharmacien à donner mon avis. J'accepte, quant à moi, cette proposition, en spécifiant toutefois que mes collègues devront être choisis de préférence parmi les membres de la Société de Pharmacie de Paris, qui est en quelque sorte notre Académie de Pharmacie. Dans ces conditions, je m'associe de grand cœur au vœu formulé par M. Danlos.

En conséquence, pour les différentes raisons exposées dans ma première notice, et pour celles développées dans cette discussion relativement :

Au pourcentage en mercure : expérimenté il y a plus de quinze ans, unanimement abandonné des praticiens de la méthode, se séparant profondément de la conception de Lang, et très différent de celui qui va être prescrit par le Codex ;

A l'excipient spécial : corps gras susceptible de rancir (jusqu'à preuve contraire) d'un prix excessif pour l'hôpital, d'un point de fusion beaucoup trop élevé, et offrant d'autant moins de garantie au sujet de la tolérance qu'on conseille de lui adjoindre un analgésique ;

A l'anesthésique : parfaitement inutile avec l'emploi des excipients habituels, incomplètement dépourvu d'action sur le rein, et présentant en outre, par son odeur pénétrante, l'inconvénient de ne pas permettre au médecin de percevoir l'odeur de rance au cas où elle existerait ;

A la préparation : que je déclare irréalisable dans les termes où elle est prescrite ;

Je propose :

1° De rejeter dans son intégralité la formule présentée par M. Danlos au nom de M. Duret ;

2° De n'adopter, contrairement au désir de quelques collègues, ni 3, ni **2**, mais *un seul type* d'huile grise *forte* (0,40 centigrammes de Hg par centimètre cube, par exemple). Cette concentration concilie tous les desiderata, en ce qu'elle peut s'employer pure, ou être facilement diluée à 1/2 ou à 1/4, mais seulement sur demande formelle du médecin ;

3° De nommer une commission composée de praticiens et d'hommes de science, à l'effet de vérifier mes affirmations et de contrôler les résultats expérimentaux que je viens d'avoir l'honneur de communiquer à la Société.

---

1. " *Bullet. de la Soc. franç. de dermatol. et syphil.*, 18ᵉ année, nᵒ 5, mai 1907, p. 215. ,.

Addendum : La Commission ci-dessus demandée a été nommée ; elle s'est réunie le jeudi 28 novembre à 8 h. 1/2 du soir chez M. le professeur Fournier. Elle se composait des membres de la Société de dermatologie auxquels avaient bien voulu se joindre, à titre scientifique, le pharmacien en chef de l'Assistance publique, M. le professeur Grimbert, de l'Ecole de pharmacie, et le chef du Laboratoire de chimie de M. le professeur Gaucher, M. Desmoulière. Y assistaient également les principaux pharmaciens de Paris s'adonnant plus spécialement à la fabrication de l'huile grise. M. Duret, l'auteur de la formule critiquée, avait été convoqué et était présent à la réunion.

Après discussion, la Commission, à l'unanimité, a rejeté la formule de M. Duret, au double point de vue du dosage en mercure et de l'excipient, pour adopter l'huile grise titrée à 0,40 centigrammes de mercure par centimètre cube et composée de lanoline et huile de vaseline, conformément à la formule présentée en mon nom par M. Queyrat à la Société médicale des hôpitaux, (*Annal. de thérap. dermatol. et syphil.*, t. VII, nᵒ 6, 20 mars 1907, p. 123), formule qui vient en outre d'être admise par la Société de pharmacie de Paris en vue de l'édition prochaine du Nouveau Codex (*Journ. de pharmacie et chimie.*, 98ᵉ année, 6ᵉ S., t. XXVI, nᵒ 11, p. 491 et nᵒ 12, p. 534 et 553, décembre 1907).

Monographie rétrospective du bibromure de mercure

Longtemps avant l'étude présentée ici même, il y a quinze jours, par M. Dalimier, sur le bibromure de mercure, ce sel — dont l'acte de naissance est bien antérieur à celui de n'importe lequel d'entre nous — avait été l'objet d'importantes recherches *chimiques, pharmacologiques* et *thérapeutiques*. Malgré l'intérêt, primordial en l'espèce de la plupart d'entre elles, on n'en trouve dans le travail de notre confrère nulle autre mention bibliographique que le passage relatif à la préparation et à la solubilité immédiate du produit. La partie thérapeutique y semble, par contre, tout à fait neuve, à tel point qu'elle suffit, dans une certaine mesure, à expliquer le titre choisi par l'auteur : « Un *nouveau sel mercuriel* soluble, injectable. » Ce titre est au contraire pour surprendre tous ceux qui ont, sur l'état actuel des préparations mercurielles, des données à peu près à jour.

Là n'est cependant pas ce qu'il importe le plus d'exposer aux praticiens qui composent la Société de Thérapeutique. A côté de la notion documentaire de priorité et de bibliographie, instructive mais *théorique*, il y a la question autrement positive de la *pratique* pharmacologique, base de toute thérapeutique rationnelle. Or, sous ce rapport, la présentation de notre confrère, loin de solutionner le problème, ouvre à nouveau la discussion : entre M. Dalimier et les expérimentateurs qui l'ont précédé, l'accord en effet n'existe pas, ainsi que nous allons le montrer.

1° Point de vue chimique. — Depuis Balard qui découvrit et étudia le bromure de mercure, il y a quatre-vingts ans, les chimistes ont indiqué divers modes de préparation et surtout de purification. M. Dalimier adopte le pro-

cédé de Hjortdalh (1), qui date de 1879. sans nous dire
pourquoi il ne donne pas la préférence à la méthode de
Hager, récemment préconisée par L. Larine (2), et qui
fournit un produit chimiquement pur après cristallisation du sel dans l'alcool.

A en juger par leurs propriétés physiques, les deux sels,
on va le voir, ne sont pas identiques : tandis que le sel
de M. Dalimier ne se dissout qu'à la dose de 4 grammes
par litre d'eau, à la température ordinaire, solubilité déterminée par Mœrse (3) et vérifiée tout dernièrement par
M. Vicario, la solubilité du sel de M. Larine atteint 8 grammes par litre, à froid, et plus de 80 grammes à l'ébullition, se rapprochant ainsi de la solubilité primitivement
fixée par Lassaigne en 1836.

Cette variabilité dans les chiffres de solubilité ne saurait se concevoir, n'est-il pas vrai, sans une différence notable dans le degré de pureté du produit. Ainsi donc, à
ce premier point de vue, les résultats apportés aujour-
d'hui par notre confrère semblent d'ores et déjà infirmés
par les recherches de Hager et de Larine, plus récentes
de deux années que les travaux auxquels il se réfère.

Cette solution aqueuse, il importe de le rappeler, se
décompose à la lumière solaire en donnant du bromure
mercureux et de l'acide bromhydrique (4).

La solution *huileuse* au centième, que nous préparons
dans les mêmes conditions de température et de dissolvant que les huiles au bichlorure ou au biiodure, s'altère
également très vite sous l'action de la lumière même diffuse, ainsi que nous l'avons autrefois montré pour l'huile
biiodurée (5).

---

1. HJORTDAHL. *Zeitschr. Krystall.*, t. III, p. 362.
2. L. LARINE. Bibromure de mercure : solubilité et causes qui occasionnent le trouble de ses solutions. *Pharmatzeut. journal*, n°° 18 et 20, 1904.
3. MORSE. *Z. ph. chem.*, XLI, p. 731, 1902.
4. LOWIG, *Ann. Pharm. et Chem. Pogg.*, XIV, p. 486, 1828.
5. L. LAFAY. Les huiles biiodurées. *Bullet. de la Soc. franç. de Dermatol. et de syphil.*, 6° s., p. 301, juin 1901.

2° Point de vue pharmacologique. — Que la solubilité immédiate du bromure mercurique soit de 4 ou 8 milligrammes par centimètre cube, le fait a peu d'importance pour l'utilisation hypodermique de la solution, car il faudrait le plus souvent injecter 2 à 3 centimètres cubes, ce qui est une condition défavorable au point de vue tolérance. On a du reste la possibilité de tourner facilement la difficulté. Le bromure, comme tous les composés halogénés du mercure, forme des sels doubles avec les chlorures et bromures de K, Na, AzH^4, Ca, Str, etc. Ces sels doubles, qui possèdent sur les sels simples l'avantage de ne pas coaguler les matières albuminoïdes, ainsi que chacun sait, sont très solubles dans l'eau et permettent ainsi d'obtenir des solutions aqueuses au titre désiré. Ils sont depuis longtemps connus des chimistes et des pharmacologistes qui y recourent fréquemment : la solution de biiodure de mercure journellement employée en est un exemple.

Sans nous dire s'il a utilisé d'autres adjuvants que le bromure de sodium, et, dans ce cas, pourquoi il les rejette ; sans discuter ni même mentionner les travaux antérieurs, et en particulier celui de Larine auquel je faisais allusion tout à l'heure, « *sur la solubilité du bibromure de mercure et les causes qui occasionnent le trouble de ses solutions* », M. Dalimier recommande le bromure de sodium, « qui doit, dit-il, être préféré à tout autre ». Il est fâcheux que Larine, trois ans auparavant ait émis une affirmation diamétralement opposée, conclusion basée sur une étude *comparative* des chlorures et bromures alcalins (1). « Le bibromure de mercure, dit-il, est très soluble dans les composés halogénés de sodium et de potassium. Il convient de donner la préférence au chlorure de sodium, à cause des propriétés physiologiques spéciales de ce dernier... La stabilité de cette solu-

---

1. L. Larine, *loco citato*.

tion à divers degrés de concentration (1 à 29 p. 100) est parfaite, et sa limpidité se maintient encore (1904) depuis le 28 novembre 1902... *On pourrait se proposer de remplacer le chlorure de sodium par le bromure de sodium* ou de potassium. En fait, ces solutions restent stables à froid même en présence de carbonate de sodium. *Elles se troublent au contraire pour une faible élévation de température.* » Comment concilier dès lors l'assertion de M. Larine avec cette autre phrase de notre confrère : notre solution bromo-bromurée « est stérilisable à 120 degrés sans inconvénients... » ?

Dans un travail dont il sera parlé plus loin, Poltavtzev (1) conseille également la formule *chloro*-bibromurée : « On obtient, dit-il, les solutions de bibromure de mercure à l'aide du chlorure de sodium dont la quantité doit être de moitié moindre que celle du sel mercurique ; ces solutions sont indéfiniment stables, alors qu'on les prépare avec une eau distillée d'une pureté absolue et du chlorure de sodium chimiquement pur. »

Sur la foi de ces travaux, nous avons nous-même toujours eu recours, pour nos solutions bibromurées, à la formule de Larine, et avec pleine satisfaction. La proportion du chlorure de sodium est de trois molécules pour une de bibromure de mercure, ce qui correspond, comme le dit Poltavtzev, à environ la moitié du poids du sel de mercure :

Bibromure de mercure.	1 gr.
Chlorure de sodium pur.	0 » 483
Eau distillée q. s. p.	100 cc.

S'il est vrai qu'on doive, au point de vue de la stabilité de la solution, donner la préférence à la formule *chloro*-bibromurée, ainsi que l'affirme L. Larine, et non à la solution *bromo*-bibromurée comme le prétend M. Dalimier, il reste encore à déterminer, au point de vue de

---

1. L. LARINE, *loc. cit.*

la tolérance de l'injection, quelle est celle des deux préparations qui sera la mieux acceptée par l'organisme. C'est ce que l'avenir nous dira. Présentement, il reste acquis, d'une part, que le mode de solubilisation préconisé ne présente rien de nouveau, et, d'autre part, qu'il est rejeté par les premiers expérimentateurs.

Pour ce qui est du titrage de la solution injectable « en centigrammes de *mercure* vrai », comme le veut M. Dalimier, et non en centigrammes de *sel mercuriel*, comme on le fait communément, c'est là encore une conception qui n'est pas nouvelle : la paternité en revient à notre éminent collègue M.L.Jullien (1), qui proposait, dès 1904, d'évaluer en *centigrammes de métal* les solutions mercurielles injectables, afin de rendre les résultats plus aisément comparables entre eux. C'est ce qu'il appelle « réduire au même dénominateur » les solutions des sels les plus différents.

3° Point de vue thérapeutique. — Le desideratum formulé par notre confrère en guise de conclusion, relativement à l'introduction du bromure de mercure dans la thérapeutique, a chance de se réaliser d'autant plus vite que c'est déjà un fait accompli, aussi bien en ce qui concerne la voie hypodermique que dans les applications internes ou externes du produit.

Il y a une vingtaine d'années, Wernecke recommandait, à titre de succédané de la liqueur de Van Swieten, la solution au millième de bibromure de mercure, pour l'usage externe, et, pour la voie gastrique, une solution à 0 gr. 05 p. 30, à prendre par gouttes.

Puis ce fut Graefe qui prescrivait le sel en pilules de 0 gr. 01 analogues à nos pilules de Dupuytren, pendant que Schmit l'utilisait en pommade.

Plus tard, M. le professeur Zélénev l'introduisait, *sous*

---

1. L. Jullien. Injections mercurielles (*Congrès de médecine*, 1904, et *Journ. des malad. cut. et syph.*, décembre 1904.)

forme d'injections hypodermiques, d'abord dans le traitement hospitalier, puis dans la clientèle privée. Les résultats obtenus par ce praticien, surtout au point de vue de la tolérance du médicament, appelèrent l'attention sur le bibromure de mercure, et, à l'étranger principalement ce sel fit l'objet d'intéressantes recherches pharmacologiques et thérapeutiques. En 1906, le *Bulletin médical*, analysant un travail de Poltavtzev (1), recommandait le bibromure comme un des sels de mercure provoquant le moins de douleurs en injections intra-musculaires. Poltavtzev, on l'a vu précédemment, préconisait, à l'exemple de L. Larine, la solution *chloro*-bromurée.

La question en était là, à notre connaissance du moins, quand M. Dalimier, la croyant neuve, fit part à la Société, il y a quinze jours, du résultat de ses recherches personnelles.

Relativement à la tolérance et à l'élément douleur, les divers expérimentateurs, bien qu'un peu moins optimistes que M. Dalimier, sont à peu près d'accord avec lui. On se rappelle que pour notre confrère la douleur est nulle immédiatement et consécutivement, « à telle enseigne que les malades ne se rendent même pas compte la plupart du temps de la pénétration du liquide ». Avant de prendre à la lettre cette affirmation, je demande à M. Dalimier la permission de lui rappeler simplement, sans autre commentaire, les paroles prononcées dans cette enceinte par notre distingué secrétaire général, M. Bardet, à propos d'une formule qui devait, elle aussi, apporter un perfectionnement notable dans la technique des injections mercurielles solubles (2). « Avant d'affirmer *l'indolorité* si j'ose dire, d'une formule d'injection mercurielle, il est

---

1. Poltavtzev. Traitement de la syphilis par les injections intra-musculaires de bibromure de mercure (*loco citato*, et aussi le *Bulletin médical*, 1906, p. 288).

2. Bardet. *Bull. de la Soc. de Thérapeutique*, séance du 8 nov. 1905, p. 371.

nécessaire d'attendre une *très longue statistique*, car rien n'est plus variable que l'action irritante des injections mercurielles. On croit avoir une formule favorable : une série parfois nombreuse de malades ne se plaint pas, et l'on tombe ensuite sur une série où le même liquide est très mal supporté. »

En résumé, la question du bibromure de mercure, loin d'être résolue, avait été envisagée déjà, antérieurement à cette discussion, sous ses trois aspects : chimique, pharmacologique et thérapeutique. Nul doute cependant qu'elle n'eût encore bénéficié plus largement des recherches de M. Dalimier, si notre confrère, la prenant au point où l'avaient conduite ses devanciers, s'était donné à tâche de vérifier leur dires, de discuter et de préciser leurs expériences et de confirmer leurs conclusions. Au lieu de cela, l'orateur nous a présenté cette étude comme nouvelle et l'a faite sienne d'une façon presque absolue. D'où l'embarras auquel nous nous heurtons aujourd'hui. Jusqu'ici nous vivions en effet sur les données en apparence bien établies par le mémoire de L. Larine, à savoir: qu'il faut, pour les injections intra-musculaires de bibromure de mercure, donner la préférence au sel préparé par la méthode de Hager ; que ce sel est soluble dans l'eau à raison de 0,8 0/0 ; qu'il doit être solubilisé au moyen du chlorure et non du bromure de sodium ; — autant de propositions qui désormais se trouvent contredites, implicitement du moins, par les affirmations de notre confrère et nécessitent, conséquemment, de nouvelles recherches complémentaires.

Telles sont les observations que je désirais soumettre à la Société lors de la présentation de M. Dalimier. Contraint, de par le règlement, de les différer jusqu'à ce jour, je prie nos collègues de les considérer non comme une critique, et moins encore comme un reproche, — qui de nous peut se flatter de n'avoir pas fait, à son insu, de vieux-neuf médical ? — mais plutôt comme une mise au point rétrospective, sorte de monographie bien imparfaite sans doute, et qui, à tous égards, eût été mieux placée sous la plume de notre confrère que sous la mienne.

Bull. de la Soc. de Thérapeut., 4ᵉ S.. t. XII, 42ᵉ a., p. 273.

Le benzoate de mercure en syphilithérapie.

Un fait heureusement de plus en plus rare vient d'appeler de nouveau l'attention sur les solutions injectables de benzoate de mercure dans le traitement de la syphilis. M. le Dʳ F..., praticien distingué, me vantait récemment, devant plusieurs confrères, un benzoate de mercure qu'il utilisait depuis quelques temps déjà à son entière satisfaction : « Pas de nodosité, pas la moindre douleur même chez les malades les plus timorés ; en un mot, tolérance idéale. — Guérit-il ? objectai-je simplement. — A ce point de vue, repartit le Dʳ F..., je dois reconnaître que je suis moins enthousiaste ; je dirai même qu'en ce moment je suis un peu inquiet des résultats à peu près négatifs constatés chez une petite malade à laquelle je viens de faire vingt-deux injections de 2 centimètres cubes. Il s'agit d'une énorme syphilide croûteuse, sorte de rupia syphilitique siégeant à l'avant-bras, et qui n'a certainement pas diminué malgré mes 44 centigrammes de benzoate de mercure. Peut-être y aurait-il lieu d'essayer une autre préparation mercurielle ? — Il serait intéressant, répondis-je, de voir tout d'abord comment se fait, chez cette malade, l'élimination du mercure, et même, au préalable, d'examiner le produit injecté. — Qu'à cela ne tienne, reprit le docteur, voici deux ampoules. »

La recherche du mercure faite sur la totalité du liquide (4 centimètres cubes) accusa une dose de mercure tellement infime que je n'aurais certes pas osé affirmer la présence de ce métal s'il s'était agi d'un cas de médecine légale, un empoisonnement par exemple. En présence de ce résultat, lamentable en l'espèce, je priai M. le Dr F... de bien vouloir faire procéder à une contre-expertise de contrôle. Le chimiste choisi, chef de laboratoire de chimie de la Faculté, formula ainsi son opinion : « Il n y a, dans les ampoules examinées, ni 1 0/0 ni 1 0/00 de mercure ; je n'en ai même pas trouvé du tout par les réactions ordinaires. Peut-être qu'en effectuant les recherches sur une quantité plus considérable de liquide on finirait par en trouver des traces ; n'ayant que 4 centimètres cubes de produit à ma disposition, j'ai été forcément limité. Dans tous les cas, je puis assurer que s'il y a du benzoate de mercure dans les ampoules en question, ce dont je doute, la dose en est très inférieure à 1 gramme 0/00. »

La différence à peine sensible entre nos deux résultats provient de ce que M. D... n'utilisa, pour la recherche du mercure, qu'une seule ampoule, l'autre ayant servi à déterminer les chlorures et la cocaïne, tandis que j'avais opéré sur deux ampoules à la fois (4 centimètres cubes) sans me préoccuper de caractériser autre chose que le mercure.

En présence de cette double constatation il fut jugé inutile, cela va sans dire, de rechercher comment se faisaient l'assimilation et l'élimination du mercure chez la malade en apparence rebelle à la médication spécifique.

Les faits de ce genre, ainsi que je le disais en commençant, n'étaient pas très rares autrefois, et nombre de syphiligraphes ont entendu parler de solutions de benzoate de mercure ne contenant que peu ou même pas du tout de mercure. J'ai eu l'occasion, étant préparateur d'analyses chimiques à l'École de Pharmacie, d'examiner des échantillons de benzoate ne contenant pas de trace de mercure ; mais il y a de cela une douzaine d'années, et depuis, la préparation de ce sel s'est considérablement perfectionnée. On trouve cependant encore en droguerie des benzoates incomplètement solubles dans les solutions, même concentrées, de chlorure de sodium. A l'heure ac-

tuelle et avec les benzoates du commerce, ce n'est point
là l'exception mais la règle. C'est pourquoi M. le professeur Gaucher exige que le pharmacien prépare lui-même
son benzoate de mercure, et ne fasse de solution qu'avec
un sel récemment obtenu. Mais ce que l'on sait moins,
c'est que, même avec un excellent benzoate, la solution
peut être très mal dosée, ou, ce qui est pis encore, ne
contenir que des traces de mercure, comme dans les ampoules examinées. La raison en est fort simple : prenons
une solution absolument limpide de benzoate de mercure
dans l'eau salée, et ajoutons-y un analgésique, cocaïne ou
stovaïne, dans la proportion de 1 centigramme seulement
par centimètre cube de solution. Si nous opérons à froid
nous avons immédiatement un abondant précipité blanc ;
si au contraire la liqueur est chaude le précipité ne se
forme qu'au fur et à mesure du refroidissement. Dans tous
les cas, il se produit forcément un précipité alcaloïdo-
mercurique, entraînant à l'état insoluble une quantité
variable du sel de mercure, précipité *qui peut englober
la totalité du métal* si la proportion d'alcaloïde est suffisamment élevée. La filtration retient plus tard ce précipité, et la liqueur ne renferme plus que le chlorure de
sodium et même un excès d'analgésique s'il y a lieu ! C'est
en employant de semblables solutions, ainsi que le répète
avec insistance M. le professeur Gaucher, que certains
expérimentateurs ont cru pouvoir injecter tous les jours,
pendant quinze à vingt jours et plus, 3, 4, 5 centigrammes de benzoate de mercure par jour, sans la moindre
intolérance générale ou locale.

Ces faits, je le reconnais, ne sont ignorés ni des syphiligraphes ni des pharmaciens adonnés aux préparations hydrargyriques, mais ils sont, par contre, trop peu
connus du plus grand nombre des praticiens ; aussi
croyons-nous utile de rappeler le mode de préparation
du benzoate de mercure que nous avons fait connaître,
M. Desmoulière et moi, il y a un an, à la Société Française

de Dermatologie et de Syphiligraphie (1) et qui donne un sel neutre, bien défini, entièrement soluble, et très bien toléré par l'organisme.

Le mode opératoire est le suivant : précipiter de l'oxyde de mercure en versant peu à peu une solution de sublimé dans une dissolution de potasse pure à l'alcool ; laver l'oxyde par décantation jusqu'à ce que les eaux de lavage ne précipitent plus par l'azotate d'argent. Dissoudre la bouillie d'oxyde jaune à l'aide de l'acide acétique dilué, en ayant soin d'éviter toute élévation de température, et en n'ajoutant que la quantité d'acide strictement nécessaire à la dissolution du précipité. Il est même préférable de laisser une trace d'oxyde non dissous de façon à être ainsi tout à fait assuré de n'avoir pas un excès d'acide. Filtrer et verser peu à peu dans la liqueur limpide une solution de benzoate de soude à 5 p. 100 environ.

Le précipité de benzoate de mercure ainsi obtenu est lavé à la trompe, sur un entonnoir en porcelaine de Buchner. Pour cela, essorer d'abord soigneusement le précipité sur un disque de papier durci placé dans l'entonnoir, puis le délayer dans de l'eau distillée froide ; égoutter à nouveau sur l'entonnoir, et recommencer plusieurs fois l'opération (en général quatre ou cinq fois), jusqu'à ce que les eaux de lavage soient neutres au tournesol. Achever la dessiccation à froid, au-dessus de l'acide sulfurique, en étalant le sel sur des plaques de verrre ou des assiettes.

Le benzoate ainsi obtenu contient 43,478 p. 100 de mercure, correspondant ainsi à la formule vraie $(C^7H^5O^2)^2Hg + H^2O$, et non 45,24 p. 100, comme on l'écrit communément, chiffre qui répond au produit déshydraté.

C'est un sel absolument neutre, très blanc (à l'inverse des benzoates commerciaux généralement jaunâtres), extrêmement léger et comme spongieux, se dissolvant ins-

---

1. A. DESMOULIÈRE et L. LAFAY. *Nouveau mode de préparation du benzoate de mercure* (*Bulletin de la Société Française de Dermatologie et de Syphiligraphie*, mai 1906, p. 304).

tantanément, *sans le moindre résidu* (absence de sel mercureux) en présence du chlorure de sodium, en donnant une *solution neutre*. La quantité de chlorure de sodium théoriquement nécessaire est très faible : à peine 30 centigrammes par gramme de benzoate et pour 100 centimètres cubes d'eau. Pratiquement, M. le professeur Gaucher conseille l'emploi d'une solution hypertonique de chlorure de sodium. Ce véhicule présente l'avantage d'augmenter dans une très large mesure la tolérance locale de l'injection. La formule du maître est la suivante :

Benzoate de mercure récent . . 1 gramme
Chlorure de sodium pur . . . 2 gr. 50 c.
Eau distillée stérilisée . . . . q. s. p. 100 cc.

Un centimètre cube contient 1 centigramme de benzoate de mercure, correspondant à 0,00435 de Hg.

Cette solution, habituellement injectée à la dose de 2 centimètres cubes, est à peu près indolore et toujours bien tolérée ; aussi M. le professeur Gaucher exige-t-il que le pharmacien la délivre sans aucun anesthésique, sauf avis contraire de sa part. Dans ce dernier cas, la dose de cocaïne est généralement limitée à 1 milligramme seulement par centimètre cube, soit 10 centigrammes de benzoate ou de chlorhydrate de cocaïne par 100 centimètres cubes de solution. Ce chiffre, suffisant pour rendre la piqûre indolore, ne présente pas l'inconvénient signalé plus haut de donner lieu à la formation d'un précipité alcaloïdo-mercuriel, même pendant l'hiver. En tous cas, on ne devra jamais dépasser 2 milligrammes d'analgésique par centimètre cube si l'on veut éviter l'écueil relatif à la précipitation d'une partie du sel de mercure.

Signalons, en terminant, une façon toute spéciale de formuler les solutions de sels solubles, préconisée il y a quelques années déjà par M. le Dr Jullien : au lieu de mentionner le pourcentage en benzoate, biiodure, cyanure, etc., il ne considère que le métal ; ainsi pour le benzoate, que le distingué syphiligraphe de Saint-Lazare utilise fréquemment, il prescrit :

Solution de benzoate de mercure à 1 centigramme *de métal* par centimètre cube : *n* centimètres cubes.

Le calcul est fort simple : l'équivalent en métal du benzoate étant de 43,478 p. 100, il faudra 2 gr. 30 centigrammes de benzoate de mercure pur par 100 centimètres cubes de solution, pour arriver à 1 centigramme de métal par centimètre cube. Ce chiffre, on le voit, se rapproche de celui habituellement prescrit par M. le professeur Gaucher qui est de 8 milligr. 695 par 2 centimètres cubes de solution de benzoate au centième.

En suivant à la lettre le mode de préparation et de dissolution que nous venons de rappeler dans son intégralité, sans sous-entendu ni tour de main, on est certain d'obtenir un produit irréprochable sur lequel le médecin pourra toujours compter d'une façon absolue. Qu'il y ait ou non adjonction d'anesthésique la piqûre est généralement sans douleur immédiate ni tardive, ne provoque pas de nodosités, et présente tous les avantages des injections solubles.

Pour ce qui est de l'action curative du médicament, elle ne se discute même plus aujourd'hui : on sait que le benzoate est le sel préféré de M. le professeur Gaucher, qui le recommande d'une façon presque exclusive. Tout récemment (1) son chef de laboratoire, M. Desmoulière, résumait ainsi les résultats cliniques obtenus à Saint-Louis, dans le service du maître :

« De nombreux essais ont été faits dans le service de M. le professeur Gaucher avec le benzoate ci-dessus et des échantillons de benzoate de diverses provenances ou préparés par un procédé différent. II a été constaté que l'injection de ce benzoate était la moins douloureuse et donnait d'excellents résultats. »

" *La Clinique* 2ᵉ a., n° 40, octobre 1907, p. 34. "

---

1. A. Desmoulière. *Pharmacologie du Benzoate de mercure* (*Annales des Maladies vénériennes,* 2ᵉ année, n· 1, janvier 1907, p. 34).

Une nouvelle préparation de calomel injectable.

L'injection de calomel, en syphilithérapie, est particulièrement énergique et rapide : c'est la médication puissante, parfois héroïque qui frappe fort et vite. Mais elle est, de toutes les injections mercurielles, la plus douloureuse, et celle qui expose le plus aux réactions inflammatoires. Aussi la réserve-t-on aux accidents de la syphilis bien plus qu'on ne l'applique au traitement de fond, méthodique et prolongé, de la maladie.

Pour élargir l'emploi de ce précieux médicament et le rendre plus facilement maniable, sans toutefois rien lui faire perdre de son efficacité, les syphiligraphes depuis Scarenzio, et les pharmacologues depuis Zambeletti se sont maintes fois ingéniés à perfectionner la formule primitive.

Tel est aussi notre but en présentant à la Société cette nouvelle préparation, qui nous a donné, au point de vue tolérance, des résultats vraiment très supérieurs à ceux obtenus jusqu'alors avec toutes les anciennes formules de calomel injectable.

La clinique journalière démontre que l'huile grise à 40 p. 100 de mercure est remarquablement mieux supportée par les tissus que les huiles mercurielles à bas titre, improprement dénommées huiles grises, et dont il faut injecter 1/2 ou même 1 centimètre cube pour un poids donné de mercure. Frappés de cette observation, nous nous sommes demandé si l'intolérance calomélique ne proviendrait pas, dans une large mesure, de la même cause initiale, autrement dit, s'il n'y aurait pas intérêt à remplacer la formule habituelle de calomel, à 5 ou 10 centigrammes par centimètre cube, par un calomel fort, à

40 centigrammes, dont on n'injecterait ainsi que un quart ou même un huitième de centimètre cube. Nos observations, encore trop peu nombreuses pour trancher définitivement un tel problème, semblent, d'ores et déjà, donner raison à notre conception théorique. C'est la relation des 138 piqûres faites à ce jour que nous venons soumettre à la Société. Nous tenons toutefois à bien spécifier dès maintenant, que cette communication a moins pour objet de trancher cette grosse question que d'engager au contraire nos confrères, et plus spécialement les syphiligraphes, à l'étudier avec nous et à venir, par de nombreuses observations, confirmer, croyons-nous, nos résultats actuels.

A cet effet, et pour faciliter les recherches ultérieures, nous allons préciser, dans leurs moindres détails, le mode d'obtention du produit et la technique de l'injection. Nous terminerons par une analyse rapide des observations recueillies tant à l'hôpital que dans la clientèle privée.

I. Préparation du produit. — Elle comprend : le calomel, l'excipient et le dosage du médicament.

A. *Calomel.* — Après une porphyrisation parfaite, le calomel sera lavé à l'éther officinal comme l'exige le Codex français, ou à l'alcool bouillant comme le recommande, en Italie, le Dr Zambeletti. Il est indispensable, si l'on suit le procédé français, d'employer l'éther officinal, ou pur, complètement déshydraté, et non l'éther rectifié du commerce, encore appelé éther sulfurique, qui renferme de l'eau, de l'alcool, et parfois des dérivés étrangers. Dans tous les cas, ces diverses opérations devront être faites à l'abri de la lumière qui altère rapidement le protochlorure de mercure.

B. *Excipient.* — L'excipient choisi est celui que nous avons préconisé déjà, ici même, pour l'huile grise et qui assure à ce produit une tolérance et une assimilation que l'expérimentation a établies d'une façon assez indiscutable pour qu'il ne soit pas nécessaire d'y revenir à nouveau.

Cet excipient se compose de lanoline et d'huile de vaseline en proportions un peu variables suivant la température. Lanoline et huile de vaseline sont camphrées à 5 p. 100, comme le pratique depuis longtemps le Dr Zambeletti pour l'huile de vaseline.

Nous n'ajoutons à notre préparation aucun anesthésique; cette addition, parfaitement inutile quand l'excipient est neutre et par lui-même indolore, ne saurait intervenir contre la douleur caloménique qui ne se produit guère (quand elle se produit), que deux ou trois jours après l'injection, c'est-à-dire alors que l'absorption de l'anesthésique est déjà un fait accompli. « Si l'on ajoute un anesthésique, gaïacol ou autre, écrivait il y a deux ans M. Danlos, ce dernier est rapidement absorbé alors que la douleur due au calomel n'apparaît que trente-six à quarante-huit heures après l'injection et dure plusieurs jours. L'effet anesthésique a disparu longtemps avant que la douleur commence à se manifester. »

C. *Préparation proprement dite.* — On formule :

Calomel porphyrisé et lavé . . . . 0.40 centigr.
Lanoline anhydre camphrée au 1/20 . . 3 p. ⎞
Huile de vaseline médicinale camphrée ⎬ Q. s. p. 1 c.c.
1/20. . . . . 7 p. ⎠

On opère par simple mélange suivi de stérilisation.

Un centimètre cube contient 40 centigrammes de calomel, représentant 34 centigrammes de Hg. métallique.

Cette préparation présente la couleur et la consistance d'une crème épaisse, fluide à la température ordinaire, d'apparence uniformément homogène en raison du liant de la lanoline ; la prise d'essai et l'injection se font ainsi très facilement et avec la plus grande régularité, avantages du plus haut intérêt pratique.

La conservation en est indéfinie, l'excipient ne rancissant pas ; toutefois on devra éviter l'action de la lumière qui altérerait à la longue le sel de mercure.

II. Technique de l'injection. — La technique est celle des injections insolubles en général et ne présente rien de particulier pour ce qui concerne le choix et l'asepsie de la région. L'injection proprement dite sera faite en deux temps et en plein muscle ; on devra, en retirant l'aiguille, avoir soin de ne pas « baver » dans le tissu cellulaire sous-cutané.

L'instrumentation est la même que pour l'huile grise à 40 p. 100, c'est-à-dire qu'elle comporte l'usage d'une seringue de faible diamètre et de graduation spéciale. Nous sommes en effet de ceux qui persistent à affirmer que *toute seringue de 1 centimètre cube, quelle qu'elle soit, est mauvaise* et pratiquement inutilisable pour l'huile grise. Il est impossible, même à l'opérateur le plus adroit, d'injecter exactement le chiffre de mercure calculé, qu'il croit et désire utiliser, sans une seringue spéciale. La démonstration mathématique en est du reste faite depuis longtemps.

Un autre avantage, capital en l'espèce, est le suivant : outre la certitude du chiffre exact de mercure injecté, cette seringue permet encore d'éviter les erreurs de dose qui pourraient résulter d'une minute d'inattention : même complètement remplie, elle ne contient en effet que 15 centigrammes de principe actif, qu'il s'agisse d'huile grise ou de calomel, doses qui, pour être fortes et exceptionnelles, ne sont pas communément dangereuses.

La construction de cette seringue est basée sur le même principe que celle de notre regretté maître et ami, le Dr Barthélemy : *dosage à 1 centigramme de principe actif par division de la tige du piston.* Elle en diffère en ce que toutes ses parties sont facilement stérilisables sans détérioration, contrairement à ce qui se produisait avec la seringue Barthélemy dont le piston en cuir ne permettait pas l'ébullition. Il est vrai qu'après une première aseptisation de la seringue, toute ébullition ultérieure est parfaitement inutile ; ce qui reste du produit mercuriel dans le corps de pompe est amplement suffisant pour maintenir indéfiniment aseptique une seringue en service. C'est là encore un point que la pratique a surabondamment démontré.

Mais si le principe du dosage à 1 centigramme par division ne change pas dans les deux seringues, la graduation elle-même diffère sensiblement. L'huile grise du nouveau Codex français n'est pas, comme l'ancienne, à 50 centigrammes, mais à 40 centigrammes de principe actif par centimètre cube, exactement comme notre préparation actuelle de calomel injectable.

Ainsi l'espace compris entre deux divisions de la seringue de Barthélemy ne correspondra plus à 1 centigramme, mais seulement à 8 milligrammes. Il importait donc d'adapter l'instrument et sa graduation au titrage du nouveau médicament. Le contenu de notre seringue, divisée en 15 divisions, n'a pas été fixé inconsidérément ; il représente la dose maxima de médicament, soit 15 centigrammes, qu'on peut être appelé à injecter dans les cas graves et urgents. La seringue, dans notre esprit, s'adapte ainsi à tous les composés insolubles de mercure : huile grise, calomel, salicylate, protoïodure, etc.

La perte correspondant au contenu de l'aiguille est prévue dans la graduation et a été calculée pour l'aiguille de 5 centimètres ; le praticien n'a donc pas à s'en préoccuper. Pour ce qui est de l'aiguille, rappelons, en passant, qu'il importe de la choisir longue et aussi fine que le permet le passage du médicament : un diamètre de six dixièmes de millimètre suffit quand le calomel est convenablement porphyrisé.

III. Observations. — Le nombre des piqûres faites à ce jour est de 138, dont 90 à l'hôpital (Saint-Lazare), et 48 dans la clientèle de ville. Elles se répartissent sur 25 malades : 8 hommes et 17 femmes.

1° *Hôpital Saint-Lazare* (Dr Lévy-Bing). — Les malades, au nombre de 15, toutes des femmes, ont reçu 90 injections, soit 6 par malade.

Les doses injectées ont été de 5, 7 et 10 centigrammes.

Les accidents traités ont été : chancres, roséoles, plaques muqueuses, syphilides cutanées et gomme de la petite lèvre.

Tolérance. — 7 injections ont laissé à leur suite de petites nodosités de la dimension d'un pois ou d'une lentille ; 3 ont causé un empâtement de la fesse, de la dimension d'une pièce de 5 francs, mais sans rougeur et sans phénomènes inflammatoires : jamais d'abcès. Au point de vue douleur, 30 ont occasionné de la douleur, mais cette douleur a été très variable ; dans 6 cas seulement la douleur a été assez forte et a duré de quatre à six jours, mais sans jamais immobiliser les malades. Dans les 24 autres cas, la douleur a été plutôt faible et de courte durée, ne se manifestant guère que pendant une seule journée, généralement vers le troisième jour ; parfois même cette douleur était si peu marquée qu'elle n'apparaissait qu'à la palpation de la fesse. Dans 6 cas seulement, qui ne correspondent pas aux 6 piqûres douloureuses, la marche a été gênée et s'est faite avec une légère difficulté pendant deux ou trois jours. Pas une seule fois nous n'avons eu à enregistrer de très grosse douleur. Pour les 68 autres injections, nous n'avons noté aucune espèce de douleur, ni spontanée, ni provoquée. Plusieurs fois nous avons fait l'épreuve par comparaison, en injectant à la même malade tantôt du calomel, tantôt de l'huile grise : dans un certain nombre de cas, le calomel s'est montré plus douloureux que l'huile grise ; chez d'autres malades, huile et calomel ont été également indolores.

2° *Clientèle privée* (D⁰ Eudlitz). — Les malades traités sont au nombre de 10, 8 hommes et 2 femmes ; ils ont reçu en tout 48 injections.

Les *doses injectées* ont été toutes de 5 centigrammes,

sauf 1 de 6 centigrammes. Les *accidents traités* n'étaient pas particulièrement graves, à part un chancre phagédénique du gland et une gomme de la peau. La plupart des malades étaient en cours de traitement par l'huile grise.

Tolérance. — Une seule injection a causé une petite nodosité très minime ; pas d'empâtement, pas d'abcès.

Au point de vue douleur : 22 injections ont présenté une douleur variable, jamais forte. Dans 5 cas, il y a eu pendant 3 jours, un peu de boiterie, sans empêcher la marche. Dans 1 cas, chez un tailleur, la douleur n'existait qu'au moment du croisement des jambes, pendant le travail, pour prendre l'attitude professionnelle. Parmi ces injections douloureuses nous comprenons également celles de 2 malades faisant de la bicyclette ; ces douleurs ont été si peu marquées qu'elles n'ont à aucun moment entravé ce mode de locomotion. Les 26 autres piqûres ont été *tout à fait indolores*, et parmi elles, il en est 3 de particulièrement intéressantes : une femme, sur sa demande formelle, avait reçu deux injections, une dans chaque fesse, d'un calomel soi-disant indolore ; l'une et l'autre provoquèrent une telle douleur que la malade dut garder le lit, la première fois 2 jours, la seconde fois 3 jours. Cette même malade a supporté sans la moindre douleur, 3 piqûres, une par semaine, de notre préparation.

L'immense supériorité de ce nouveau calomel ressort manifestement de la simple comparaison de nos résultats actuels avec ceux du même expérimentateur utilisant les anciennes formules à 5 et 10 centigrammes par centimètre cube, résultats consignés dans sa thèse (1) :

---

1. A. Lévy-Bing. *Les injections mercurielles intramusculaires dans la syphilis*, 1902, p. 194.

	Avec les anciennes formules.	Avec notre formule.
Piqûres horriblement douloureuses . .	10 p. 100	0 p. 100
— très douloureuses.	50 »	0 »
— douloureuses, très supportabl.	20 »	33 »
— indolores.	20 »	67 »
	100 »	100 »

IV. Conclusions. — L'excellence des résultats obtenus à la suite de nos 138 injections nous autorise à porter les conclusions suivantes :

1° Remplacer les anciennes formules de calomel injectable à 5 et 10 centigrammes pour 1 centimètre cube, par un calomel fort, de même concentration que l'huile grise officinale à 40 0/0 ;

2° Adopter ce tirage unique, à 40 0/0, pour toutes les injections mercurielles *insolubles* : huile grise, calomel, salicylate, oxyde jaune, proto-iodure, etc. ;

3° Au lieu de la seringue ordinaire de 1 centimètre cube, cause d'erreurs impossibles à éviter, utiliser exclusivement une seringue de faible diamètre, graduée à 1 centigramme de principe actif par division de la tige du piston ;

4° Cette seringue ne sera pas spéciale au calomel, mais s'appliquera à toutes les injections mercurielles insolubles : calomel, huile grise, oxyde jaune, proto-iodure, salicylate, etc.

Préparé et injecté comme il vient d'être brièvement rapporté, ce nouveau calomel possède une action « énergique et rapide », avec une tolérance infiniment supérieure à celle des formules jusqu'alors utilisées.

M. A. Fournier. — Il y a pas d'injection mercurielle qui ne soit jamais douloureuse. Ce que nous craignons avec le calomel, c'est la douleur spéciale, la douleur *épouvantable* (épouvantable, je répète le mot) qui accompagne parfois son emploi. Je demande aux présentateurs s'ils en ont observé de semblable avec la nouvelle préparation qu'ils préconisent.

M. Lévy-Bing. — Sur 90 injections je n'ai pas observé de douleurs vives.

M. Eudlitz. — Moi de même et tous ces malades ont pu vaquer à leurs occupations habituelles.

En collaboration avec MM. Eudlitz et Lévy-Bing.
„ *Bulletin de la Société française de Dermatologie et de Syphiligraphie,* 18ᵉ année, nº 10, novembre 1907, p. 416, et *Annal. des malad. vénéri.,* déc. 1907. „

Le calomel à 40 p. 100. Ses avantages au point de vue tolérance.

Partisans ou adversaires des préparations mercurielles insolubles, les syphiligraphes sont généralement d'accord pour attribuer à l'injection de calomel une action particulièrement énergique et rapide, que n'a pas l'huile grise à dose égale de mercure.

Ainsi l'on admet communément que 0 gr. 085 de Hg par exemple, quantité de métal contenu dans 0 gr. 10 de calomel, agissent mieux à cet état combiné que sous forme d'huile grise, ce qui est du reste conforme aux théories modernes de l'électrochimie.

Et pourtant, si l'on considère la pratique médicale journalière, on constate, inversement, que le nombre des injections d'huile grise est infiniment supérieur à celui des piqûres de calomel.

Nous nous trouvons donc là, n'est-il pas vrai, en présence de deux données expérimentales manifestement contradictoires. Comment les concilier ? Depuis longtemps déjà la clinique a répondu. Elle nous enseigne, en effet, que l'injection d'huile grise, si elle est moins puissante, est, en revanche, incomparablement mieux tolérée que celle de calomel. De toutes les préparations mercurielles insolubles, cette dernière est peut-être bien la plus douloureuse et celle qui expose le plus aux réactions inflammatoires. Aussi la réserve-t-on aux accidents de la syphilis, bien plus qu'on ne l'applique au traitement de fond, méthodique et prolongé de la maladie, là où l'huile grise trouve au contraire ses indications spéciales et parfaitement justifiées.

Ce sont ces considérations qui, depuis Scarenzio et Soffiantini, en passant par Jullien, en France, et Zambeletti, en Italie, ont engagé syphiligraphes et pharmacologues à rechercher le moyen de rendre plus maniable l'injection de calomel sans toutefois rien lui faire perdre de son efficacité.

A cet effet, on a eu recours, du côté de l'excipient, à l'huile de vaseline simple ou camphrée, à l'eau chlorurée sodique, à l'eau mucilagineuse, au sirop de sucre, etc., pendant qu'on préconisait contre l'élément douleur le gaïacol, seul ou associé au camphre, l'orthoforme, etc. Pour tâcher d'arriver au même but, nous avons, MM. Eudlitz, Lévy-Bing et moi, suivi une voie sensiblement différente. Frappés de cette observation que l'huile grise à 40 p. 100 est remarquablement mieux supportée par les tissus que les huiles mercurielles à bas titre, improprement dénommées huiles grises, et dont il faut injecter 1/2 ou même 1 centimètre cube, nous nous sommes demandé si l'intolérance calomélique ne proviendrait pas, dans une large mesure, de la même cause initiale et, conséquemment, s'il n'y aurait pas intérêt à remplacer les formules habituelles de calomel à 0 gr. 05 ou 0 gr. 10 pour 1 centimètre cube par un calomel fort à 40 0/0, dont on n'injecterait ainsi, pour un même poids de sel, que 1/4 ou même 1/8 de centimètre cube.

Nos observations, encore trop peu nombreuses pour solutionner définitivement un tel problème, semblent néanmoins, d'ores et déjà, donner raison à notre conception théorique. C'est la relation des 138 piqûres faites à ce jour que j'ai l'honneur de vous soumettre en vous priant de noter que cette communication a pour objet, non de trancher la question, mais bien plutôt d'engager les syphiligraphes à l'étudier avec nous, et à venir, par de nombreuses observations, confirmer, croyons-nous, nos résultats actuels.

A cet effet, et pour faciliter les recherches ultérieures, il importe de préciser les données qui ont présidé à l'établissement de la formule et à la pratique même de l'injection. Nous terminerons par une analyse rapide des observations recueillies tant à l'hôpital que dans la clientèle de la ville.

I. Préparation du produit. — Elle comprend : le calomel, l'excipient et le dosage du médicament.

A. *Calomel*. — Après porphyrisation parfaite, le calomel sera lavé à l'éther officinal comme l'exige le Codex français, ou à l'alcool bouillant comme le recommande, en Italie, le Dr Zambeletti. Il est indispensable, si l'on suit le procédé français, d'employer l'éther officinal ou pur, complètement déshydraté, et non l'éther rectifié du commerce encore appelé éther sulfurique, qui renferme de l'eau, de l'alcool et parfois des dérivés étrangers.

Dans tous les cas, ces diverses opérations devront être faites à l'abri de la lumière qui altère rapidement le protochlorure de mercure.

B. *Excipient*. — L'excipient choisi est celui que nous avons préconisé déjà pour l'huile grise, et qui assure à ce produit une tolérance et une assimilation que l'expérimentation a établies d'une façon assez indiscutable, pour qu'il ne soit pas nécessaire d'y revenir à nouveau. Cet excipient se compose de lanoline et d'huile de vaseline en proportions un peu variables suivant la température. Lanoline et huile de vaseline sont camphrées à 5 p. 100, comme le pratique depuis longtemps le Dr Zambeletti pour l'huile de vaseline.

Nous n'ajoutons à notre préparation aucun anesthésique : cette addition, parfaitement inutile quand l'excipient est neutre et par lui-même indolore, ne saurait intervenir contre la douleur calomélique qui ne se produit guère — quand elle se produit — que deux ou trois jours après l'injection, c'est-à-dire alors que l'absorption de l'anesthésique est déjà un fait accompli. « Si l'on ajoute un anesthésique, gaïacol ou autre, écrivait il y a deux ans M. Danlos, ce dernier est rapidement absorbé alors que la douleur due au calomel n'apparaît que trente-six à quarante-huit heures après l'injection et dure plusieurs jours. L'effet anesthésique a disparu longtemps avant que la douleur commence à se manifester. »

C. *Préparation proprement dite.* — On formule :

Calomel porphyr. et lavé	0 gr. 40	
Lanoline anhydre camphrée 1/20............	3 p.	q. s. p. 1 cc.
Huile de vaseline médicinale camphrée 1/20....	7 p.	

On opère par simple mélange suivi de stérilisation.

Un centimètre cube contient 0 gr. 40 de calomel, représentant 0 gr. 34 de Hg métallique.

Cette préparation présente la couleur et la consistance d'une crème épaisse, fluide à la température ordinaire, d'apparence uniformément homogène en raison du liant de la lanoline ; la prise d'essai et l'injection se font ainsi très facilement et avec la plus grande régularité, avantages du plus haut intérêt pratique.

La conservation en est indéfinie, l'excipient ne rancissant pas ; toutefois, on devra éviter l'action de la lumière qui altérerait à la longue le sel de mercure.

II. Technique de l'Injection. — La technique est celle des injections insolubles en général et ne présente rien de particulier, pour ce qui concerne le choix et l'asepsie de la région. L'injection proprement dite sera faite en deux temps et en plein muscle ; on devra, en retirant l'aiguille, avoir soin de ne pas « baver » dans le tissu cellulaire sous-cutané.

L'instrumentation est la même que pour l'huile grise à 40 p. 100, c'est-à-dire qu'elle comporte l'usage d'une seringue de faible diamètre et de graduation spéciale. Nous sommes, en effet, de ceux qui persistent à affirmer que *toute seringue de 1 centimètre cube, quelle qu'elle soit, est mauvaise* et pratiquement inutilisable pour l'huile grise. Il est impossible, même à l'opérateur le plus adroit, d'injecter exactement le chiffre de mercure calculé, qu'il croit et désire utiliser, sans une seringue spéciale. La démonstration mathématique en est du reste faite depuis longtemps.

Un autre avantage, capital en l'espèce, est le suivant : outre la certitude du chiffre exact du mercure injecté, cette seringue permet encore d'éviter les erreurs de dose qui pourraient résulter d'une minute d'inattention : même complètement remplie, elle ne contient en effet, que 0 gr. 15 de principe actif, qu'il s'agisse d'huile grise ou de calomel, doses qui, pour être fortes et exceptionnelles, ne sont pas communément dangereuses.

La graduation présente une grande simplicité : chaque division de la tige du piston correspond à 0 gr. 01 de médicament, qu'il s'agisse de mercure, de calomel, d'oxyde jaune, de salicylate, etc., du moment que le produit est à 40 p. 100.

La perte correspondant au contenu de l'aiguille est prévue dans la graduation et a été calculée pour l'aiguille de 5 centimètres ; le praticien n'a donc pas à s'en préoccuper.

Pour ce qui est de l'aiguille, rappelons, en passant, qu'il importe de la choisir longue et aussi fine que le permet le passage du médicament : un diamètre de 6/10 de millimètre suffit quand le calomel est convenablement porphyrisé.

III. Observations. — Le nombre des piqûres faites à ce jour est de 138 : 90 à l'hôpital (Saint-Lazare) et 48 dans

la clientèle de ville. Elles se répartissent sur **25** malades :
8 hommes et **17** femmes.

1ᵉ *Hôpital Saint-Lazare* (Dʳ Lévy-Bing). Les malades,
au nombre de 15, toutes des femmes, ont reçu 90 injections, soit 6 par malades.

Les doses injectées ont été de 0 gr. 05, 0 gr. 08 et 0 gr. 10.
Les accidents traités ont été : chancres, roséole, plaques
muqueuses, syphilides et gomme de la petite lèvre.

Tolérance. — Neuf injections ont laissé à leur suite de
petites nodosités de la dimension d'un pois ou d'une lentille : 3 ont causé un empâtement de la fesse, de la dimension d'une pièce de 5 francs, mais sans rougeur et sans
phénomènes inflammatoires ; jamais d'abcès. Au point
de vue douleur, 30 ont occasionné de la douleur, mais
cette douleur a été très variable : dans 6 cas seulement,
la douleur a été assez forte et a duré de quatre à six jours,
mais sans jamais immobiliser les malades. Dans les **24** autres cas, la douleur a été plutôt faible et de courte durée,
ne se manifestant guère que pendant une seule journée,
généralement vers le troisième jour, parfois même cette
douleur était si peu marquée qu'elle n'apparaissait qu'à
la palpation de la fesse. Dans 6 cas seulement, qui ne
correspondent pas aux 6 piqûres douloureuses, la marche a été gênée et s'est faite avec une légère difficulté
pendant deux ou trois jours. Pas une seule fois nous n'avons
eu à enregistrer de très grosse douleur.

Pour les 60 autres injections, nous n'avons noté aucune
espèce de douleur, ni spontanée, ni provoquée. Plusieurs
fois nous avons fait l'épreuve par comparaison, en injectant à la même malade tantôt du calomel, tantôt de l'huile
grise ; dans un certain nombre de cas, le calomel s'est
montré plus douloureux que l'huile grise ; chez d'autres
malades, huile et calomel ont été également indolores.

2ᵉ *Clientèle privée* (Dʳ Eudlitz.) — Les malades traités
sont au nombre de 10 : 8 hommes et **2** femmes ; ils ont
reçu en tout **48** injections.

Les doses injectées ont été toutes de 0 gr. 05, sauf une de 0 gr. 06.

Les accidents traités n'étaient pas particulièrement graves, à part un chancre phagédénique du gland et une gomme de la peau. La plupart des malades étaient en cours de traitement par l'huile grise.

Au point de vue douleur : 22 injections ont présenté une douleur variable, jamais forte. Dans 5 cas, il y a eu, pendant trois jours, un peu de boiterie, sans empêcher la marche. Dans 1 cas, chez un tailleur, la douleur n'existait qu'au moment du croisement des jambes, pendant le travail pour prendre l'attitude professionnelle. Parmi ces injections douloureuses, nous comprenons également celles de 2 malades faisant de la bicyclette : ces douleurs ont été si peu marquées qu'elles n'ont à aucun moment entravé ce mode de locomotion. Les 26 autres piqûres ont été tout à fait indolores, et parmi elles il en est 3 de particulièrement intéressantes : une femme, sur sa demande formelle, avait reçu 2 injections, une dans chaque fesse, d'un calomel soi-disant indolore ; l'une et l'autre provoquèrent une telle douleur que la malade dut garder le lit, la première fois deux jours, la seconde fois trois jours.

Cette même malade a supporté, sans la moindre douleur, trois piqûres, une par semaine, de notre préparation.

L'immense supériorité de ce nouveau calomel ressort manifestement de la simple comparaison de nos résultats actuels avec ceux du même expérimentateur utilisant les anciennes formules à 0 gr. 05 et 0 gr. 10 par centimètre cube, résultats consignés dans sa thèse (1).

---

1. A. Lévy-Bing. *Les injections mercurielles intramusculaires dans syphilis*, 1901, p. 194.

	Avec les anciennes formules	Avec notre formule
Piqûres horriblement douloureuses. .	10 p. 100	0 p. 100
— très douloureuses	50 »	0 »
— douloureuses, très supportabl.	20 »	33 »
— indolores	20 »	67 »
	100	100

Conclusions. — Les résultats que nous venons de relater brièvement démontrent que la tolérance de ce calomel fort est infiniment supérieure à celle du produit obtenu par les anciennes méthodes. Il est donc intéressant d'appliquer ce titrage à 40 p. 100 pour toutes les préparations mercurielles insolubles, mais en prenant soin de n'utiliser, pour ces injections, que la seringue spéciale graduée à 0 gr. 01 de principe actif par chaque division de la tige du piston.

DISCUSSION

M. Burlureaux. — A l'appui de ce que vient de dire M. Lafay, je puis citer une observation personnelle. J'ai pu, chez un de mes malades, faire 23 injections de calomel préparé par notre collègue, sans que le sujet ait ressenti la moindre douleur. J'ai fait 2 injections par semaine.

Un tel résultat constitue, à mon sens, un fait nouveau, digne d'attirer l'attention.

" *Bullet. de la Soc. de Thérapeut.*, 4ᵉ S., t. XII, 42ᵉ A., nᵒ 14, 19 nov. 1907, p. 416 ".

L'huile grise et le nouveau Codex.

L'huile grise occupe, en syphilithérapie, une place de plus en plus importante, ainsi qu'en témoigne le nombre croissant des publications médicales dont elle est l'objet. Tout récemment encore la Société française de Dermatologie et de Syphiligraphie, des plus compétentes en l'espèce, portait à son ordre du jour l'étude de cette question, et lui consacrait deux longues séances (1). Le 21 novembre prochain, elle reprendra de nouveau cette discussion, afin de codifier en quelque sorte la composition et la posologie du médicament, en ce qui intéresse plus particulièrement la pratique médicale. Durant les vingt années qui nous séparent de la date de sa naissance, l'*oleum cinereum* de Lang n'a en effet cessé de varier tant au point de vue de la nature de l'excipient qu'à celui de la teneur en mercure. Ainsi, pendant qu'on utilisait indifféremment l'huile d'olive, la vaseline, l'huile de vaseline, la lanoline, l'onguent napolitain, tantôt isolés, tantôt associés dans les proportions les plus diverses, la quantité de métal allait de 11, 11 à 57 0/0, sans autre règle que la fantaisie du préparateur ou le bon plaisir du médecin traitant. En inscrivant cette préparation dans sa nouvelle édition, le Codex français a donc fait œuvre éminemment utile : il donnera ainsi au médecin l'assurance d'une formule invariable et uniforme, en même temps qu'il fournira au pharmacien cette sauvegarde légale derrière laquelle il s'abritera désormais d'autant plus volontiers qu'il avait jusque-là, 8 fois sur 10, la charge et l'embarras de délivrer sans aucune indica-

---

1. *Bull. de la Soc. française de Dermat. et de Syphil.*, 1907, n° 5, séances du 21 février et du 21 mars, p. 143 à 230.

tion, tel produit qu'il lui plaisait. Il est toutefois regrettable que la préparation inscrite au Codex ne soit peut-être pas à l'abri de toute critique, et il serait désirable, s'il en est temps encore, que notre Commission pût tenir compte, dans la mesure du possible, des desiderata formulés par la Société de Dermatologie et de Syphiligraphie dans les discussions que je rappelais tout à l'heure.

J'aurais souhaité vous soumettre ces quelques observations beaucoup plus tôt. J'en ai été empêché par une circonstance indépendante de ma volonté. Un des maîtres les plus sympathiques de notre Ecole de Pharmacie, à qui je suis heureux d'adresser mes remerciements pour sa coutumière obligeance, a bien voulu me communiquer, il y a près d'un an, le libellé relatif à l'huile grise, mais sous cette réserve que ce renseignement me demeurerait personnel, le Codex ne devant pas être défloré avant sa publication. Jusqu'à ce jour je me suis conformé scrupuleusement à ce désir. Actuellement les conditions sont très différentes, car le secret d'hier n'existe plus aujourd'hui. A la séance du 4 juillet dernier de la Société de Dermatologie et de Syphiligraphie, son Président, M. le professeur Fournier, faisait en effet connaître la formule de l'huile grise telle qu'elle figurera au nouveau Codex, avec les commentaires qui en accompagnent le libellé. Je transcris textuellement :

Mercure purifié.	20 gr.
Teinture éthérée de benjoin.	6
Huile de vaseline.	10
Vaseline officinale.	30

Préparez la teinture éthérée de benjoin en dissolvant 10 parties de benjoin dans 20 parties d'éther rectifié ; décantez.

Versez le mercure dans un matras bien sec, ajoutez 6 grammes de teinture éthérée de benjoin, bouchez, agitez fortement. Dès que le mercure sera divisé suffisamment pour cesser d'être visible, laissez reposer pendant quelques instants, décantez la teinture en excès. Bouchez de nouveau, agitez jusqu'à ce que le tout forme une pâte molle adhérente aux parois du matras.

Faites tomber le mercure ainsi divisé dans un mortier contenant l'huile de vaseline et la vaseline, entraînez ce qui reste à l'aide d'un peu d'éther, puis, par trituration prolongée, faites une préparation homogène que vous conserverez dans un flacon bouchant à l'émeri.

Ainsi obtenue, l'huile grise est de consistance semi-fluide, d'odeur agréable, de couleur gris ardoisé.

Un centimètre cube de cette préparation pèse 1 gr. 35 et contient 0 gr. 42 de mercure.

Désireux de voir une entente s'établir entre la formule du Codex et celle, un peu différente, qui rallie actuellement la majorité des suffrages médicaux. M. le professeur Fournier a bien voulu me confier, comme membre des deux Sociétés, la mission d'étudier avec vous la création d'une formule unique, répondant le plus possible aux exigences d'ordre pharmaceutique et thérapeutique.

La composition de l'huile grise présente à considérer deux choses : le choix de l'excipient et le pourcentage en mercure.

1° Choix de l'excipient. — L'huile grise étant un médicament officinal, la nature de l'excipient joue, dans sa préparation, un rôle capital, au double point de vue de la conservation du produit et de sa tolérance par l'organisme. Il va sans dire, n'est-il pas vrai, que, malgré la perfection de sa technique, le syphiligraphe le plus adroit aura tous les ennuis de la méthode si le produit injecté laisse à désirer, comme trop liquide, rance, incomplètement stérile ou ultérieurement contaminé.

Parmi les qualités d'un bon excipient, il en est d'intrinsèques, relatives à sa pureté, à son inaltérabilité, à sa constitution, à sa consistance, etc., toutes considérations d'ordre plutôt pharmaco-chimique, et conséquemment, oiseuses dans cette enceinte. A côté d'elles et presque sous leur dépendance viennent se placer les nécessités d'ordre médical, telles que nous les révèle la pratique journalière ; l'excipient devra, avant tout autre avantage, offrir à l'organisme une tolérance aussi parfaite que possible ; il ne sera pas toxique, ni même irritant et ne provoquera aucune douleur immédiate ou tardive. Enfin, il devra présenter, au point de vue de l'absorption ultérieure du médicament par l'organisme, une barrière suffisamment ouverte.

L'énoncé rapide de ces qualités nécessaires permet d'éliminer tout d'abord les huiles végétales et l'onguent napolitain, pour ne conserver que la vaseline, la lanoline et l'huile de vaseline. Pour le pharmacien, ces trois derniers produits présentent à peu près les mêmes avantages ; il en va différemment pour le syphiligraphe qui ne doit plus considérer seulement leur constitution chimique et leur conservation, mais encore leur consistance et leur absorption par les tissus.

Un excipient à base de lanoline et d'huile de vaseline est incontestablement plus liant, plus onctueux, plus émulsionnant et moins cassant que le mélange vaseline et huile de vaseline prescrit par le Codex : c'est là un fait d'expérience facile à vérifier.

La lanoline possède une autre particularité : elle éteint son poids de mercure en une demi-heure de trituration ; mais cette propriété peut être poussée beaucoup plus loin ; W. Kauffeisen (1) a reconnu que 10 grammes de lanoline suffisent à éteindre 50 grammes de mercure en une heure, et que la préparation ainsi obtenue, examinée an microscope, montre le mercure à un état de division qui n'a rien de comparable, au point de vue de la ténuité des globules, à celui du meilleur onguent napolitain à base d'axonge.

Un dernier avantage à l'actif de la lanoline, et que ne

---

1. W. Kauffeisen. De l'examen microscopique des pommades (*Rép. de Pharm.*, [3], XVIII, p. 344).

possède pas la vaseline, est le suivant : les expériences de Lassar l'autorisent à considérer la lanoline comme susceptible de pénétrer le derme jusque dans ses couches profondes, plus facilement qu'aucun autre corps gras.

Ces deux dernières constatations présentent, on le conçoit aisément, un intérêt de premier ordre relativement à l'absorption du métal, qu'il s'agisse de la voie cutanée (friction) ou hypodermique (injection).

2° **Pourcentage en mercure.** — La pratique médicale journalière a péremptoirement établi que la tolérance des tissus à l'égard de l'huile grise est, toutes choses égales d'ailleurs, inversement proportionnelle au volume injecté. Le pourcentage en mercure fixé par le Codex, et qui est de 33,33 p. 100, ou 0 gr. 42 de métal par centimètre cube, remplit donc les conditions désirables, en ce qu'il suffit de 1/5° de centimètre cube pour injecter 0 gr. 08 de mercure, dose généralement considérée comme moyenne.

Mais il est fâcheux que la commission du Codex n'ait songé qu'au préparateur du produit et non au médecin qui l'emploie. Elle a ainsi adopté le dosage *en poids* pour un médicament destiné à être injecté *en volume,* sans égard aux graduations habituelles des seringues en 10 ou 20 divisions. Ce tirage présente le double inconvénient d'exiger du médecin soit un calcul, soit un effort de mémoire pour se rappeler que l'huile grise à 33,33 p. 100 contient, en réalité, non pas 0 gr. 33, mais 0 gr. 42 de métal par centimètre cube. L'usage de l'huile grise actuelle, dite à 40 p. 100 en poids, a surabondamment démontré tous les inconvénients inhérents à ce mode de dosage pondéral : M. le Dr Emery a, en effet, constaté qu'en formulant « Huile grise à 40 p. 100 », les pharmaciens délivraient une préparation contenant de 0 gr. 40 à 0 gr. 56 de mercure par centimètre cube, suivant la façon dont ils interprétaient cette locution cependant classique (1).

---

1. E. ÉMERY. Modifications à apporter à la posologie de l'huile grise (*Bull. de la Soc. franç. de Dermat. et de Syphil.,* n° 5, mai 1907, p. 208).

La plupart des méfaits dont on charge communément l'huile grise sont, en réalité, imputables à cette cause d'incessantes erreurs dans l'utilisation du médicament. Les membres de la Société de Dermatologie et de Syphiligraphie ont songé avec raison à prémunir, contre les dangers d'une interprétation qui a déjà occasionné plusieurs accidents mortels, leurs confrères non spécialistes, et conséquemment moins familiarisés qu'eux avec cette numération à double entente.

A cet effet, ils demandent que l'huile grise soit désormais *dosée en volume*, et qu'il leur suffise de formuler « Huile grise à 40 p. 100 » pour que le pharmacien délivre toujours un médicament contenant 0 gr. 40 de métal par centimètre cube.

Ce chiffre de 0 gr. 40 offre même un avantage que n'a pas celui du Codex (0 gr. 42) : il est exactement divisible, sans fraction, par 10 ou 20, nombre représentant, comme on l'a dit, les graduations des seringues de Pravaz. Ainsi, pour 0 gr. 08 de mercure, le médecin injectera 2 ou 4 divisions, suivant que sa seringue sera graduée en 10 ou 20 parties égales, tandis qu'avec la formule du Codex il lui faudrait mesurer 1 div. 9 ou 3 div. 8. Ce qui revient à dire qu'en pratique le chiffre injecté ne répondrait jamais qu'approximativement au chiffre calculé, quelle que fût du reste la dextérité de l'opérateur. De ce côté, encore, la tâche du médecin se trouve par suite considérablement simplifiée.

Malgré la difficulté matérielle qu'il peut y avoir à insérer actuellement la légère modification proposée par la Société de Dermatologie et de Syphiligraphie, la commission du Codex serait d'autant plus intéressée à accéder à ce désir qu'elle aurait ainsi l'occasion de faire disparaître un erratum qui s'est glissé dans ses calculs.

« Un centimètre cube de cette préparation, dit le Codex, pèse 1 gr. 35, et contient 0 gr. 42 de mercure. » Comme le produit est à 33,33 p. 100, si le centimètre cube pèse

1 gr. 35, le poids du mercure, par unité de volume, n'est pas 0,42, mais 0,45, d'après l'équation 1 gr. 35 : x : : 1 gr. : 33,33. L'erreur provient vraisemblablement d'un lapsus typographique qui a fait imprimer 1 gr. 35 au lieu de 1 gr. 25 qui est le poids réel du centimètre cube d'huile grise à 33,33 p. 100, ainsi que je m'en suis assuré en exécutant la formule du Codex.

Et il y a plus! La présence d'éther et de benjoin vient encore compliquer singulièrement le dosage. D'abord, cette teinture éthérée de benjoin enlève à la formule toute précision : non seulement la proportion qu'il en reste dans le produit final n'est pas déterminée, mais elle est forcément variable, puisque, à part les 6 grammes prévus puis particllement décantés, le Codex fait encore rincer le ballon « avec un peu d'éther » qu'il verse directement dans le mortier contenant mercure et excipient. Suivant qu'on néglige ou non ce poids additionnel, le pourcentage en mercure peut ainsi varier de plus de 3 p. 100.

En second lieu, « cette huile grise à l'éther » n'est plus admise par les syphiligraphes ; ils ont constaté que l'injection en était plus douloureuse que celle du produit préparé différemment.

Enfin contre cette façon d'opérer il est une raison majeure : la teinture éthérée de benjoin est parfaitement inutile. Nous avons en effet rappelé précédemment qu'il suffit de 10 grammes de lanoline pour éteindre 50 grammes de mercure en une heure condition qui est surabondamment remplie dans la formule ci-dessous. Cette addition qui, du reste, ne figure pas dans la formule primitive de Lang, est donc à rejeter.

En résumé, j'ai l'honneur de soumettre à l'approbation de la Société de Pharmacie les résolutions suivantes conformes, d'une part au vœu de la Société française de Dermatologie et de Syphiligraphie, et, d'autre part, au rapport de M. le D⁙ Queyrat à la Société médicale des Hôpitaux (1):

1° Supprimer totalement la teinture éthérée de benjoin et conséquemment l'addition ultérieure d'éther;

2° Substituer dans la formule du Codex la lanoline à la vaseline.

3° Remplacer le dosage à poids pour poids par celui à poids pour volume, qui demeure invariable malgré les changements possibles de densité de l'excipient ;

4° Choisir le titrage à 0 gr. 40 par centimètre cube, exactement et facilement mensurable, de préférence au chiffre 0,42 qui ne l'est pas;

5° Adopter la formule suivante qui répond à ces multiples indications:

> Mercure purifié. . . . . · . . . . 40 gr.
> Lanoline anhydre pure et stérilisée . . . . 40 cm³
> Huile de vaseline médicinale stérilisée . . . 57 cm³

Dans un mortier flambé et incomplètement refroidi, verser le mercure et la lanoline; triturer jusqu'à extinction, puis ajouter l'huile de vaseline. Le produit est conservé dans un flacon à l'émeri. Il contient 0 gr. 40 de mercure par centimètre cube.

DISCUSSION :

M. VOIRY répond à M. Lafay, au nom de la quatrième commission qui eut jadis à s'occuper de la formule de l'huile grise. Il ne nie point les avantages que pourraient présenter certaines des modifications réclamées par M. Lafay, mais il ne croit pas cependant qu'il faille condamner à la légère la formule du futur Codex. La sous-commission a été guidée par le souci d'indiquer une formule facile à exécuter et présentant des garanties indiscu-

---

1. QUEYRAT. Une nouvelle formule d'huile grise (*Société méd. des Hôpitaux* et *Annales de Thérap. dermatol. et syphil.*, VII, p. 123, 1907).

tables d'asepsie ; il ne lui a pas semblé que la lanoline répondît à ces conditions ; c'est cette raison qui lui a fait rejeter cet excipient. Le dosage en volume que l'on propose paraît séduisant, mais il est bien difficile à réaliser dans la pratique, il n'est pas possible, en effet, de mesurer exactement, à la température ordinaire, une pommade telle que l'huile grise ; il devient nécessaire de faire la mesure à 35° par exemple et il faudrait être assuré que le médecin fera l'injection à la température indiquée ; en sera-t-il toujours ainsi ?

La quatrième sous-commission n'a pas pensé que l'emploi du benjoin fût nuisible ni que la présence d'une trace d'éther pût présenter des inconvénients.

Il n'y a, d'ailleurs, pas lieu de rejeter une modification à la formule primitive, s'il est démontré que cela puisse conduire à un résultat profitable.

M. Dumesnil est d'avis d'adopter les modifications proposées par M. Lafay ; il prépare une huile grise avec 100 grammes de mercure, 10 grammes de lanoline et quantité suffisante d'huile de vaseline pour faire 250 centimètres cubes. La préparation ainsi obtenue peut être employée à la température ordinaire et son volume sera très facilement mesurable.

Après un échange d'observations entre MM. Bourquelot, Crinon, Léger et Landrin, la Société décide de nommer une commission chargée d'étudier les modifications proposées à la formule de l'huile grise. Cette commission est composée de MM. Patein, Lafay, Voiry, Hérissey et Dumesnil.

A la séance suivante, le rapporteur de la commission ci-dessus-nommée, M. Dumesnil, donne lecture des conclusions de cette commission:

M. Dumesnil rapporteur: A la suite d'une discussion relative à la préparation de l'huile grise, provoquée par notre collègue M. Lafay, vous avez, dans votre séance du 6 novembre dernier, nommé une Commission et voul'avez chargée d'examiner s'il y avait lieu d'apporter des modifications à la formule qui devrait être insérée dans la prochaine édition du *Codex*.

Votre Commission avait deux choses bien distinctes à étudier :

1° Le pourcentage en mercure de l'huile grise.

Elle est unanime pour vous proposer le titrage de 0 gr. 40 de mercure par centimètre cube à la température ordinaire, titrage proposé par M. Lafay. Ce titrage, exprimé en chiffres ronds, est voisin de celui qui est généralement adopté dans la pratique ; il rend facile le calcul du poids de mercure injecté en faisant usage d'instruments gradués d'après le système décimal.

2° En second lieu, elle avait à étudier, avec le mode opératoire, la nature des composants.

Il convient de rappeler que dans la formule admise par la Commission du *Codex*, et qui est celle que la Société de Pharmacie lui avait proposée il y a dix ans, on voit figurer, avec le mercure et la teinture éthérée de benjoin, de la vaseline et de l'huile de vaseline. Or, les proportions de ces deux derniers éléments sont telles, que l'huile obtenue est insuffisamment fluide, et qu'il est nécessaire de la chauffer légèrement avant de l'employer.

Ce chauffage, s'il est souvent répété, ou si la température en est un peu trop élevée, détruit la stabilité de l'huile grise : aussi votre Commission est d'avis, afin d'obtenir un produit fluide à la température ordinaire, que les proportions relatives de vaseline et d'huile de vaseline doivent être modifiées, mais cela, à la condition que, du fait de ce changement, la séparation du mercure éteint ne soit pas facilitée.

Dans le cas où cette modification ne donnerait pas de résultats satisfaisants, elle estime qu'on pourrait substituer la graisse de laine à une partie des hydrocarbures ; la graisse de laine, additionnée, en effet, dans des proportions convenables d'huile de vaseline permet d'obtenir une huile grise fluide et stable : il y a lieu de remarquer que l'emploi de ce corps éviterait de recourir à la teinture éthérée de benjoin pour éteindre le mercure.

Il est bien entendu — et le mode opératoire devrait le spécifier avec soin — que la graisse de laine devrait, avant toute manipulation, être portée à une température suffisamment élevée pour être absolument stérilisée.

L'expérience a montré que, dans ces conditions, ce corps était exempt d'inconvénients et donnait, au moyen de la formule dont nous donnons ci-dessous le texte, une huile grise de parfaite conservation.

Les préparations obtenues au moyen de la graisse de laine ont été d'ailleurs éprouvées par un nombre notable de médecins qui, procédant par comparaison, n'ont pas hésité à leur accorder leur faveur.

Cet argument a, croyons-nous, une certaine importance et méritait, en tout cas, d'être invoqué.

Nous vous proposons donc la formule suivante :

Mercure purifié . . . . 40 grammes.
Graisse de laine (*Adeps lanæ anhydricus*). . . 26 —
Huile de vaseline médicinale . . . . 60 —

Stérilisez la lanoline et l'huile de vaseline soit en les chauffant à 120° dans un vase d'Erlenmeyer pendant vingt minutes, soit en les mettant directement, après fusion et filtration, dans un flacon à large ouverture fermé d'un bouchon à l'émeri maintenu par un parchemin résistant que vous porterez à l'autoclave à 120° pendant vingt minutes.

Flambez soigneusement à l'alcool le mortier et son pilon : déposez-y le mercure, puis la lanoline ; battez jusqu'à extinction complète du mercure, ajoutez l'huile de vaseline par petites parties et faites cette manipulation dans des conditions d'asepsie rigoureuses. Versez le mélange intime dans un flacon à l'émeri, ou mieux, distribuez-le dans des flacons de 2,5 et 10 centimètres cubes, préalablement stérilisés à 130°.

L'huile grise ainsi obtenue est de consistance fluide (à une température de 15 à 20°) et de couleur gris foncé.

La formule donne 126 grammes d'un produit occupant un volume très approché de 100 centimètres cubes et contenant par suite, très sensiblement, 0 gr. 40 de mercure par centimètre cube.

A l'appui de ces conclusions M. Lafay apporte l'opinion autorisée de la Société française de Dermatologie et de Syphiligraphie, opinion de tous points identique à celle que vient d'émettre la Société de Pharmacie.

M. le Président consulte la Société : les conclusions de sa commission sont adoptées à mains levées.

Ces conclusions sont conformes, au double point de vue du titrage en mercure et de la nature de l'excipient, aux propositions émises par M. Lafay dans la séance de novembre.

" *Journ. de Ph. et de Chim.*, 98° an 6° s., t. XXVI, n° 11, p. 491, et n° 12, p. 534 et 553 ".

" *Journ. de Pharm. et Chim* , 98° ann., 6° s., t. XXVI, n° 10, p. 471 et n° 11, p. 491. „

Contribution à l'étude du calomel « condensé », à 40 p. 100.

Le 7 novembre dernier, nous avions l'honneur MM. Eudlitz, Lévy-Bing et moi, de présenter à la Société française de dermatologie et de syphiligraphie les résultats obtenus à la suite de 138 injections intra-musculaires d'un calomel de concentration spéciale dénommé pour cette raison *calomel fort* ou *concentré*. Ce calomel est ainsi appelé parce qu'il contient non plus 0,05 ou 0,10 centigrammes de sel par centimètre cube, comme les préparations employées jusqu'à ce jour, mais 0,40 centigrammes. Ce dosage a été choisi de préférence à tout autre, parce qu'il doit être admis pour l'huile grise dans la prochaine édition du Codex français.

Notre préparation présente la composition suivante :

Calomel porphyrisé et lavé. . . . . 0,40 centigr.
Lanoline anhydre camphrée à 1/20   3 p. ⎫ q. s. p.
Huile de vaseline médicinale camphrée à 1/20 7 p. ⎭ 1 c. cube.

F. S. A. — 1 centimètre cube contient 0,40 centigrammes de calomel, représentant 0,34 de mercure métallique.

Le calomel, après porphyrisation, est lavé à l'éther officinal pur et déshydraté, et non à l'éther ordinaire des pharmacies, dit éther sulfurique.

L'excipient est celui que nous avons préconisé déjà pour l'huile grise, et qui a été admis d'abord par la Société de pharmacie de Paris (en remplacement du mélange de vaseline et d'huile de vaseline proposé par la commission du Codex), puis par la Société française de dermatologie et de syphiligraphie, dans sa séance du 5 décembre dernier.

Nous n'ajoutons à la préparation aucun anesthésique. L'expérience a en effet démontré que l'excipient était par lui-même indolore et très bien toléré par les tissus, et on sait, d'autre part, que la douleur calomélique ne se produit guère, quand elle se produit, que deux ou trois jours après l'injection, alors que l'absorption de l'anesthésique est déjà terminée. Cette adjonction d'analgésique, que l'on voit cependant figurer dans certaines formules, ne se justifie donc ni en théorie ni en pratique.

Les considérations qui nous ont engagés à expérimenter le titrage à 40 p. 100, au lieu du dosage habituel à 5 ou 10 p. 100, sont d'ordre essentiellement clinique. La pratique médicale démontre en effet avec certitude que l'huile grise à 40 p. 100 est remarquablement mieux supportée que les huiles mercurielles à bas titre, improprement dénommées huiles grises, et dont il faut injecter 1/2, ou même 1 centimètre cube.

Autrement dit, l'injection est d'autant mieux tolérée localement que le volume injecté est plus faible, pour un poids donné de métal.

Les résultats favorables mentionnés en novembre, et qui se sont continués depuis, démontrent l'intérêt de la modification que nous proposions alors, non seulement pour le calomel, mais pour toutes les préparations à base de composés insolubles : oxyde jaune de mercure, salicylate, protoiodure, etc.

De toutes les injections faites par MM. Eudlitz et Lévy-Bing, soit à l'hôpital, soit dans la clientèle de ville, pas une seule fois il n'a été constaté de ces douleurs atroces, épouvantables qui inspirent à beaucoup de syphiligraphes la peur du calomel, et font que ce sel, malgré sa supériorité d'action, est le plus souvent réservé aux accidents de la syphilis et non au traitement habituel de la maladie.

Toujours les malades ont pu vaquer à leurs occupations et parmi eux plusieurs faisaient de la bicyclette. La douleur, même quand elle se produisait, était toujours supportable, n'immobilisait jamais le malade, et n'apparaissait parfois même qu'à la palpation de la fesse.

Chez Lévy-Bing, quelques injections ont laissé à leur suite de petites nodosités, de la dimension d'un pois ou d'une lentille ; trois ont causé un empâtement de la fesse de la dimension d'une pièce de 5 francs, mais sans rougeur et sans phénomènes inflammatoires ; jamais d'abcès. Eudlitz a constaté, dans cinq cas, un peu de boiterie gênant mais n'empêchant pas la marche ; dans un autre cas, chez un tailleur, la douleur n'existait qu'au moment du croisement des jambes. Une malade qui, à la suite de l'injection d'un calomel soi-disant indolore, avait dû garder le lit, la première fois deux jours, la seconde fois trois jours, reçut ensuite trois piqûres de notre calomel qui furent particulièrement indolores.

Du reste rien ne fait mieux ressortir la véritable supériorité de notre préparation que la comparaison des résultats actuels avec ceux obtenus il y a quelques années par l'un des expérimentateurs d'aujourd'hui, le Dr Lévy-Bing, résultats consignés dans sa thèse (1).

---

1. Lévy-Bing. *Les injections mercurielles intra-musculaires dans la syphilis*, 1902, p. 194.

	Avec les anciennes formules	Avec notre formule
Piqûres horriblement douloureuses.	10 p. 100	0 p. 100
— très douloureuses. . . .	50 —	0 —
— douloureuses très supportables.	20 p. 100	33 p. 100
Piqûres indolores.	20 —	67 —

La technique est la même que pour l'huile grise classique à 40 p. 100, c'est-à-dire qu'elle comporte l'usage d'une seringue de faible diamètre et de graduation spéciale.

La nécessité de cet instrument est même plus impérieuse encore pour le calomel en raison de l'activité plus grande du médicament. Les seringues dosées à 0 gr. 01 de principe actif par division sont les meilleures et les plus pratiques ; ce sont les seules qui mettent sûrement à l'abri des erreurs de dosage et qui permettent d'injecter un poids de métal correspondant mathématiquement au chiffre calculé.

Depuis lors l'excellence des résultats consécutifs à l'emploi du calomel concentré a été affirmé d'abord par M. le Dr Burlureaux, à la Société de thérapeutique, puis par M. le Dr Juan de Azúa, professeur de dermatologie et de syphiligraphie à la Faculté de médecine de Madrid.

A la suite de notre communication à la Société de dermatologie et de syphiligraphie, M. le professeur de Azúa adressait à l'un de nos compatriotes et amis, M. le Dr Sanglier, un long et très intéressant mémoire relatif aux « injections de calomel condensé ».

Les expériences de M. le professeur de Azúa présentent, comparativement aux nôtres, une double supériorité ; elles sont à la fois plus nombreuses et plus anciennes. Bien que le distingué praticien de Madrid n'ait encore rien publié sur ce sujet, ses essais datent de 1897. Il est intéressant de connaître les observations cliniques qui motivèrent chez notre confrère l'emploi des préparations de

calomel *condensé ;* je cite textuellement la traduction du
Dr Sanglier : « Nous connaissons les incommodités nombreuses éprouvées par presque tous les malades auxquels
nous injectons du calomel ou du salicylate de mercure en
suspension dans l'huile de vaseline à 0 gr. 05 ou 0 gr. 10
pour 1 centimètre cube, et celles, rares ou de peu d'importance, que ressentent les malades traités avec l'huile
grise à 50 0/0, c'est-à-dire sous un volume de liquide
beaucoup plus petit. Me rappelant ces observations, je
fus conduit à rechercher si les injections d'huile grise
ayant une plus faible dosification et un plus grand excipient étaient plus douloureuses que celles à 50 0/0. Mes
recherches me prouvèrent que le volume de la masse
injectée était la cause principale dans l'augmentation des
gênes, et alors cela me fit penser à préparer le calomel
pour injection de la même façon que l'huile grise à
50 0/0, selon la formule de Lang, cherchant une réduction considérable du volume de la masse à injecter. »

Les injections s'élèvent actuellement au chiffre de 500 à
600. Dans la grande majorité des cas les conséquences
locales de l'injection « ont été toujours totalement bien
supportables ». Pour ce qui est des piqûres moins heureuses, qui furent suivies de douleurs, de nodosités, de
symptômes de sciatique et même de fièvre, le professeur
de Madrid s'en console en rappelant que « toutes ces
manifestations, mais en plus grand nombre et avec plus
d'intensité, se produisent lorsqu'on injecte le calomel selon
la méthode usuelle (c'est-à-dire à 0 10 centigr. par centim.
cube) ». Et il conclut : « Quand la méthode que nous pour-
rions appeler *injections condensées* se généralisera, le traitement de la syphilis par le calomel s'étendra rapidement
pour être sans aucun doute le plus efficace, bien qu'aujourd'hui il ne soit pas encore le plus pratique... La comparaison entre les injections faites avec le calomel en
suspension dans l'huile de vaseline et celui préparé selon
la formule de Lang, est tout à l'avantage de ce dernier

procédé qui réduit considérablement la douleur, la tuméfaction, la durée des indurations et la tendance à la formation des pseudo-abcès que produit parfois le calomel. Les malades chez lesquels on a expérimenté les deux procédés manifestent ressentir beaucoup moins de gênes avec les injections faites avec la petite quantité de substance que nécessite la méthode au calomel condensé. »

Nous enregistrons ces déclarations d'autant plus volontiers qu'elles reposent actuellement sur une expérimentation d'un peu plus de dix années, et qu'elles émanent d'un des maîtres en la matière, professeur de dermatologie et de syphiligraphie. Elles sont comme la reproduction avant la lettre de nos précédentes conclusions.

Il semble donc se confirmer d'ores et déjà que la substitution du calomel fort, à 40 p. 100, aux anciennes préparations diluées dont il fallait injecter 1 centimètre cube, constitue réellement une modification intéressante et un sensible perfectionnement. Nous remercions bien sincèrement M. le professeur de Azùa, et son intermédiaire, M. le D' Sanglier, de l'importante contribution à l'étude du calomel *condensé*, qu'ils ont bien voulu nous offrir.

DISCUSSION

M. BARBELLION. — J'ai eu dernièrement l'occasion d'injecter la nouvelle préparation de M. Lafay à deux malades différents.

Chacun de ces malades a accusé dans les vingt-quatre heures une douleur assez considérable. L'un deux revint me voir le lendemain en traînant la jambe, ne pouvant s'asseoir qu'avec de grandes précautions. Un massage d'une dizaine de minutes atténua suffisamment la douleur pour lui permettre de marcher ensuite facilement. Chez mes deux malades il se forma un empâtement qui dura une huitaine de jours sans aucune suite fâcheuse. Il est impossible évidemment de juger une préparation d'après deux obser-

vations aussi sommaires ; je compte bien d'ailleurs faire
d'autres tentatives qui, je l'espère. seront plus heureuses.
Mais je tenais à signaler en toute sincérité ce que j'avais
observé, me demandant si les sels mercuriels, et le calomel en particulier, n'étaient pas plus irritants lorsqu'ils
étaient concentrés. J'ai pu, d'autre part, me trouver simplement en présence de malades particulièrement sensibles au calomel. Il est à souhaiter qu'il en soit ainsi et
que l'avenir consacre l'usage d'une formule dont le maniement offrirait autant de commodité que de précision.

M. Lafay. — Ainsi que le fait très judicieusement
remarquer M. Barbellion, deux observations ne suffisent
pas à juger une préparation. Toutefois ce fait en lui-même
ne présente rien de surprenant : l'histoire des injections
mercurielles est faite d'oppositions de ce genre. J'ai
même la satisfaction de constater que les résultats de
notre collègue sont encore moins mauvais que ceux obtenus par Eudlitz à la suite de ses deux premières injections de calomel. Les deux malades de M. Barbellion, injectés avec notre calomel, qui n'a du reste jamais eu la
prétention d'être toujours indolore, n'ont jamais été obligés de s'aliter, et ont toujours pu marcher. La patiente
d'Eudlitz, au contraire, injectée avec un calomel choisi et
apporté par elle-même, certifié indolore et par l'étiquette et par une amie, dut garder le lit cinq jours sur
quatorze ! Ce qui ne l'empêcha pas dans la suite de sup-
porter très bien trois doses de notre calomel concentré
qui fut chez elle particulièrement indolore. Que serait-il
advenu des deux syphilitiques de M. Barbellion s'ils
avaient été injectés au calomel soi-disant indolore ? et qui
sait si les résultats peu encourageants qu'il a constatés
ne sont pas encore meilleurs ou moins mauvais qu'ils
n'eussent été avec les préparations diluées ? Autrement
dit, c'est l'avenir seul qui prononcera sur la valeur positive ou négative de la modification proposée.

Il est cependant, dans les deux observations de M. Barbellion, un fait qui ne s'accorde guère avec ce qu'on sait des injections de calomel : « Chacun de ses malades a accusé dans les *vingt-quatre heures* une douleur assez considérable. »

Or, il est cliniquement démontré que la douleur calo-mélique ne se produit guère que deux ou trois jours après l'injection. Cette douleur immédiate pour ainsi dire, ne semble-t-elle pas dès lors sous la dépendance de la piqûre elle-même, c'est-à-dire de la technique plutôt que d'être le fait de la transformation locale du médicament et de son assimilation par le muscle ?

Un second point est à considérer : M. Barbellion « se demande si les sels mercuriels, et le calomel en particulier, ne sont pas plus irritants lorsqu'ils sont concentrés ». J'avoue que la question me surprend car je la considérais comme à peu près résolue, mais dans un sens diamétralement opposé ! Il me semblait que l'on pouvait aujourd'hui poser en principe, surtout quand il s'agit d'injections insolubles à excipient huileux, que la tolérance est inversement proportionnelle au volume injecté. De cette conception les preuves abondent :

1° La malade d'Eudlitz s'est alitée cinq jours sur quatorze avec deux injections de calomel dilué, et a déclaré indolores trois piqûres de calomel concentré ;

2° La citation, rapportée précédemment, de M. le professeur de Azúa, répond directement à la question de M. Barbellion. « Les malades chez lesquels on a expérimenté les deux procédés manifestent ressentir beaucoup moins de gênes après les injections faites avec la petite quantité de substance que nécessite la méthode au calomel condensé. » Je remarque, en outre, que la préparation de M. de Azúa, n'est plus seulement à 40 mais à 50 p. 100.

3° M. le professeur Lang, le père de l'huile grise, a abandonné depuis plusieurs années déjà sa préparation à 30 p. 100, pour porter le dosage à 50 p. 100, c'est-à-dire à 0,81 centigrammes de métal par centimètre cube, à la suite d'observations nombreuses lui démontrant une tolérance inversement proportionnelle au volume injecté.

4° Dans ma monographie de l'huile grise j'ai rappelé que nous avions, M. Sabouraud et moi, il y a une huitaine d'années, expérimenté comparativement des huiles grises diluées et concentrées, ayant même excipient, et que la tolérance fut manifestement très supérieure avec le produit concentré.

5° Enfin, la preuve matérielle et irréfutable à invoquer contre la proposition de M. Barbellion nous est fournie par l'examen du tableau que j'ai rappelé tout à l'heure, où l'on voit à la suite d'un même nombre de piqûres, faites par la même main, le chiffre des injections indolores, qui est de 67 p. 100 avec notre préparation descendre à 20 p. 100 avec le calomel dilué, soit une différence de 47 p. 100 en faveur du prodnit concentré.

" Société médicale du IX° arrondissement, séance du 9 janvier 1908. "

CHAPITRE II

IODE

Sur l'huile iodee, biiodurée et iodo-biiodurée.

1. *Huile iodée.* — J'ai l'honneur de présenter à la Société deux échantillons d'huile iodée : l'une, d'origine allemande, renferme 25 p. 100 d'iode ; l'autre, de fabrication française, en contient 40 p. 100.

Le produit allemand que vous avez sous les yeux est celui qui, à différentes reprises a sollicité les faveurs du corps médical, sous le nom d'iodipine. Il posséderait, au dire du fabricant, tous les avantages thérapeutiques de l'iodure de potassium, d'autres en plus, sans en avoir les inconvénients.

En présence d'affirmations aussi alléchantes, plusieurs médecins — et en particulier M. le Dr Barthélemy, que je suis heureux de remercier ici — m'engagèrent à étudier ce nouveau médicament. J'acceptai volontiers, m'intéressant d'autant plus à ce travail que par ma thèse sur l'élimination de l'iode et des iodures, j'étais plus familiarisé avec la question.

Je ne m'en suis pas moins heurté à de très grosses difficultés théoriques et pratiques ; mais aujourd'hui le problème est résolu au delà de mes espérances, car la préparation que je vous soumets offre le double avantage de nous affranchir du tribut de l'étranger et d'être bien supérieure au produit allemand, tant par ses caractères objectifs que par sa teneur en iode.

Il est un autre point également intéressant que ce travail m'a permis d'établir : en fouillant un peu la bibliographie de l'huile iodée, on constate qu'il existe en notre faveur une question de priorité, autrement dit, si le produit à 25 p. 100 d'iode est bien de production allemande, l'idée est d'origine française.

Déjà en 1848, dans la *Gazette des hôpitaux*, Marchal (de Calvi) (1) avait proposé de remplacer l'huile de foie de morue par *l'huile iodée* administrée en nature ou en émulsion.

En 1850, Personne, pharmacien en chef à l'hôpital du Midi, et Deschamps (d'Avallon) proposent, séparément, des formules d'huile iodée qui font l'objet d'un long rapport de Guibourt (2) à l'Académie de médecine. Ricord à l'hôpital du Midi et Gibert à Saint-Louis, vantent les propriétés résolutives de l'huile iodée qu'ils déclarent très supérieure à l'huile de foie de morue.

Il convient de noter au passage que l'huile employée par Marchal (de Calvi) diffère notablement de celle obtenue par Personne ou Deschamps. La première, très riche en iode, est une simple dissolution de ce métalloïde dans l'huile, tandis que le produit obtenu par les méthodes de Personne et de Deschamps ne contient, il est vrai, que 5 grammes d'iode par litre, mais cet iode s'y trouve à l'état de véritable combinaison organique.

Néanmoins, il faut le reconnaître, le procédé allemand

---

1. MARCHAL, de Calvi, *Gazette des hôpitaux*, 1er février 1848, et *Rapport de l'Académie de médecine*, Journal de pharmacie, 1850, t. XX, p: 170.

2. GUIBOURT. Rapport à l'Académie de médecine sur les notes de Personne, de Deschamps et Marchal, de Calvi. *Journal de pharm. et chim.*, 1850, t. XX, p. 16?-175.

constituait un réel perfectionnement, en ce qu'il substituait à l'huile d'amandes douces primitivement adoptée, une huile de *type chimique incomplet :* l'huile de sésame, sur laquelle il faisait agir non plus l'iode lui-même, mais un de ses dérivés, le chlorure d'iode.

L'iode, en effet, ne se fixe sur les huiles même incomplètes qu'avec une grande difficulté et, si l'on essaie d'obtenir, par action directe, des produits plus riches en iode, les huiles s'altèrent profondément. Aussi a-t-on cherché des moyens détournés pour préparer les huiles iodées ; les Allemands, par exemple, ont eu recours à l'action du protochlorure d'iode. Nous montrerons plus loin les inconvénients de cette méthode.

Les huiles de *type chimique incomplet* comme l'huile d'œillette ou l'huile de sésame sont essentiellement constituées par les glycérides des acides stéarique $C^{18} H^{36} O^2$, palmitique $C^{16} H^{32} O^2$, oléique $C^{18} H^{34} O^2$ et linolique $C^{18} H^{32} O^2$. Certains auteurs signalent en outre dans l'huile d'œillette, la présence de l'acide linolénique $C^{18} H^{30} O^2$, corps très incomplet, comme on le voit. Ces derniers acides *ne sont pas saturés* et possèdent la propriété de fixer *directement* le chlore, le brome, l'iode, les acides chlorhydrique, bromhydrique, iodhydrique, le chlorure d'iode, etc.

Il en est de même de leurs glycérides, de telle sorte que si l'on traite par ces réactifs les huiles d'œillette et de sésame, on obtient des huiles chlorées, bromées, iodées, dans lesquelles le chlore, le brome ou l'iode fait partie de la molécule organique, au même titre que les autres éléments qui la composent : ils ne peuvent plus être décelés par leurs réactifs habituels, qu'après la destruction de cette molécule, par calcination en présence des alcalis, par exemple.

Fait-on réagir, sur ces huiles, le protochlorure d'iode ICl ? Ce composé se fixe intégralement, et l'on obtient une huile renfermant à la fois du chlore et de l'iode : pour chaque atome d'iode fixé, l'huile renferme en outre, un atome de chlore. *C'est le cas du procédé allemand.*

Emploie-t-on, au contraire, comme je l'ai fait, l'acide iodhydrique ? Il se produit une huile iodée par fixation directe de cet agent.

Cette méthode n'est d'ailleurs pas nouvelle : c'est elle qu'on emploie d'ordinaire en chimie organique, pour la préparation des acides gras iodés, le chlorure d'iode ne donnant que des dérivés chloro-iodés, ou même seulement chlorés, suivant les conditions de l'expérience, les proportions de réactif employées, la durée de la réaction, etc...

L'huile iodée, que j'ai l'honneur de présenter à la Société, résulte de *l'action de l'acide iodhydrique* sur *l'huile d'œillette*. Elle a sur le produit allemand, le grand avantage d'être plus riche en iode et de *ne pas renfermer de chlore.* Elle contient 40 0/0 de son poids d'iode et conserve néanmoins la couleur et la limpidité de l'huile originelle. Sa saveur est celle de l'huile d'œillette à peine modifiée ; sa consistance est sensiblement plus épaisse ; elle est plus dense que l'eau : à + 15° sa densité est de 1.35. Insoluble dans l'eau et l'alcool, elle se dissout facilement dans l'éther, la benzine, le chloroforme, l'éther de pétrole, le sulfure de carbone, etc.

L'iode qu'elle renferme est entièrement à l'état de combinaison organique, car elle ne donne aucune des réactions de ce métalloïde : elle ne bleuit pas le papier amidonné et ne précipite pas le nitrate d'argent.

Elle montre une remarquable fixité à l'égard des acides : on peut en effet la faire bouillir avec de l'acide azotique concentré, sans qu'elle se colore sensiblement et qu'il se dégage de l'iode. L'acide sulfurique l'altère à peine à la température ordinaire, mais si l'on chauffe le mélange, il brunit peu à peu, puis tout à coup mousse abondamment en dégageant des vapeurs d'iode.

Agitée pendant quelques minutes, avec une solution

froide de carbonate de soude, elle ne cède à ce réactif que des traces d'iode ; à chaud, la décomposition est un peu plus rapide (1).

Les solutions alcalines caustiques la décomposent au contraire très facilement, même à froid, et l'on peut caractériser l'iode, ainsi séparé, en acidulant par l'acide azotique et traitant par le nitrate d'argent, qui produit un abondant précipité jaunâtre d'iodure d'argent.

Calcinée, en présence de potasse caustique, elle laisse un résidu charbonneux, qui retient complètement l'iode à l'état d'iodure de potassium et dans lequel on peut le doser par les procédés habituels. Notre huile titre ainsi exactement : 40 0/0 d'iode.

L'iodure de potassium contenant 76,5 0/0 d'iode, on voit que 1 gramme d'huile iodée renferme autant d'iode que 0,523 d'iodure de potassium, c'est-à-dire que cette huile correspond à un peu plus de la moitié de son poids d'iodure de potassium.

Comparée au produit allemand, notre préparation en diffère par l'huile, le mode d'obtention, la composition chimique et la teneur en iode.

A l'huile de sésame, employée en Allemagne, nous avons préféré *l'huile d'œillette*, comestible comme elle,

---

1. Cette action des *acides* et des *alcalins* est intéressante au point de vue thérapeutique, en ce qu'elle permet de prévoir l'action des sucs gastrique et intestinaux. Cette conception théorique a été vérifiée expérimentalement par les physiologistes allemands : ils ont en effet constaté que leur huile iodée n'étant pas attaquée par l'estomac n'influençait pas l'appétit, et qu'elle était au contraire résorbée par l'intestin sans subir de décomposition, de sorte que sa destruction n'avait lieu que lentement dans le sang et l'intimité des tissus.

WINTERNITZ. *Deutsch. Medicin. Wochenschrift*, 1897, n° 23. *Zeitschrift für physiolog. Chemic*, 1898, Bd 24.

BENDIX. *Deutsch. med. Wochenschr.*, 1898, n° 14, p. 223.

FUSS. *Münchener medicin. Wochenschrift*, 1899, n° 7.

ROSENTHAL. *Inaug. Dissertation*, Würtzburg. 1899.

WINKLER et STEIN. *Centralblatt für innere Medicin.*, 1899, n° 3.

SCHEELE. *Inaug. Dissertation*, Dantzig, 1898.

CASPARI. *Archiv. für Medicin. und Physiologie*, 1899.

plus incomplète chimiquement et qu'il est possible de se procurer à l'état de pureté, et toujours identique à elle-même. On la fabrique, en effet, chez nous en grande quantité, principalement dans le nord de la France.

Le mode d'obtention, et conséquemment la composition chimique diffèrent notablement : le produit allemand est préparé au moyen du *chlorure d'iode;* théoriquement, il ne peut donc être un composé simplement iodé, mais chloro-iodé. En effet, il contient à la fois du chlore et de l'iode, dans la proportion d'un atome de l'un pour un atome de l'autre, ainsi que le montre l'analyse qualitative et quantitative. Notre huile résultant de l'action de l'*acide iodhydrique* contient, au contraire, de l'iode, et seulement de l'iode.

Quant à sa teneur en ce métalloïde, l'huile française en renferme 40 p. 100 de son poids, tandis que le produit allemand le plus chargé n'en renferme que 25 p. 100, tout en étant à la fois plus coloré et plus visqueux que le nôtre ; il existe donc une différence de 15 p. 100.

Cette richesse en iode offre de sérieux avantages :

1° Elle permet d'utiliser notre produit comme solution mère pouvant servir à préparer à froid, au moyen d'huile stérilisée, toute dilution ultérieure injectable ;

2° Si l'on emploie la voie hypodermique, il faut injecter ainsi moins d'huile pour une même quantité d'iode ;

3° Administrée en capsules ou en émulsion, elle agit sous un plus faible volume ;

4° Notre huile peut s'ajouter à l'huile de foie de morue par simple mélange en donnant non plus l'huile simplement iodée de Marchal, de Personne, de Ricord, etc., mais une huile de foie de morue iodée ;

5° Enfin ce titre de 40 p. 100 constitue, par rapport à l'iodure de potassium, un dosage facile à retenir, puisque 1 gramme d'huile iodée contient approximativement autant d'iode que 50 centigrammes d'iodure de potassium.

II. *Huile biiodurée et iodo-biiodurée.* — On entend com-

munément par *huile biiodurée* de l'huile stérilisée contenant 4 milligrammes de biiodure de mercure par centimètre cube : c'est l'huile biiodurée injectable de Panas.

Au dire d'un assez grand nombre de praticiens, cette
huile, même injectée tous les jours, serait insuffisante
comme action, et il n'est pas rare que pour obtenir des
effets curatifs il faille employer 2 cmc. 1 2 de liquide,
correspondant à 1 centigramme de biiodure.

On sait qu'il n'est pas indifférent d'injecter en une
seule fois une plus ou moins grande quantité de liquide ;
aussi était-il intéressant de conserver la *dose efficace
moyenne* de biiodure (1 centigramme dans beaucoup de
cas) sans augmenter le volume du dissolvant. Ce desideratum maintes fois formulé n'avait pas encore été réalisé (1).

Les huiles dissolvent le biiodure de mercure en quantité variable, et avec plus ou moins de rapidité suivant
leur composition chimique et la température ; mais le
biiodure cristallise ensuite par le refroidissement dans
des proportions très différentes, parfois immédiatement ;
mais plus souvent la cristallisation ne commence qu'au
bout de quelques heures pour se continuer pendant plusieurs jours.

L'huile biiodurée que j'ai l'honneur de soumettre à la
Société contient exactement 1 centigramme de biiodure
par centimètre cube d'huile, *sans addition d'aucun corps
étranger* destiné à en faciliter la dissolution : c'est de
l'huile et du biiodure, et rien de plus. C'est une question
d'huile et de température. Elle est préparée depuis douze
jours et n'offre pas le plus petit cristal de sel : il y a donc
tout lieu de la supposer stable.

Le mélange de cette huile avec l'huile iodée que nous

---

1. Une spécialité, à nom plutôt engageant, répandue dans le monde
médical à grand renfort de brochures et d'échantillons, est annoncée comme
répondant au dosage de 1 centigramme par centimètre cube. Voir le *Compte
rendu* de la séance du 15 avril.

avons étudiée plus haut donne une huile *iodo-biiodurée* dans laquelle on peut faire varier à volonté les doses d'iode et de biiodure, en se rappelant que 1 centimètre cube d'huile biiodurée contient 1 centigramme de biiodure, et que 1 centimètre cube d'huile iodée renferme 54 centigrammes d'iode.

Ainsi l'échantillon d'huile iodo-biiodurée que vous voyez, et qui est à parties égales des deux huiles, renferme 5 milligrammes de biiodure et 27 centigrammes d'iode.

M. Barthélemy. — Je prends la liberté d'attirer l'attention de la Société sur le travail de M. Lafay ; je dois dire que je suis dans la question un peu juge et partie, car c'est à mon instigation que M. Lafay s'est mis au travail. J'avais été mis au courant du remède secret désigné par les Allemands sous le nom d'*iodipine*, par l'analyse qu'en avait faite M. Doyon dans les *Annales de dermatologie*. M. Doyon m'avait ensuite confirmé oralement que les médecins allemands avaient à se louer de l'emploi sous-cutané de ce produit. Toutefois, avant de l'employer, je désirais être fixé sur sa composition ; et c'est à ce sujet que je vins voir M. Lafay comme j'avais été voir M. Vigier et d'autres chimistes et pharmaciens. La question était si difficile à résoudre que la plupart ne donnèrent à mon désir qu'une suite sans importance ; en tous cas, leurs recherches échouèrent et M. Lafay seul persista et seul il semble avoir réussi. Seul en tout cas il nous apporte des résultats palpables et qui nous permettront d'échapper probablement pour l'avenir au tribut que nous payons à la science étrangère, laquelle, il faut bien le reconnaître, a été ici l'initiatrice. Toutefois, comme il arrive trop souvent, le produit restait caché, ignoré, et l'exploitation industrielle seule existait ; car si le produit semble bon, il est de prix élevé.

La question présente un grand intérêt pratique. D'abord ce produit est bien toléré par la peau, en injections sous-cutanées, — je ne l'ai pas essayé en injections intra-musculaires. — J'ai pratiqué ces injections avec les plus grandes précautions, d'abord aux doses les plus minimes, et ensuite à des doses plus

élevées (une ou deux seringuées de Pravaz) ; mais ne connais-
sant pas sa composition exacte, je n'ai pas voulu m'aventurer
aux doses fortes, bien que j'aie vu qu'il n'y avait aucune réaction fâcheuse à craindre. Le médicament est bien toléré ; il est
assez actif, mais il semble que ce soit seulement de l'iode ; or,
on sait qu'en thérapeutique antisyphilitique l'iode, la teinture
d'iode même fraîchement préparée, l'iodure de sodium sont
moins efficaces que l'iodure de potassium. Il y aurait là un
travail à faire de la plus haute importance clinique, thérapeutique et, par conséquent, pratique. L'élimination de l'iode par
les urines doit être précisée et surtout l'action sur les gommes,
sur les lésions osseuses et périostiques, sur les affections vas-
culaires et viscérales, etc.

Mais la question a encore une autre importance pratique :
c'est d'abord de faire tolérer l'iode sous la peau ; c'est ensuite
et surtout de faire tolérer l'iode à ceux qui ne le supportent
pas. Il me semble, en effet, que l'on supprime ainsi les si redou-
tables accidents de l'iodisme et que l'on pourra permettre aux
intolérants, si nombreux, de l'iodure potassique, de profiter des
bons effets de ce précieux médicament.

M. Jullien. — En regard des commerçants allemands, qui
affublent d'un nom incompréhensible un produit mystérieux
pour vous le présenter, il est agréable de rendre hommage à
un vrai savant, qui ayant trouvé le moyen de dissoudre l'iode
dans l'huile, l'appelle très simplement *huile iodée*. Pour moi
j'ai beaucoup employé l'iodipine et je n'ai eu qu'à m'en louer,
à la condition d'en faire des injections massives de 10, 15 et
20 centimètres cubes ; ce médicament est admirablement toléré
localement et je n'ai pas constaté d'iodisme, mais il ne faudrait
pas croire que son efficacité équivaut à celle de l'iodure de
potassium à dose vraiment active. Au reste, l'iode n'apparaît
que lentement dans les urines, et je ne l'ai jamais constaté
qu'en petites quantités.

Pour ce qui est de l'huile biiodurée, M. le professeur Panas,
auquel nous devons l'introduction de ce médicament dans la
thérapeutique, avait fait faire des recherches considérables à
son sujet, et il s'était arrêté à la dose de 4 milligrammes. C'est
qu'il l'avait reconnue préférable aux doses plus élevées, en ce
qui concerne la tolérance des tissus ; il y aurait donc avantage,

suivant lui, à injecter 2 ou 3 centimètres cubes de sa solution plutôt que de recourir à des titrages plus concentrés.

" *Bulletin de la Société Française de Dermatologie et de Syphiligraphie, 12ᵉ an., n° 6, juin 1901, p. 229* ".

Huiles iodées française et allemande

Par

MM. Barthélemy et L. Lafay.

M. Barthélemy. — J'ai reçu de notre collègue le professeur Spillmann, de Nancy, une lettre me priant d'offrir à la Société une thèse sur l'action physiologique et clinique des *huiles iodées*, soutenue à Nancy le 18 mai 1901, par un de ses élèves, M. le Dʳ P. Pillement. Ce travail, fort intéressant, relate notamment les recherches chimiques faites sur les huiles iodées par M. C. Pagel, docteur en pharmacie de l'Université lorraine.

Je me réjouis en vérité d'avoir l'occasion de vous présenter ces documents qui montrent l'importance de la question que nous avons soulevée dans la dernière séance de notre Société, M. Lafay et moi. On y trouvera la solution à plusieurs des interrogations que je posais, ainsi qu'on peut s'en rendre compte par les conclusions suivantes :

1° L'iode peut se combiner aux acides gras des huiles pour former des composées stables dans lesquels il est complètement dissimulé. On ne peut le déceler qu'en détruisant la matière organique.

C'est donc l'analogue de ce que nous observons pour l'arsenic dans l'acide cacodylique, dont l'action est d'ailleurs différente selon qu'il est pris par l'estomac ou sous la peau.

2° Les solutions alcalines peuvent mettre l'iode en

liberté. Les sucs digestifs alcalins ne décomposent l'huile iodée qu'au bout d'un temps assez long (dix à douze heures). Le sang, au contraire effectue cette décomposition assez rapidement.

3° L'huile iodée se comporte dans l'organisme comme un corps gras quelconque ; elle se localise dans le tissu adipeux. Son élimination est très lente. On retrouve de l'iode dans l'urine vingt-cinq, trente et même quarante jours après la cessation du traitement. Elle est dépourvue de toxicité. Les iodures, au contraire, s'éliminent très rapidement et provoquent parfois des phénomènes d'intolérance.

4° L'iodipine présente sur les iodures de grands avantages dans certains cas : *a)* Elle ne provoque pas d'iodisme ; *b)* sa durée d'action est plus longue ; *c)* son action dans certains cas est plus efficace ; *d)* elle est bien tolérée en injections sous-cutanées ; *e)* tout l'iode introduit dans l'organisme est utilisé.

Je ferai remarquer qu'on retrouve là une partie des avantages que l'on obtient dans la thérapeutique de la syphilis par l'administration du mercure sous forme des injections hypodermiques.

5° Dans l'asthme, dans l'emphysème, dans la bronchite chronique, dans la syphilis tertiaire, l'iodipine constitue un excellent mode de traitement. L'action favorable de l'iodipine dans les affections des voies respiratoires s'explique par l'élimination très lente et très retardée de l'iode. Dans les autres affections nécessitant un traitement ioduré, elle agit comme les iodures et ne présente pas de grands avantages sur eux, du moins en ce qui concerne l'effet thérapeutique.

Tous ces résultats, qui intéressent fort la pratique médicale, confirment ceux que j'exposais dans la dernière séance ; ils prouvent que, de divers côtés, l'attention a été éveillée sur ce nouveau mode d'employer l'iode.

Ai-je besoin d'ajouter que ces travaux, comme ceux de

M. Lafay d'ailleurs, ont été faits, à Paris et à Nancy, tout à fait indépendamment les uns des autres, et qu'il y a lieu seulement de remercier tous ceux dont le labeur nous apporte, c'est le cas de dire, des solutions faites et nous fournit un moyen plus facile ou plus actif de traiter nos malades.

M. Lafay. — M. le Dr Barthélemy a bien voulu me confier la thèse de M. le Dr Pillement sur les huiles iodées.

Ce travail m'a permis de comparer les résultats obtenus à Nancy avec ceux que j'ai moi-même fait connaître à la dernière réunion de la Société.

Il donne lieu à deux ordres de considérations assez différentes suivant qu'on examine le côté médical ou le côté chimique.

1° Point de vue médical :

La thèse de M. le Dr Pillement est fort intéressante en ce qu'elle condense et met au point tout ce qui a été publié jusqu'à ce jour, en Italie et en Allemagne, sur la question des huiles iodées.

L'auteur vérifie avec beaucoup de soin et confirme par de nombreuses expériences la plupart des résultats obtenus en Italie par Coronedi et Marghetti, et en Allemagne par Winternitz. Ce travail démontre expérimentalement que l'emploi thérapeutique des huiles iodées présente sur celui des iodures alcalins des avantages nombreux et incontestables : absence complète d'iodisme, longue durée d'action, mode facile d'administration, retentissement favorable sur la nutrition générale, supériorité d'effets dans certains cas, utilisation de tout l'iode introduit dans l'organisme, etc...

2° Point de vue chimique :

Si la thèse de M. le Dr Pillement fait avancer la question des huiles iodées au point de vue thérapeutique, il n'en est pas de même au point de vue chimique, le seul que nous ayons envisagé dans notre communication du mois dernier.

Nous laisserons volontairement de côté quelques détails théoriques chimiquement discutables, pour ne considérer que la partie réellement importante : la *préparation* et, conséquemment, la *composition* des huiles iodées.

Les expériences de M. le Dr Pillement ont porté presque exclusivement sur l'iodipin allemand (à 10 p. 100 pour la voie stomacale, et à 25 p. 100 pour la voie hypodermique). Il a également essayé sur l'animal une huile iodée à 10 p. 100, à base d'huile d'olive, préparée par M. Pagel, docteur en pharmacie.

Pour obtenir cette huile, M. Pagel fait agir un courant de chlore sur un mélange d'huile d'olive et d'iode en solution alcoolique.

Par suite des combinaisons multiples qui prennent naissance dans l'action du chlore sur l'iode, l'huile et l'alcool, le procédé de M.Pagel est loin de constituer un perfectionnement du procédé de Winternitz, qui fait intervenir directement le chlorure d'iode.

Comme les Allemands toutefois, M. le Dr Pillement semble croire que, dans cette action du chlorure d'iode sur les huiles, l'iode seul est fixé. On sait qu'il n'en est rien, et que le chlorure d'iode en solution se fixe intégralement sur les composés à liaisons éthyléniques ou acétyléniques : avec un atome d'iode l'huile prend un atome de chlore. Nous avons insisté déjà sur ce point lors de la dernière séance.

Nous sommes donc autorisé à dire que l'huile du laboratoire de M. Spillmann, bien que nous ne l'ayons pas analysée, ne saurait être un corps seulement iodé, pas plus que le produit allemand, mais un composé *chloro-iodée*. Et, s'il en est ainsi, dans le dosage qu'il a dû faire de son huile iodée pour s'assurer qu'elle renfermait bien finalement les 10 grammes d'iode mis en réaction (10 grammes d'iode et 100 grammes d'huile d'olive: p.14), M. Pagel n'a pas pu ne pas être induit en erreur par cette présence du chlore, qu'il a évalué en iode, puisque aujourd'hui encore, comme les Allemands du reste, il est muet sur la présence du chlore.

Ce dernier reproche s'adresse également au chimiste qui a effectué les dosages d'iode dans l'iodipin à 10 et 25 p. 100 (thèse Pillement) : il est étrange, en effet, qu'il ne signale pas dans ce composé la présence simultanée de l'iode et du chlore.

Pour la réalité de la démonstration chimique, nous citerons deux dosages qui ne laissent subsister aucun doute à cet égard.

Dans une première analyse nous avons trouvé 25,10 p. 100 d'iode et 6.80 de chlore; dans une deuxième, 24,80 p. 100 d'iode

et 7,18 de chlore, alors que la théorie donne 25.00 p. 100 d'iode
et 6,98 de chlore.

Ainsi, il y a concordance absolue entre le rapport chlore et
iode, qu'il s'agisse du dosage de ces éléments dans l'iodipin ou
de leurs proportions théoriques dans la constitution vraie du
chlorure d'iode. Le chlorure d'iode est donc bien fixé intégralement et, par suite, les dosages cités par les élèves de M. le professeur Spillmann devraient mentionner cette présence du chlore

Conformément à la théorie, le produit résultant de l'action
du chlorure d'iode sur les huiles est donc bien un composé
chloro-iodé. C'est la raison qui nous fait rejeter ce mode de
préparation, bien qu'il soit beaucoup plus facile que notre
méthode à l'acide iodhydrique, mais qui a l'avantage de fournir
une huile totalement exempte de chlore.

Telles sont les considérations auxquelles donne lieu la préparation des huiles iodées ; reste la question du titrage, autrement
dit du pourcentage.

Pour avoir une huile contenant 10, 25 ou même 40 p. 100 de
son poids d'iode, il ne suffit pas, comme on le lit à la page 14
de cette thèse, de faire réagir 10, 25 ou 40 grammes d'iode sur
100 grammes d'huile. En opérant de la sorte et même en négligeant les pertes, parfois appréciables, qui résultent de l'action
chimique, des lavages, de la purification, etc., le produit final
n'est pas au titre voulu. Pour qu'il en soit ainsi, ce n'est pas
sur 100 grammes d'huile que doit porter l'attaque de l'iode,
mais sur une partie telle que la somme huile et iode soit égale à
100 (c'est-à-dire 40 gr. d'iode et 60 gr. d'huile par exemple).

Et cependant, cette vérité banale, tant elle paraît simple, n'est
même pas suffisante en pratique : l'exactitude chimique ne s'en
contente pas. Pour qu'il soit permis d'affirmer le titre d'une
huile iodée, il faut, ainsi que nous le faisons pour notre huile à
40 p. 100, calculer la proportion d'iode et d'huile de façon à
obtenir un produit trop riche en iode, 42 ou 43 p. 100 , doser
l'iode après lavages et purification et ajouter alors quantité suffisante d'huile pour la ramener à 40 p. 100.

De cette façon, mais de cette façon seulement, on est certain
de la teneur en iode, et c'est à cette condition expresse qu'on
est autorisé à dire que 100 grammes d'huile iodée sont bien
composés de 40 grammes d'iode pour 60 grammes d'huile.

Je demande pardon à la Société de m'être étendu aussi longuement sur la préparation et la composition des huiles iodées, mais dans une question de ce genre, les moindres détails ont leur importance.

" *Bullet. de la Soc. Franc. de Dermat. et de Syphil.*, 12ᵉ a., nᵒ 6, juin 1901, p. 260".

Les huiles iodées

A la suite de nos communications à la *Société française de Dermatologie* (mai et juin 1901) et à la *Société de Thérapeutique* (avril 1902) sur les huiles iodée et bromée, de nombreux médecins nous demandèrent de compléter, par une étude thérapeutique détaillée, nos essais demeurés exclusivement chimiques.

Quels étaient les avantages, les inconvénients, les indications thérapeutiques, le mode d'emploi, l'action, la posologie de ces deux nouveaux produits, pour lesquels nous étions jusqu'alors tributaires de l'étranger ?

Cette étude a pour but de répondre à tous ces desiderata.

Elle constitue un résumé des premiers travaux italiens et allemands, confirmés depuis par ceux de l'École de Nancy (prof. Spillmann et son élève le Dʳ Pillement, prof. Bernheim, etc.) et complétés récemment par les recherches expérimentales de plusieurs médecins de Paris : Bellencontre, Boix, du Brossay, Pignol, Sainton, Wéber, etc.

C'est donc une monographie, une mise au point de la question encore neuve des huiles iodées ; mais cette monographie est essentiellement clinique, étant constituée à peu près exclusivement par des données expérimentales, par des faits observés, et non par des conceptions théoriques.

L'huile iodée, que nous avons présentée à la *Société*

française de Dermatologie en mai 1901, et qui contient
40 p. 100 de son poids d'iode, sera désignée par abréviation, sous le nom de Lipiodol (de trois mots qui signifient:
huile grasse iodée).

∴

Le Lipiodol.

I. — *Qu'est-ce que le Lipiodol ? Quelle est sa place chimique ?*

Le Lipiodol est un composé d'iode et d'huile d'œillette, contenant à l'état de *combinaison parfaite et définie*
40 p. 100 d'iode : 1 gramme de Lipiodol est ainsi constitué par 0 gr. 40 d'iode métalloïde intégralement combiné à 0 gr. 60 d'huile d'œillette.

C'est donc un véritable corps organique, au sens chimique du mot, et à ce point de vue il se différencie nettement de tous les produits iodés minéraux (iodures divers)
ou organiques (peptones iodées, albumines iodées, sirops,
élixirs ou vins iodés, biiodés, iodotannés, etc.), jusqu'alors
employés en thérapeutique.

Ceux-ci, en effet, à la façon des iodures minéraux, donnent les réactions de l'iode avec la plus grande facilité;
le Lipiodol au contraire ne répond à aucun des caractères analytiques des iodures, tant la combinaison est
intime : pour nous servir d'une locution consacrée, l'iode
y est « dissimulé », et si on veut l'y caractériser, il faut
calciner le Lipiodol en présence d'un excès de potasse
caustique ; par la carbonisation, la molécule organique
est détruite, l'iode passe à l'état d'iodure de potassium
et répond alors seulement à ses caractères analytiques
habituels.

Cette particularité chimique confère au Lipiodol, ainsi

qu'il était du reste facile de le prévoir, des propriétés très différentes de celles que nous avions coutume de rechercher dans l'emploi des autres médicaments iodés.

Nous verrons, en effet, que le Lipiodol ne se distingue pas moins de ces produits iodo-iodurés par sa thérapeutique nouvelle toute spéciale qu'il ne s'en éloigne par sa constitution chimique.

II. — *Principales propriétés physiques et chimiques servant à caractériser le Lipiodol, et à le différencier des huiles iodées étrangères.*

Le Lipiodol présente la *coloration* jaune ambrée de l'huile originelle ; son *odeur*, très peu marquée, est légèrement aromatique ; sa *saveur* est nulle ou à peine perceptible ; sa *consistance* est sensiblement visqueuse surtout à basse température ; sa *réaction* est neutre, et sa *densité*, assez élevée : 1,35 à + 15°.

Insoluble dans l'eau et l'alcool, le Lipiodol se dissout facilement dans l'éther, la benzine, le chloroforme, l'éther de pétrole, le sulfure de carbone, etc., en un mot, dans tous les dissolvants habituels des huiles.

Il montre une remarquable fixité à l'égard des acides, mais les carbonates alcalins lui enlèvent à la longue un peu d'iode, et les solutions alcalines caustiques, en saponifiant l'huile iodée, s'emparent facilement de son iode.

Calciné en présence de potasse caustique, le Lipiodol laisse un résidu charbonneux qui retient complètement l'iode à l'état d'iodure de potassium, et dans lequel l'halogène peut être reconnu et dosé par les procédés habituels. Notre huile titre ainsi exactement 40 p. 100 d'iode.

Comparé aux huiles iodées étrangères, le Lipiodol en diffère par une double série de propriétés, physiques et chimiques, que nous allons résumer brièvement.

Très *peu coloré*, le Lipiodol est pour ainsi dire *inodore* et *insipide* ; l'huile iodée allemande à 25 p. 100 (celle qui par sa proportion d'iode se rapproche le plus du Lipiodol), présente une coloration *jaune-brunâtre*, une saveur huileuse *désagréable*, une odeur sensiblement *éthérée*, et une *densité* de 1,227.

Au point de vue de sa *composition*, le produit allemand s'éloigne encore davantage de notre préparation: obtenue par l'action du *chlorure d'iode* sur *l'huile de sésame*, l'huile allemande n'est pas en réalité une huile iodée, au sens chimique du mot, c'est une huile *chloro-iodée :* en même temps qu'un atome d'iode, l'huile fixe un atome de chlore, et le chlorure d'iode se trouve ainsi combiné intégralement. Nous l'avons montré par des analyses qualitatives et quantitatives communiquées à la *Société de Dermatologie* le 6 juin 1901.

Quant à sa teneur en iode, l'huile française contient 40 p. 100 de son poids d'iode, tandis que le produit allemand le plus chargé n'en renferme que 25 p. 100, soit pour le Lipiodol une différence, en plus, de 15 p. 100.

Cette richesse en iode offre de précieux avantages : 1° elle permet d'utiliser le Lipiodol comme solution-mère pour préparer à froid, au moyen d'huile stérilisée, toute dilution ultérieure pour instillations, collyres, injections, etc. ; 2° si l'on emploie la voie hypodermique, il faut injecter ainsi moins d'huile pour une même quantité d'iode ; 3° administré en capsules ou en émulsion, le Lipiodol agit sous un plus petit volume; 4° enfin, ce titre de 40 p. 100 constitue, par rapport à l'iodure de potassium, un dosage facile à retenir, puisque 1 gramme de Lipiodol contient approximativement autant d'iode que 0 gr. 50 de KI (exactement : 1 *gramme* de Lipiodol contient 0 gr. 40 d'iode équivalant, à 0 gr. 52 de KI).

En volume, 1 centimètre cube contient 0 gr. 54 d'iode, correspondant à 0 gr. 71 de KI.

· Le chimiste pourra donc toujours, soit en dosant l'iode, soit en constatant la présence ou l'absence de chlore, discerner facilement, et avec certitude, les huiles iodées française ou étrangère.

Mais parmi les caractères physiques que nous avons signalés, il en est un qui à lui seul, et sans aucun réactif de laboratoire, permettra de différencier les deux produits : sous l'influence de l'air, de la lumière et de l'humidité, ou d'une température trop élevée, le Lipiodol se colore parfois sensiblement. Cette coloration qui, tout en restant minime, pourrait prêter à confusion avec l'huile étrangère, ne fait pas, comme dans celle-ci, partie inhérente du produit : elle est due à la mise en liberté d'un peu d'iode, qui reste dissous dans l'huile, et la colore plus ou moins.

Pour l'huile allemande, au contraire, la teinte proviendrait de l'existence d'un corps résineux, d'après Merkling, ou de la présence d'une solution alcoolique d'huile, d'après Willavecchia et Fabris, ou simplement de l'action du chlorure d'iode sur l'huile de sésame, en présence de l'alcool. Quoi qu'il en soit de la théorie, le fait intéressant est le suivant : si l'on agite ce Lipiodol, ainsi coloré, avec une pincée de carbonate, de sulfite ou d'hyposulfite de soude pulvérisé, l'iode libre entre en combinaison, et le Lipiodol reprend immédiatement sa coloration ambrée. Or rien de semblable ne se produit avec l'huile allemande, qui, naturellement colorée, reste colorée.

C'est là un essai tout à fait élémentaire qui permettra, s'il est négatif, d'affirmer qu'on est en présence d'huile étrangère.

III. — *En quoi le Lipiodol se différencie des produits iodés autres que les huiles.*

Nous avons vu déjà que par la stabilité de son iode le Lipiodol occupe une place chimique tout à fait définie, qui le différencie nettement de tous les produits iodés employés en thérapeutique courante : vins, sirops, élixirs iodés, biiodés ou iodotannés de la vieille thérapeutique, albumines, caséines, peptones iodées de la thérapeutiqu moderne.

Dans tous ces produits, l'iode est fixé, il est vrai, mais il est en quelque sorte *juxtaposé* et non *dissimulé*, car tous les réactifs des iodures, même les plus faibles, suffisent à y caractériser l'iode.

A cette différence chimique correspond une différence thérapeutique plus grande encore : à peine introduits dans l'organisme, ces composés abandonnent leur iode avec la même facilité que sous l'influence des réactifs de nos laboratoires, et cet iode, immédiatement minéralisé, sans l'intervention d'aucun travail cellulaire, s'élimine sans avoir pu être utilisé en totalité. Cette élimination est même si rapide que l'on a pu souvent administrer les iodures à la dose de 5, 10, 15, 20... 60 grammes par jour, et pendant des semaines, sans accumulation du sel dans l'organisme, et même sans préjudice apparent pour le malade.

Combien différente est l'absorption et l'élimination du Lipiodol ! Nous étudierons plus loin ces deux phases en détail ; ici nous voulons seulement rappeler, par opposition à ce qui vient d'être dit, que tout le travail de décomposition du Lipiodol est accompli par le sang, et qu'après une localisation dans l'organisme sous forme de graisse iodée vitalisée, l'élimination du Lipiodol n'a lieu que peu à peu et dure des semaines et même des mois !

L'emploi de ces produits iodés, au dire des praticiens, était légitimé par ce fait que beaucoup de malades ne supportent pas l'iodure, et que ces préparations, y compris leur analogue, la teinture d'iode, occasionnent peu ou pas d'iodisme.

Jusqu'à l'apparition des huiles iodées, ce raisonnement pouvait se soutenir : dans les cas où l'iode est reconnu nécessaire, mieux valait encore en prendre quelques centigrammes que ne pas en prendre du tout. Mais depuis que l'expérimentation a démontré l'innocuité absolue et la tolérance complète des huiles iodées à la dose journalière de 5 centimètres cubes, 10 centimètres cubes — (soit 0 gr. 70 et 5 gr. 40 d'iode, pour le Lipiodol), — cette pratique est jugée : en fait de syphilis, par exemple, toute thérapeutique insuffisante mène droit au tertiarisme. Il y a sur ce point, unanimité parmi les syphiligraphes.

Et cependant on prescrit à la dose de X, XV, XX, XXX *gouttes* à chaque repas, des préparations iodées d'une teneur en iode à peu près égale à celle de la teinture d'iode. Si nous recherchons la proportion d'iode absorbé, un simple calcul nous montre que les malades ainsi traités, souvent des syphilitiques, prennent *par jour* 0 gr. 04, 0 gr. 06, 0 gr. 08, 0 gr. 12 d'iode, correspondant à 0 gr. 05, 0 gr. 08, 0 gr. 10, 0 gr. 16 d'iodure de potassium !

Or nous savons, d'après le professeur Fournier, que la dose efficace moyenne journalière d'iodure de potassium, pour l'homme, est de 3 grammes ; ce n'est donc pas L ou LX gouttes par jour qu'il faudrait administrer, mais 1150 *gouttes.*

Et maintenant, il est facile de comprendre pourquoi la teinture d'iode et les préparations analogues, malgré la faible stabilité de leur iode ne donnent que fort peu d'iodisme : c'est simplement parce que leur teneur en iode est très insuffisante, parce que la proportion journalière de substance active prise par le malade, varie de 0 gr. 04 à 0 gr. 12, quand elle devrait être de 2 gr. 30, équivalent à 3 grammes de KI.

Nous verrons plus loin qu'il suffit au contraire de 4 à 5 centimètres cubes de Lipiodol pour introduire dans l'organisme tout l'iode exigé par le professeur Fournier (5 centimètres cubes contiennent 2 gr. 70 d'iode, correspondant à 3 gr. 55 de KI) iode qui, en outre, à l'inverse de celui des autres préparations, mettra des semaines et des mois à s'éliminer. Il se produira même cette particularité éminemment intéressante, qui donne à l'huile iodée une prééminence incalculable sur tous les autres produits iodés: dans les vingt-quatre heures qui suivent l'absorption des iodures et des produits iodés, biiodés ou iodotannés, il s'élimine, rien que par l'urine, les 2/3, les 3/4, parfois même les 4/5 de tout l'iode introduit dans l'organisme. La dose d'iode ainsi administrée n'a donc, en quelque sorte, qu'une action de passage, action conséquemment brusque, rapide et fugace, tandis que celle du Lipiodol se maintient uniforme pendant des mois.

La saveur métallique de ces produits iodés, aussi accusée et souvent plus désagréable que celle de l'iodure de potassium, ne permettant pas de les administrer à dose suffisante par voie buccale, on pouvait songer à recourir à la voie hypodermique, comme pour le Lipiodol. Mais à l'inverse des huiles iodées, qui sont *neutres*, la plupart de ces composés ont une réaction fortement *acide*, et la voie hypodermique leur est, conséquemment, interdite.

Le Lipiodol reste donc le seul produit iodé, à iode totalement *dissimulé, aussi riche* en iode, et n'occasionnant *pas d'iodisme*, quels que soient les doses et le mode d'administration : *voies gastrique* ou *hypodermique*.

IV. — *Comment et sous quelle forme se fait l'absorption du Lipiodol ?*

Pour bien comprendre le mécanisme des huiles iodées, il est indispensable d'étudier d'abord la façon dont elles se comportent au contact des sucs digestifs et du sang.

M. Pillement (1) a vérifié et confirmé ce qu'avaient écrit sur ce point les premiers expérimentateurs. De son travail,

---

1. P. PILLEMENT. Action physiologique et clinique des huiles iodées. *Thèse de Nancy*, 1901.

paru en 1901, quelques jours seulement après notre première publication, on peut retenir les conclusions suivantes :

1° La *salive*, le *suc gastrique* et la *bile* n'interviennent pas dans la décomposition de l'huile iodée ;

2° Le *suc pancréatique* ne peut effectuer la décomposition de l'huile iodée, mais grâce à son pouvoir saponifiant, il en facilite l'absorption dans l'intestin, et hâte sa décomposition dans le sang.

Pour Blanck, l'action combinée du suc pancréatique, de la bile et du suc entérique produirait en outre la décomposition d'un peu d'huile iodée dans l'intestin grêle.

Ainsi le Lipiodol, administré par la bouche, n'est pas attaqué par les sucs digestifs ; mais, après avoir subi l'action émulsionnante du suc pancréatique, il est absorbé dans l'intestin, et passe dans le sang.

L'absence de réaction *directe* des iodures sur le sang chargé de Lipiodol, et la réaction *indirecte* (c'est-à-dire après calcination en présence de la potasse) montre que le Lipiodol y pénètre sans subir de décomposition ; mais bientôt apparaît la réaction *directe* de l'iode, preuve que le sang a déjà fait sentir son action. Cette propriété du sang se manifeste au bout de quinze minutes si le Lipiodol, *ingéré*, a été *émulsionné* et saponifié par le suc pancréatique, et seulement au bout de quarante minutes dans le cas d'*injection intraveineuse*.

Nous verrons plus loin qu'en cas d'*injection hypodermique*, dans le tissu cellulaire, la décomposition de l'huile iodée apparaît encore beaucoup plus tardivement.

L'absorption par *voie stomacale* est donc très simple : l'huile, émulsionnée par le suc pancréatique, est rapidement absorbée dans l'intestin ; elle passe intacte dans le sang qui commence presque aussitôt son œuvre ; et, quelques minutes plus tard l'urine fournit la preuve que cette décomposition s'effectue.

La *voie rectale* n'a donné au Dr Pillement qu'une absorption irrégulière et incomplète ; le D' Blanck, au contraire, aurait obtenu quelques succès. Quoi qu'il en soit, cette partie de la question nous semble à réserver : l'action émulsionnante du suc pancréatique facilite à un tel point l'absorption intestinale, qu'il y aurait intérêt à émulsionner l'huile iodée, au moyen du lait, du jaune d'œuf, ou d'un mucilage, avant de l'administrer par voie rectale. Peut-être alors l'absorption serait-elle complète ? C'est là du moins une opinion vraisemblable et facile à vérifier.

Par la *peau saine*, l'absorption est nulle, dit le D' Pillement (1) ; elle est au contraire rapide et totale dans le cas d'*injections intraséreuses*, en particulier *intrapéritonéales*. L'expérimentation a été limitée aux animaux, et n'est pas entrée dans la thérapeutique humaine.

Reste une voie importante d'absorption : le *tissu cellulaire*. L'huile iodée, injectée dans le tissu cellulaire, est absorbée lentement mais intégralement ; une très minime quantité d'huile se décompose à l'endroit de l'injection, l'iode se combinant aux alcalins des liquides cellulaires ; la presque totalité pénètre dans le sang à travers les vaisseaux, par osmose.

C'est donc toujours au sang qu'est finalement dévolu le rôle d'assimilateur des huiles iodées, que leur introduction dans l'organisme ait lieu par voie gastrique, ou par injection directe dans les tissus.

V. — *Que devient le Lipiodol après sa pénétration dans le sang ?*

Nous avons vu que la destruction de la molécule iodée commence bientôt après l'arrivée du Lipiodol dans le sang;

---

1. Nous donnons cette assertion sous réserve, ne pouvant encore ni la confirmer, ni l'infirmer.

mais la réaction totale s'effectue avec une extrême lenteur : des semaines et quelquefois des mois.

Pendant ce temps, le travail cellulaire se continue activement ; emportée dans le torrent circulatoire, l'huile iodée imprègne tout l'organisme, mais en qualité de corps gras, elle se fixe de préférence dans les réserves graisseuses de l'individu : le tissu adipeux du péritoine est celui qui en retient le plus ; après lui vient le tissu adipeux sous-cutané, le corps thyroïde, la moelle osseuse, les muscles, le foie, la rate, le cerveau, le poumon, le cœur et le sang qui en conserve juste la proportion qu'un labeur continu lui permet de décomposer.

Ainsi que le fait remarquer le Dr Pillement, à qui nous empruntons la plupart de ces données expérimentales, cette localisation de l'iode, après administration d'huile iodée, est presque inverse de celle qui suit l'absorption des iodures.

Avec ceux-ci, l'iode se retrouve principalement dans le poumon, la rate, le cœur, le foie, le cerveau, les reins, pour en disparaître rapidement ; on n'en retrouve que des traces dans le tissu adipeux.

La localisation élective de l'huile iodée dans le tissu adipeux explique pourquoi certaines lésions syphilitiques superficielles guérissent plus vite avec elle qu'avec les iodures ; l'iode leur est ainsi immédiatement sous-jacent.

Administrée à la mère, l'huile iodée passe en assez forte proportion chez le fœtus ; le Dr Pillement a constaté qu'on l'y rencontrait, en proportion décroissante, dans le testicule, la glande thyroïde, les membranes, la rate, le poumon, le cœur, le cerveau, le foie, les reins, les muscles.

Sous quelle forme l'iode ainsi localisé se retrouve-t-il dans les différentes parties de l'organisme ? Le Dr Pillement a encore répondu à cette question : uniquement sous forme de combinaisons organiques, et plus spécialement à l'état de graisse iodée, mais jamais comme albumines iodées ou iodures alcalins.

Suivant la destinée de tous les corps gras introduits dans l'économie, l'huile iodée se transforme, devient identique aux graisses de l'animal auquel elle a été administrée, et subit une sorte de vitalisation. Sous l'action des liquides de l'organisme et de l'activité cellulaire, la combinaison iodée, la provision d'iode se résorbent ensuite lentement, mais régulièrement.

VI. — Comment s'élimine le Lipiodol ? Voies, durée, formes de cette élimination. Recherche de l'iode dans l'urine après usage du Lipiodol.

Voies. — L'iode s'élimine par tous les émonctoires, et principalement par les reins, les glandes salivaires, l'intestin, les glandes sudoripares et lactées.

Le Dr Pillement a constaté que dans le lait, l'iode après emploi d'huile iodée, se retrouve exclusivement sous forme de *combinaisons organiques*, et plus spécialement de corps gras iodés, tandis que, après les iodures, la majeure partie de l'iode se retrouve dans le sérum à l'état *d'iodures alcalins*.

D'après les expériences récentes de Mario Flamini, on peut avantageusement recourir à cette méthode pour l'obtention des laits médicamenteux. L'administration prolongée d'huile iodée, sous forme d'injection, ne produit aucune altération sensible dans la composition du lait ; l'animal ne dépérit pas, supporte parfaitement le médicament, et ne présente ni troubles généraux, ni réaction locale. Le pourcentage de l'iode combiné au lait est d'environ la moitié de la quantité éliminée par les urines ; ce titre augmente avec le degré de saturation de l'animal. Il y a là, on le voit, une préparation avantageuse des laits iodés.

Durée. — Elle diffère au plus haut degré de celle qui

suit l'administration des iodures et des produits iodés de la thérapeutique courante.

Chez l'individu sain, l'iode *apparaît* dans l'urine :

Après ingestion, quelquefois en dix ou treize minutes, mais la moyenne est de vingt minutes.

Après injection intraveineuse, en quarante minutes.

Après injection hypodermique, du deuxième au cinquième jour, rarement du sixième au dixième.

La durée de l'élimination complète est très longue, surtout après injection : elle varie suivant les doses et les individus de quatre, cinq, six semaines, à deux, trois, quatre mois et quelquefois plus. Nous avons constaté, chez un confrère de Paris, une élimination d'iode encore très abondante, bien que la dernière injection remontât à plus de six mois. Une fois commencée, l'élimination est régulière ; elle atteint son maximum, dit le Dr Pillement, peu de temps après son apparition, et reste ensuite constante jusque vers la dernière semaine. Un travail physique intense, une alimentation insuffisante, en un mot toutes causes précipitant la désassimilation des graisses, hâteront l'élimination de l'iode.

FORMES. — La majeure partie de l'iode s'élimine à l'état d'iodures alcalins ; ce sont eux qui apparaissent les premiers dans l'urine (Pillement). À côté d'eux, l'urine contient aussi des combinaisons iodées organiques qui se rencontrent encore dans l'urine, alors qu'il n'y a plus d'iodures. Dans la bile, on rencontre également l'iode sous ces deux formes.

RECHERCHE. — La recherche de l'iode dans l'urine, pour être complète, devra donc envisager ces deux formes de l'élimination des huiles iodées.

1° *Recherche directe des iodures.* — Il n'est besoin, pour tout instrument, que d'un simple tube en verre ; le remplir d'urine aux deux tiers environ, ajouter 4 ou 5 centimètres cubes de chloroforme ou de sulfure de carbone ; verser ensuite quelques gouttes d'une solution de nitrite de soude, puis très peu d'un acide minéral : nitrique, sulfurique, etc. Retourner à plusieurs reprises le tube fermé du doigt, *sans agiter :* le chloroforme ou le sulfure de carbone se rassemblent immédiatement au fond du tube, colorés en rose violacé dans le cas d'un iodure (1).

L'acide nitrique nitreux remplace très bien, à lui seul, l'acide et la solution de nitrite de soude. La liqueur de Labarraque peut tenir lieu de nitrite, mais la manipulation est plus délicate, et l'on pourrait laisser inaperçues de petites quantités d'iodures.

2° *Recherche des combinaisons organiques iodées.* — Que la réaction précédente ait été négative ou positive, on pourra, dans tous les cas, procéder à la recherche des combinaisons organiques iodées, si l'on désire se rendre compte de toute la proportion d'iode journellement éliminée sous les deux formes.

Évaporer une certaine quantité d'urine (20 à 100 centimètres cubes, par exemple), après addition d'un notable excès de potasse caustique ; sécher la masse, la carboniser pour détruire et la matière organique de l'urine et la combinaison iodée ; après refroidissement reprendre le charbon par l'eau distillée, filtrer, laver le charbon sur le filtre, et dans la liqueur rechercher l'iode comme il a été dit plus haut, mais *en ayant soin de s'assurer qu'on a acidifié suffisamment.*

La réaction, dans ce deuxième cas, est généralement plus intense que dans le premier, car elle comprend, à la fois, l'iode minéral et organique ; elle pourra conséquemment être positive quand bien même la recherche directe des iodures (premier cas) aurait donné un résultat négatif.

---

1. Voir L. LAFAY. Etude clinico-chimique sur l'élimination urinaire de l'iode après absorption d'iodure de potassium. *Thèse de Paris*, 1893. — On y trouvera tous les détails relatifs à l'élimination et au dosage de l'iode.

En résumé. — Avec les iodures et les préparations iodées, en général, l'élimination est rapide, se fait en masse et peut ainsi causer de graves accidents d'iodisme ; de plus, l'action finit presque avec le traitement. Avec les huiles iodées, l'immense avantage est de laisser longtemps l'organisme sous l'influence de l'iode, ce qui permet d'abréger considérablement le traitement ; en outre, pas de décharges iodées, donc, pas d'accidents à redouter.

VII. — *Quelle est l'action du Lipiodol sur l'organisme ? Quels en sont les inconvénients ?*

Tout en se rapprochant des iodures au point de vue thérapeutique, le Lipiodol en diffère notablement par son action sur l'économie.

Non seulement l'état général n'est pas troublé, mais les injections s'accompagnent, dans plus de 80 p. 100 des cas, « d'un accroissement de l'embonpoint et d'une excitation de l'appétit aiguë parfois jusqu'à la gêne » (Bellencontre) ; même après ingestion, l'appétit s'accroît ou renaît.

Chez les enfants soumis à l'huile iodée, dit encore le Dr Bellencontre, les éruptions impétigineuses de la face, des narines, des lèvres, disparaissent avec une rapidité inaccoutumée ; le nez et les lèvres boursouflés s'affaissent, et les ganglions cervicaux diminuent de volume.

L'état général s'améliore, la nutrition se relève d'une manière considérable, et les forces reparaissent chez les malades les plus débilités, dans la syphilis par exemple, ce qui n'empêche pas l'activité thérapeutique de l'huile iodée d'être aussi accentuée que celle de l'iodure de potassium.

A côté de cette action bienfaisante, il importe de noter qu'une expérimentation de quelques années, en Italie, en

Allemagne, en France, n'a encore enregistré aucun accident, voire même aucun inconvénient, en un mot, la toxicité des huiles iodées est nulle, même à très haute dose. Les Allemands ont pu faire des injections quotidiennes contenant 6 gr. 50 à 8 grammes d'iode, ce qui correspond à 8 gr. 50 et 10 gr. 50 d'iodure de potassium. Le Dr Bellencontre a fait pendant quinze jours consécutifs, et avec une tolérance parfaite, des injections de 5 gr. 40 d'iode, soit 10 centimètres cubes de Lipiodol, ce qui représente un peu plus de 7 grammes d'iodure de potassium par dose et par jour ; aussi n'a-t-il pas craint de dire au Congrès d'ophtalmologie et d'écrire depuis : « Le Lipiodol peut être administré en injections hypodermiques *à dose massive, sans douleur, sans danger, sans iodisme.* »

Dans les hôpitaux de Paris, où le Lipiodol a été tout d'abord expérimenté ; il y a eu accord complet pour déclarer qu'après injection, il ne se manifeste jamais d'iodisme, même chez les sujets les plus sensibles et les plus réfractaires à la moindre dose d'iodure de potassium.

Le Dr Pillement attribue l'innocuité de l'huile iodée:

1° Au médicament lui-même, c'est-à-dire à sa constitution chimique spéciale ;

2° A sa localisation élective dans le tissu adipeux ;

3° A la lenteur de la mise en liberté de l'iode ;

4° Peut-être, ajoute-t-il, à la théorie des *ions*.

VIII. — *Comment s'administre le Lipiodol ?*

L'administration du Lipiodol est sous la dépendance directe du mécanisme de son absorption, que nous avons étudié précédemment. Tout naturellement on devra donner la préférence au mode d'administration qui facilitera le mieux l'assimilation du médicament.

Nous avons vu que les deux grandes voies d'absorption des huiles iodées étaient la voie *stomacale* et la voie *hypodermique :* les deux principaux modes d'absorption seront donc l'*ingestion* et l'*injection*. Nous dirons aussi quelques mots de différents essais de thérapeutique externe.

1° Ingestion ou voie stomacale

La densité du Lipiodol, corrélative de sa richesse en iode, ne permet guère de l'absorber en nature ; du reste le plus petit volume, la cuillère à café, correspond à 3 gr. 50 d'iodure. Les Allemands ont pu recourir à ce mode d'administration en raison du titre de leurs huiles iodées (25 et 10 p. 100). En France, les malades qui ont essayé de suivre cette méthode, l'ont vite abandonnée : que le produit soit versé dans du lait, du café, du cognac, de la bière, de l'eau sucrée, etc., il tombe immédiatement au fond du récipient, sans se mélanger le moins du monde au contenu ; quand on absorbe le liquide, la plus grande partie du Lipiodol reste collée aux parois, et se trouve perdue.

Quant à porter directement le Lipiodol à la bouche, au moyen d'une cuillère à café, par exemple, ainsi que l'ont conseillé quelques praticiens étrangers, l'aspect huileux du Lipiodol n'est guère propre à encourager ce mode d'absorption. En tout cas, la chose n'offre rien d'impossible.

En face de cette difficulté, nous avons choisi deux formes pharmaceutiques : la *forme capsulaire* et *l'émulsion*.

Capsules : elles sont titrées à 0 gr. 50 de Lipiodol, par capsule, correspondant à 0 gr. 25 d'iodure de KI. Elles sont surtout indiquées quand le médecin désire employer de faibles doses d'huile iodée.

Émulsion : D'une saveur très agréable (le Lipiodol est par lui-même insipide) elle a le même dosage que les capsules :

0 gr. 50 par cuillère à café (soit 0 gr. 25 KI)
1 gr. 50 par cuillère à café (soit 0 gr. 75 KI)

Elle convient surtout aux enfants et s'applique aux doses fortes chez l'adulte, quand on ne désire pas employer l'injection.

2° Injection ou voie hypodermique

C'est le mode d'administration par excellence des huiles iodées, celui par lequel le Lipiodol a surtout marqué sa supériorité sur les iodures, tant au point de vue de son action thérapeutique, qu'à celui de la tolérance idéale de l'organisme.

Elle comprend :

1° L'injection *intraveineuse:* employée seulement à titre d'expérimentation animale, exige de l'opérateur une assez grande habitude ; mais l'assimilation de l'iode est beaucoup plus rapide que par l'injection dans le tissu cellulaire.

2° L'injection *dans les ganglions engorgés* (scrofule, lymphatisme, adénites cervicales tuberculeuses, etc...) : tolérance parfaite, avec réaction locale nulle ; action très marquée et retentissement heureux sur l'état général, et même guérison totale (prof. Spillmann. Voir plus loin : (Affections diverses).

L'injection *intraséreuse*, et en particulier, *intrapéritonéale,* pratiquée seulement sur les animaux.

L'injection *sous-conjonctivale*, et les *instillations oculaires* sont très bien supportées, et n'amènent aucune réaction locale. « L'application facile du traitement par « l'huile iodée, disent les Drs Bellencontre et du Brossay, « l'absence de tout danger dans son emploi, les bons « résultats obtenus, en font le *médicament de choix* dans « les affections graves de la cornée, dépendant d'un « tempérament affaibli par l'une des deux diathèses, « *scrofule* ou *syphilis,*

« L'huile iodée peut être considérée comme un *spécifi-* « *que* pour les kératites interstitielles *hérédosyphiliti-*

« *ques.* Employée seule et sans l'adjuvant d'un traitement
« local, elle suffit à guérir.

« Sans avoir, vis-à-vis des kératites scrofuleuses, une
« action aussi spécifique, l'huile iodée est très efficace
« dans la grande majorité des cas ; associée au traitement
« local de la lésion cornéenne, elle est appelée à rendre
« de grands services à la *thérapeutique oculaire infan-*
« *tile.* »

L'injection dans les *tumeurs actinomycosiques* a donné
de très bons résultats. On ponctionne le foyer, on enlève
le pus par aspiration et on injecte le Lipiodol.

L'injection hypodermique proprement dite, dont la
technique a été récemment précisée dans ses moindres
détails par le Dr Boix, dans les *Archives générales de
médecine* (avril 1902).

Cette étude offrant une grande importance, nous lui
consacrons plus loin un chapitre spécial.

3° ESSAIS DE THÉRAPEUTIQUE EXTERNE

Les *frictions cutanées* n'ont donné aucun résultat thérapeutique : nous savons, en effet, que l'absorption par la
peau saine est nulle.

Les *badigeonnages,* dans différents cas d'impétigo chez
des enfants, ont agi avec une rapidité surprenante, qu'ils
aient été employés seuls, ou concurremment avec l'émulsion ou les piqûres. Les Drs Bellencontre et du Brossay
ont constaté que l'huile iodée (voie interne seule) agit
heureusement sur les manifestations de la diathèse scro-
fulo-lymphatique : « Les éruptions impétigineuses de la
« face disparaissent avec une rapidité inaccoutumée ; les
« ganglions diminuent de volume ; dès les premières
« injections, l'appétit se réveille, les forces renaissent, le
« malade prend de l'embonpoint, etc. »

Les *collyres :* le Dr Bellencontre a remplacé les collyres iodurés d'Etiévant par ceux à l'huile iodée ; les expé-

riences, jusque-là, semblent encourageantes et se continuent régulièrement.

IX. — *Principaux avantages des huiles iodées. Le Lipiodol permet le traitement mixte par injection hypodermique.*

Pour mettre en relief tous les avantages du Lipiodol, il faudrait rappeler ce qui a été dit déjà relativement à ses propriétés physiques et chimiques, à son administration, à son élimination, etc. Nous nous contenterons d'énumérer les principaux:

1° *Absence de phénomènes d'iodisme.* Même chez les personnes les plus sensibles à l'iodure, les injections de Lipiodol à haute dose ne provoquent jamais d'iodisme ; après *ingestion* on rencontre parfois, mais très rarement quelques signes d'intolérance légère, sans aucune importance.

2° *Longue durée d'action.* L'organisme a une provision, une réserve d'iode, où il puise suivant besoin, et cela pendant des semaines et quelquefois des mois.

3° *Mode facile d'administration,* que l'on recoure à la voie gastrique ou à la voie hypodermique (capsules, émulsions, injections). L'avantage de la voie hypodermique est encore plus considérable quand il s'agit de malades sans connaissance (tumeurs cérébrales, comas, etc.) d'opérés, d'aliénés, etc...

4° *Supériorité d'action dans la plupart des cas.* Tous les auteurs qui ont employé les huiles iodées sont d'accord pour affirmer qu'elles sont aussi efficaces que les iodures, d'une façon générale, et que dans certains cas elles ont une supériorité d'action : lésions de la syphilis tertiaire, hérédosyphilis, scrofule, lymphatisme, etc. La thèse du Dr Pillement renferme plusieurs observations dans lesquelles l'iodure de potassium, même associé au traitement mercuriel, ne produisit aucun résultat, et dans lesquelles l'huile iodée amena la guérison.

5° *Tolérance parfaite de l'estomac.* Le Lipiodol ne fatigue pas l'estomac comme le font les iodures même très dilués et à faible dose ; nous rappelons, en effet, que le Lipiodol n'est pas touché par le suc gastrique, et n'abandonne pas d'iode dans le tube digestif.

6° *Traitement beaucoup plus court.* On peut injecter en huit ou dix jours tout l'iode nécessaire à six semaines ou deux mois de traitement. La recherche de l'iode dans l'urine montrera qu'après un temps parfois beaucoup plus long, la provision d'iode n'est pas encore épuisée.

7° *Tout l'iode est utilisé.* Tandis que l'élimination rapide de l'iodure de potassium fait disparaître la plus grande partie du médicament avant qu'il ait eu le temps d'imprégner et de pénétrer les tissus, la lenteur d'élimination, le travail de décomposition et d'élimination du Lipiodol montrent, jusqu'à l'évidence, qu'il faudra, pour obtenir une action identique, beaucoup moins d'huile iodée que d'iodure. Logiquement, on conçoit facilement que 5 centimètres cubes par exemple de Lipiodol (correspondant à 3 gr. 55 de KI) agiront beaucoup plus, étant intégralement utilisés, que ces 3 g. 55 de KI dont les 4/5 seront éliminés par les urines des premières vingt-quatre heures.

8° *Action favorable sur l'organisme et les glandes.* Les iodures en général, et celui de potassium en particulier, exercent une influence dénutritive sur l'organisme, et atrophiante sur les glandes (seins, testicules, etc.). L'expérience a établi qu'avec l'huile iodée il y a, au contraire, augmentation de poids du corps, excitation de l'appétit et relèvement de l'état général. Sessous rapporte deux observations d'atrophie des seins consécutive à l'administration d'iodure de potassium, et dans lesquelles il vit les seins reprendre leurs dimensions normales après la substitution de l'huile iodée à l'iodure.

9° *Comme moyen de diagnostic de la motilité de l'esto-*

mac. Nous savons que l'huile iodée n'est pas touchée par le suc gastrique, mais entre en décomposition partielle aussitôt que, émulsionnée par le suc pancréatique, elle arrive dans le sang. Cette propriété fut utilisée par Winkler et Stein, puis par Sternberg, Heichelheim, Pillement comme moyen de diagnostic de l'état de l'estomac : péristaltisme, insuffisance du pylore, sténose pylorique, hyperchlorhydrie, hypopepsie, carcinome stomacal, etc.

Mais, à notre avis, quelque précision qu'on apporte à des recherches de ce genre, les causes d'erreurs et les difficultés sont si nombreuses que la valeur des résultats obtenus ne saurait manquer d'être fort hypothétique.

Que l'on recherche la réaction de l'iode dans la salive ou dans l'urine, un retard ou une avance dans son apparition n'autorisera pas à conclure à une affection pathologique quelconque de l'estomac : l'état du pancréas, la qualité du suc pancréatique, la faculté d'absorption de la muqueuse intestinale, l'état du système lymphatique mésentérique et des reins, etc., sont autant d'inconnues qu'il faudrait d'abord résoudre.

Cela est si vrai, que Werner, de Vienne, recourt à la même méthode, non plus pour juger du péristaltisme stomacal ou de l'état du pylore, mais pour rechercher si la sécrétion de la bile ou du suc pancréatique est diminuée ou suspendue dans le duodénum.

Nous devons à la vérité d'ajouter que l'emploi des capsules kératinisées, contenant du KI, ou l'usage du salol, conseillés et employés par divers expérimentateurs, conduisent à des résultats tout aussi problématiques.

Ce n'est donc pas l'huile iodée qui est coupable, c'est le mode d'expérimentation.

10° *Le Lipiodol résout le problème des huiles de foie de morue iodées.* Le Lipiodol peut s'unir en toutes proportions aux huiles, sans en altérer ni la limpidité, ni la couleur, ni la composition. Mélangé à l'huile d'olive ou à l'huile d'amande douce, il constituera l'huile iodée idéale

dont Marchal de Calvi, Personne et Deschamps, d'Avallon, se disputèrent autrefois la préparation (voir le rapport de Guibourt à l'Académie de médecine, 1850). Avec
l'huile de foie de morue, on obtient l'huile de foie de
morue iodée.

11° *On peut associer au Lipiodol.* Suivant qu'il s'agira
d'une lésion pulmonaire, cardio-vasculaire, nasale, laryngée, etc., le praticien aura la faculté d'associer au Lipiodol tel adjuvant qu'il jugera opportun : eucalyptol (Boix),
menthol, gaïacol, myrtol, etc., ou des essences destinées
à le parfumer ; en un mot on pourra, en toutes circonstances, agir avec le Lipiodol comme avec une huile ordinaire.

12° *Le Lipiodol permet le traitement mixte par injection.*
Lors de notre première communication à l'hôpital Saint-
Louis, nous avons émis l'idée que dans l'avenir, l'on
pourrait utiliser le Lipiodol uni au biiodure de mercure
pour constituer *une huile mixte, iodo-biiodurée.* La pratique a accepté cette façon de voir, et le Lipiodol biioduré
est aujourd'hui couramment prescrit.

La formule la plus simple est celle de M. Pierre Marie,
l'éminent médecin de Bicêtre :

Huile iodée Lafay contenant, en outre, 0 gr. 002, 0 gr. 003,
0 gr. 004, 0 gr. 005 de biiodure d'hydrargyre, par centimètre
cube.

Cette prescription nous enseigne deux choses : 1° que
le médecin peut à volonté varier la dose de biiodure,
suivant qu'il désire conseiller à son malade un traitement
plutôt iodé que mercuriel, ou inversement ; ou encore,
suivant qu'il aura l'intention d'injecter à la fois 1, 2 5 centimètres cubes, ou plus de Lipiodol biioduré ; 2° qu'il
n'est pas indifférent de formuler en volume ou en poids.

Exemple : en prescrivant :

Biiodure d'hydrargyre. . . . . 0 gr. 06
Lipiodol . . . . 30 *grammes*

l'injection de 5 centimètres cubes contient près de 0 gr. 014

de biiodure (exactement 0 gr. 0136), parce que les 30 grammes de Lipiodol ne font que **22** centimètres cubes.

En prescrivant, au contraire, comme le font MM. Bellencontre et Boix :

Biiodure d'hydrargyre. . . . .   0 gr. 06
Lipiodol . . . .   30 *centimètres cubes*

la même injection de **5** centimètres cubes contiendra exactement 0 gr. 010 de biiodure.

X. — *A quelle dose s'emploie le Lipiodol ?*

La dose moyenne de Lipiodol est sensiblement la même, que le médecin choisisse la voie gastrique ou la voie hypodermique. Toutefois quand il sera indiqué *d'ioder très fortement* l'organisme, plutôt que d'aller très vite, il y aura toujours intérêt pour le malade à préférer les injections, en raison de leur tolérance parfaite, quelque importante que soit la quantité injectée.

Il va sans dire que la dose efficace devra varier suivant l'âge du sujet, l'affection dont il sera porteur, les indications thérapeutiques du moment, et aussi suivant que les piqûres auront lieu tous les jours, tous les deux jours, etc., ou seront hebdomadaires, etc.

Aussi les chiffres que l'on trouvera au chapitre des injections ne doivent-ils être considérés que comme des points de repère dont le praticien sera toujours libre de s'écarter, suivant ce que l'expérience lui apprendra à l'égard de tel ou tel malade, de telle ou telle affection.

XI. — *Quelles sont les principales indications thérapeutiques du Lipiodol ?*

Les multiples essais auxquels les huiles iodées ont donné lieu durant ces dernières années, sont la conséquence naturelle de leur efficacité surabondamment démontrée aujourd'hui.

Dès qu'un nouveau médicament voit le jour et que ses premières applications sont heureuses, son emploi prend vite de l'extension : il guérit ceci, donc il guérira cela !

Dans ces tentatives thérapeutiques des premiers temps, il y a donc toujours un ébranchage à pratiquer ; après quoi la question est définitivement assise.

Il en est ainsi des indications thérapeutiques des huiles iodées : il est difficile actuellement de prévoir dans quelles affections le Lipiodol donnera finalement les meilleurs résultats, tant sont nombreux les cas où il compte, soit des résultats simplement encourageants, soit des améliorations indiscutables, soit de véritables guérisons.

On peut dire, d'une façon très générale, que le Lipiodol est indiqué dans toutes les maladies où l'on doit habituellement recourir aux iodures ; mais il importe d'ajouter aussitôt que là ne se limite pas son champ d'action ; plusieurs expérimentateurs : Bellencontre, Burkhart, Frieser, Radestock, Sessous, professeur Spillmann, Zirkelbach, etc., ont eu des guérisons quasi surprenantes en employant les huiles iodées, là où l'iodure n'était pas toléré, là où étant bien toléré, il était resté inactif, et qui plus est, là où l'iodure associé au mercure était demeuré sans résultat (kératites interstitielles, syphilides pigmentaires, ulcérations de la cloison, troubles syphilitiques cérébraux graves, avec aphasie totale et incontinence des sphincters, etc.).

On peut, suivant les affections auxquelles il s'adresse, répartir en trois groupes les principales indications thérapeutiques du Lipiodol :

1° Affections pulmonaires et cardio-vasculaires ;

2° Syphilis ;

3° Affections diverses.

A. — Affections pulmonaires et cardio-vasculaires.

1° *Pulmonaires*. Les huiles iodées ont montré, comparativement aux iodures, une grande supériorité d'action affirmée par Frese, Friezer, Klar, professeur Spillmann et son élève Pillement, Zirkelbach, etc., dans les cas d'emphysème, bacillose pulmonaire, bacillose laryngée, dilatation bronchique, sclérose pulmonaire, affection tuberculo-syphilitique du larynx.

L'asthme est sans contredit l'affection pulmonaire où les huiles iodées ont le mieux prouvé leur action curative ; « leur emploi, dit le Dr Pillement, constitue un progrès thérapeutique important, et a donné lieu à des guérisons durables ».

2° *Cardio-vasculaires*. Les principales lésions ayant bénéficié du traitement par l'huile iodée sont :

L'aortite (Boix) ; l'artériosclérose à déterminations variées (Boix) ; l'artériosclérose rénale (bon traitement : Bellencontre) ; l'artériosclérose cérébrale (amélioration notable : Dornblüth) ; les cirrhoses viscérale et hépatique ; la sclérose du cœur, la myocardite, l'athérome, l'anévrysme de l'aorte (amélioration rapide : Zirkelbach).

B. — Syphilis.

C'est surtout dans la syphilis que les huiles iodées se sont montrées, au dire de nombreux expérimentateurs, « idéales » et « merveilleuses ».

1° *Hérédosyphilis*. Bellencontre, du Brossay, Dornblüth, Fischel, Radestock, Pessous etc., ont constamment obtenu une grande amélioration des lésions locales, avec relèvement marqué de l'état général et augmentation de poids.

2° *Syphilis secondaire*. L'iodure n'étant que rarement indiqué à cette période de la syphilis, l'huile iodée a été peu étudiée. Klingmüller l'a expérimentée sans pouvoir dire encore si les récidives seront moins fréquentes, car les observations sont de date trop récente. Dornblüth conseille l'huile iodée contre la fièvre syphilitique, les douleurs névralgiques, la périostite, les plaques muqueuses, le pseudo-psoriasis palmaire et plantaire (Dr Pillement).

3° *Syphilis tertiaire*. « C'est surtout à cette période, dit le Dr Pillement, que l'huile iodée donne des résultats merveilleux » ; et les divers auteurs qui l'ont expérimentée vont jusqu'à la considérer comme le « médicament spécifique de la syphilis tertiaire ».

Les cas de guérison observés par le professeur Bernheim, Burkhart, Dornblüth, Etienne, Fischel, Frieser, Holzhauser, Kindler, Klingmüller, Losio, Mor, Radestoch, Rosenthal, Schein, Schuster, Sessous, Spazolla, professeur Spillmann et son élève Pillement, Zirkelbach, etc., ont trait à des affections cutanées ; à des gommes de la peau, des muscles, du nez ; à des syphilides ulcéreuses, serpigineuses ; à des néphrites spécifiques; à des névrites syphilitiques; à des ulcérations syphilitiques diverses de la cloison, du palais ; à des affections du foie ; à la syphilis du testicule ; à des syphilis cérébrales ; à des troubles syphilitiques cérébraux graves ; à des cas de syphilis viscérale ; à des tumeurs de la base du cerveau ; à de l'ozène guéri sans traitement local, etc.

Ces expérimentateurs ont noté une grande amélioration et un arrêt de l'évolution, dans les affections dites parasyphilitiques ; ils ont constaté dans le tabès une disparition complète des douleurs fulgurantes.

Il est intéressant de rappeler que dans plusieurs guérisons dues à l'huile iodée, les traitements mercuriel et ioduré, employés séparément ou même simultanément, étaient demeurés inactifs.

C. — Affections diverses

1° *Arthritiques.* Dans ces affections l'huile iodée a été employée de deux façons, soit par la méthode habituelle avec injection au lieu d'élection, soit par des injections *loco dolenti*.

Dans le premier cas, on s'est adressé au rhumatisme chronique simple (Boix), au rhumatisme chronique déformant (prof. Spillmann), qui fut notablement amélioré malgré l'âge de la malade (50 ans). Le Dr Bellencontre considère l'huile iodée comme un médicament de choix dans l'arthritisme en général, parce qu'il « iode fortement l'organisme ».

Schuster a obtenu d'excellents résultats dans la sciatique. Les Allemands ont employé les huiles iodées avec grand succès dans le traitement de la sciatique blennorragique, de l'affection blennorragique des parties environnantes de calcanéum, et des arthrites blennorragiques, en général. Par des injections faites *loco dolenti*, Schuster a vu la guérison se produire dans le cas d'une arthrite sèche de la hanche, et dans deux cas de douleurs rhumatoïdes ; les injections furent faites profondément, au point douloureux (Thèse Pillement).

2° *Cutanées.* Nous avons parlé déjà de la guérison de l'impétigo par de simples badigeonnages de Lipiodol sur les lésions. Nous avons relaté également les très bons résultats obtenus dans le traitement des tumeurs actinomycosiques par l'injection d'huile iodée dans le foyer ponctionné et vidé.

M. le professeur Spillmann a vu disparaître rapidement une éruption psoriaque invétérée chez un arthritique obèse.

3° *Inflammatoires.* Schuster a traité, avec plein succès, une funiculite aiguë par l'huile iodée. Il a déjà été question de l'aortite, des myélites, des névrites et des néphrites syphilitiques, de la périostite syphilitique ; plus loin nous trouverons des cas de kératites interstitielles et strumeuses, avec blépharites, conjonctivites, adénites cervicales.

Le Dr Pillement a constaté une amélioration sensible dans des adénites cervicales tuberculeuses, à la suite. d'injections faites dans les ganglions eux-mêmes (1 centimètre cube par ganglion, répété à deux ou trois reprises après un intervalle de temps variable). Le professeur Spillmann a même vu la guérison se produire dans un cas de ce genre.

5° *Médullaires.* A propos de la syphilis, nous avons déjà noté l'amélioration dans les myélites syphilitiques, la disparition des douleurs fulgurantes et un arrêt de l'évolution dans le tabès.

Le professeur Spillmann a obtenu une amélioration sensible dans la sclérose en plaques.

5° *Oculaires.* Le Dr Chiron du Brossay a choisi comme sujet de thèse inaugurale (juillet 1902) : le traitement des kératites interstitielles et strumeuses par l'huile iodée.

Cette thèse renferme un assez grand nombre d'observations relatives : 1° à des kératites strumeuses, scrofulolymphatiques, avec blépharites, conjonctivites, impétigo de la face, adénites cervicales, ganglions rétrocervicaux et auriculaires engorgés, etc. ; 2° à des pannus granuleux, strumeux, scrofuleux. Ces différentes affections ont été traitées par les injections et l'ingestion d'huile iodée mais *mais sans traitement local de la lésion,* ce qui n'a pas empêché le succès d'atteindre 77 p. 100 des cas, et de s'accompagner d'un heureux retentissement sur l'état général : réveil de l'appétit et des forces, augmentation de l'embonpoint (85 p. 100 des cas).

Dans les kératites interstitielles, le Dr du Brossay a constaté, comme l'avait déjà dit le Dr Bellencontre, que l'huile iodée agit mieux et plus vite que le mercure ; sur dix cas, il a eu dix succès, dans un temps relativement court, sans aucun accident, quand bien même quelques-unes de ces kératites s'étaient au préalable montrées rebelles au mercure et à l'iodure.

Schuster a obtenu d'excellents résultats dans un scotome central avec atrophie du nerf optique, et le professeur Spillmann dans une rétinite spécifique.

6° *Scrofule et lymphatisme.* Il a déjà été si souvent parlé de la scrofule et du lymphatisme dans les pages qui précèdent, à propos des diverses affections qui sont sous la dépendance de cette diathèse, qu'il serait superflu d'y revenir à nouveau d'une façon particulière.

Du reste, la communication du Dr Bellencontre au Congrès d'Ophtalmologie, et la thèse du Dr du Brossay sur les kératites interstitielles et strumeuses, établissent d'une façon péremptoire que l'huile iodée est le vrai médicament des enfants strumeux, scrofuleux, lymphatiques, comme des hérédosyphilitiques.

XII. — *Injection hypodermique du Lipiodol.* — *Avantages de cette méthode.* — *Choix de l'instrument.* — *Technique de l'injection.* — *Lieu de l'injection.* — *Dose à injecter.* — *Suite de l'injection.*

A. AVANTAGES DE L'INJECTION HYPODERMIQUE. — Parmi les nombreuses et brillantes qualités qui font cortège au Lipiodol, sa grande supériorité sur les iodures tient principalement à ce qu'il peut s'administrer en injections hypodermiques sans inconvénient d'aucune sorte.

Nous avons signalé déjà l'injection du Lipiodol dans les veines (1), dans les ganglions engorgés, dans les séreuses, dans les tumeurs actinomycosiques, ainsi que ses instillations et injections sous-conjonctivales ; il nous reste à étudier avec quelques détails la grande voie d'adminis-

---

1. A titre expérimental, chez l'animal.

tration du Lipiodol: l'injection hypodermique proprement dite.

La méthode en elle-même présente une réelle supériorité sur la voie gastro-intestinale ; elle permet de soigner des malades qui ne le veulent pas (aliénés), ou ne le peuvent pas (malades sans connaissance, dans le coma, porteurs de tumeurs cérébrales, opérés, etc...).

Au point de vue du médicament, l'injection hypodermique offre également quelques avantages :

1° L'*absorption* est plus certaine et plus complète. Après ingestion, un peu d'huile iodée peut échapper à l'absorption intestinale : pour être facilement absorbée, l'huile iodée a besoin d'être au préalable intégralement émulsionnée par le suc pancréatique ; il est donc indispensable que la sécrétion pancréatique soit de bonne qualité et se produise en quantité suffisante pour émulsionner n'importe quelle dose de Lipiodol, sinon un peu d'huile iodée intacte pourrait filer par les fèces, surtout si l'on administrait le Lipiodol par cuillerées à café, comme l'ont fait les Allemands avec leurs huiles iodées à plus bas titre. Il est vrai qu'avec l'émulsion de Lipiodol, on n'a plus à redouter cette perte d'huile en nature.

Quoi qu'il en soit, avec l'injection, l'absorption est certaine sans qu'on ait à faire intervenir ni le suc pancréatique, ni l'émulsion préalable.

2° L'organisme reste plus longtemps sous l'influence bienfaisante de l'iode. Coronedi et Marghetti ont remarqué que l'élimination par les reins se faisait toujours plus lentement lorsque l'huile était administrée en injections. Cette constatation, ainsi que nous l'avons dit à propos de l'élimination du Lipiodol, doit s'entendre à un double point de vue. D'abord l'iode, après injection, *apparaît* dans l'urine beaucoup plus tardivement qu'après ingestion ; du deuxième au cinquième jour, au lieu de vingt minutes ; ensuite la *durée* de l'élimination complète est également plus longue : après injection, elle varie de quelques semaines à plusieurs mois ; après ingestion, elle est généralement un peu plus courte.

3° On ne constate jamais, après les piqûres, la moindre trace d'iodisme, même chez les personnes les plus sensibles à l'iodure, tandis qu'après ingestion, on rencontre parfois, les premiers jours, quelques signes d'intolérance, mais toujours très légers et sans aucune importance réelle ;

4° L'action nuisible sur l'estomac, si fréquente avec les iodures, n'est pas à redouter avec le Lipiodol, car l'expérience a démontré qu'il n'est pas touché par le suc gastrique, et n'abandonne pas d'iode dans le tube digestif ; mais il n'en est plus de, même avec le *Lipiodol biioduré* (solution de biiodure de Hg dans le Lipiodol) : la voie hypodermique, dans ce cas, ménagera l'appareil digestif ;

5° Enfin l'injection avec le Lipiodol est plus simple qu'avec tout autre liquide. Il n'est, en effet, besoin d'aucune stérilisation, ni au début, ni dans le cours du traitement : *Le Lipiodol est stérile et demeure stérile.*

B. Choix de l'instrument. 1° *Seringue.* — « Toute seringue à injection hypodermique peut servir, dit le Dr Boix, que le piston soit de caoutchouc ou d'amiante. Je préfère cependant le piston d'amiante, parce que l'huile peut dissoudre certains caoutchoucs de qualité inférieure. »

En raison de la viscosité du Lipiodol, surtout par les temps froids, il est préférable, pour rendre la manipulation plus facile et ne pas se fatiguer, d'employer des seringues dont le piston se visse (Boix). C'est également l'avis du Dr Bellencontre et du Dr Chatin (d'Uriage). La première fois qu'on se servira d'une seringue, dit encore le Dr Boix, à qui nous empruntons la plus grande partie de cette technique, il faudra la stériliser soigneusement par ébullition prolongée dans l'eau distillée, l'égoutter, puis y faire passer à différentes reprises un peu d'éther qu'on y promènera en faisant jouer le piston ; enfin, aspirer 1 ou 2 centimètres cubes d'huile iodée et en graisser longuement la seringue. Si l'huile se trouble au contact du piston, la rejeter, bien faire cracher la seringue, et pomper à nouveau un peu d'huile jusqu'à ce qu'elle reste absolument limpide.

La seringue est alors prête, et il sera inutile de la stériliser à nouveau, l'huile iodée étant un suffisant antiseptique.

Après chaque injection, ne pas égoutter la seringue, mais la déposer telle que dans sa boîte métallique, ou mieux dans une petite éprouvette cylindrique en verre, bouchée à l'émeri. Un verre à expérience, une flûte à champagne, suffit amplement ; y déposer la seringue, la pointe en bas, et boucher avec un tampon d'ouate hydrophile.

2° *Aiguille.* — La choisir de préférence en platine iridié (1), longue de 4 centimètres, assez forte pour ne pas être flexible, à calibre intérieur suffisant pour faciliter l'écoulement de l'huile : environ 1 milimètre de section totale. « Les Allemands ont bien exagéré la nécessité d'un longet large trocart ; pour peu qu'on chauffe l'huile iodée, l'injection se fait très facilement, même avec les aiguilles de calibre courant » (Boix).

L'aiguille étant neuve, la laver à l'éther intérieurement et extérieurement, puis la flamber au rouge sombre ; dans la suite, elle ne sera jamais flambée ; la combustion de l'huile laisserait, dans la lumière de l'aiguille, des particules de charbon, et d'autre part, la mise en liberté de l'iode nuirait au métal (Boix). Au cas où l'opérateur tiendrait à la flamber chaque fois, il suffirait de la laver au préalable soigneusement à l'éther.

« On ne l'égouttera pas non plus après l'injection ; on la déposera pleine d'huile à côté de la seringue ; au moment de s'en servir, on se contentera de nettoyer l'extérieur en passant l'aiguille dans un tampon d'ouate imbibé d'éther » (Boix).

---

1. L'aiguille, ne devant pas être flambée à chaque injection, peut être en acier. Cette aiguille offre l'avantage de piquer mieux que celle de platine.

C. Lieu de l'injection. — « Partout où il y a sous la peau, un tissu cellulaire assez abondant pour recevoir sans trop de distension 5 à 10 centimètres cubes d'huile » (Boix).

« Il n'y a pas, à proprement parler, de lieu d'élection ; toute région riche en tissu cellulo-adipeux, est propre à recevoir l'huile iodée » (du Brossay).

Ainsi qu'on le voit par ces deux citations, il n'est pas nécessaire de faire l'injection intra-musculaire ; l'aiguille de 5 à 7 centimètres, recommandée par les auteurs allemands, est donc inutile, puisqu'ils sont d'accord avec les expérimentateurs français pour injecter « dans le tissu cellulaire ».

On se contentera, d'une façon générale, de choisir une région peu nerveuse et peu vasculaire ; on pourra ainsi faire la piqûre :

1° *Dans la région fessière*, en évitant bien entendu la zone dangereuse du sciatique, le voisinage de l'articulation coxo-fémorale si le malade marche beaucoup, et la zone de frottement dans la position assise ;

2° *Dans la région dorsale,* surtout en dehors du scapulum, sur la ligne axillaire postérieure, dans toute la zone verticale ; les zones interscapulaires, scapulaires et sous-scapulaires, propices chez la plupart des sujets, le sont moins chez les gens maigres. C'est à la région dorsale que le Dr Boix donne toujours la préférence. Elle est d'ailleurs plus commode, et le malade n'a pas à s'allonger, comme dans les piqûres fessières ; il lui suffira de s'asseoir, sur une chaise ou sur un lit, suivant qu'il sera ou ne sera pas alité ;

3° *Dans l'ensellure lombaire,* surtout sur la continuation de la ligne axillaire postérieure ;

4° Chez les personnes grasses, *dans la région fessière tout à fait supérieure,* et sur la face externe de la hanche, région qu'on appelle proprement les hanches, en langage extra-médical, et qui sont parfois si développées chez les femmes (Boix) ;

5° *Dans la paroi abdominale*, peu recommandée par le Dᵉ Boix ; elle est au contraire assez souvent choisie par le Dʳ Pillement : « Selon nous, dit-il, il est préférable de prendre la partie antéro-externe de la cuisse ou de la paroi abdominale, simplement pour plus de commodité. »

Pour Klingmüller, le lieu d'élection est la région fessière, mais il lui arrive parfois de faire la piqûre entre les deux omoplates ou au bras.

Quel que soit le lieu de l'injection, il sera toujours indiqué d'alterner côté droit et côté gauche.

D. Technique de l'injection proprement dite. — Le Dʳ Boix la résume très simplement ainsi :

1° Toute anesthésie préalable de la peau est inutile ;

2° Remplir préalablement la seringue (suivant le volume à injecter), et y adapter l'aiguille ; renverser la seringue et faire monter dans l'aiguille assez d'huile iodée pour qu'elle coule extérieurement et huile bien l'aiguille. On dépose alors la seringue avec, sous l'aiguille, une feuille de papier pour recueillir les gouttes d'huile qui pourraient tomber ;

3° Avoir prêts d'avance trois petits tampons d'ouate hydrophile ; avec les deux premiers successivement imbibés d'éther, ayant choisi le lieu de l'injection, frotter énergiquement le point à piquer.

4° Aussitôt, saisir de la main gauche un pli large de peau, et, de la main droite, enfoncer franchement l'aiguille parallèlement à la peau. Lâcher alors le pli cutané, si l'on se sert de la seringue à vis, et venir prendre, entre le pouce et l'index de la main gauche, l'extrémité supérieure du corps de la seringue pour la maintenir.

5° Faire toujours l'injection de haut en bas : l'huile n'a ainsi pas de tendance à ressortir, surtout si l'on a choisi une aiguille de petit calibre.

Pousser l'injection avec lenteur.

6° Retirer vivement l'aiguille qui n'a pas dû quitter la seringue, et aussitôt, imbiber d'éther le troisième tampon d'ouate, l'appliquer en appuyant un peu fort sur le point piqué, et l'y maintenir deux ou trois minutes.

7° Le massage de la région injectée est absolument inutile ; il peut même quelquefois provoquer un peu de douleur.

8° Rien à mettre sur le point piqué.

Par suite de sa viscosité due à sa richesse en iode, le Lipiodol est difficile à injecter, surtout par les temps froids, et avec les seringues à piston à glissement ; pour obvier au premier inconvénient, on tiédit l'huile au bain-marie, à une température voisine de celle du corps, qu'on ne devra pas dépasser ; contre le second, les D\ʳˢ Boix et Bellencontre ont conseillé l'usage de la seringue dont le piston se visse.

On a sans doute remarqué, dans la technique du Dʳ Boix, qu'il fait l'injection en un temps : « La crainte de l'embolie graisseuse, dit-il, constante chez bien des médecins, les Allemands en particulier, me semble devoir être écartée, si l'on sait bien choisir sa région; aussi la précaution d'enfoncer d'abord l'aiguille seule, pour voir s'il ne sort pas de sang, me paraît inutile.

Dans sa thèse récente (juillet 1902) le Dʳ du Brossay est d'un avis analogue : « Le Dʳ Bellencontre, dit-il, n'a jamais constaté d'embolie, et cependant, dans les mille cinq cents injections pratiquées à sa clinique par le Dʳ du Brossay, ou à l'hôpital des Dames Françaises, la précaution d'enfoncer d'abord l'aiguille seule a été négligée, sans aucun dommage pour les malades. »

Quoi qu'il en soit, le praticien pourra toujours, s'il le préfère, faire l'injection en deux temps.

E. Dose a injecter. — Elle sera évidemment fort variable, et devra différer suivant les affections, les sujets, leur âge, les indications thérapeutiques, etc...

« Je me bornerai à conseiller de n'employer jamais des doses d'huile iodée supérieures à 10 centimètres cubes par injections répétées tous les deux jours, et à ne pas dépasser une série de vingt injections ; non pas que le médicament soit mal supporté, au contraire, mais parce qu'une plus grande accumulation d'iode dans l'organisme me paraît inutile, car elle dépasse la dose réellement efficace, même dans le cas où il faut ioder fortement le malade, et où il y a urgence, comme dans les syphilis graves à déterminations viscérales, nerveuses, ou méningées précoces. Dans les affections pulmonaires, de petites doses espacées seront préférées : 5 centimètres cubes une fois par semaine » (Boix).

A la clinique du Dr Bellencontre, on fait des piqûres quotidiennes de 5 à 10 centimètres cubes de Lipiodol sans aucun inconvénient, et pendant quinze, vingt, vingt-cinq, trente jours consécutifs, et même quelquefois plus.

Dans le traitement des kératites, les doses employées par le Dr Bellencontre sont les suivantes :

Jusqu'à 5 ans . . . . . 1 centimètre cube par jour.
De 5 à 10 ans. 2   —   —   —
De 10 à 15 ans. . . . 3   —   —   —
Adulte . . . . 5 à 10 cent. —   —

Klingmüller a pu aller à des doses beaucoup plus fortes, sans la moindre conséquence fâcheuse.

On pourra donc facilement, dans la pratique courante, commencer par 2 ou 3 centimètres cubes, et arriver rapidement à 5 centimètres cubes pour continuer ensuite à cette dose, si le traitement l'exige.

Pour permettre au médecin de mesurer d'un coup d'œil la quantité d'iode injectée, nous donnons en un tableau l'équivalence en iode et en iodure calculée par centimètre cube ;

1 cent. c. de Lipiodol = 0 gr. 54 (1) d'iode corresp. à 0.71 KI
2   —   1 gr. 08   —   1.42 —

1. 1 centimètre cube de Lipiodol, contenant 0 gr. 54 d'iode, représente ainsi 7 gr. 02 ou 428 gouttes de teinture d'iode officinale : les 5 centimètres cubes, dose couramment injectée, renferment donc la même quantité d'iode que 35 gr. 10 (soit 2141 gouttes) de teinture d'iode du Codex.

3 cent. c. de Lipiodol =	1 gr. 62	d'iode corresp. à	2.13 KI
4 —	2 gr. 16	—	2.84 —
5 —	2 gr. 70	—	3.55 —
6 —	3 gr. 24	—	4.26 —
7 —	3 gr. 78	—	4.97 —
8 · —	4 gr. 32	—	5.68 —
9 —	4 gr. 86	—	6.39 —
10 —	5 gr. 40	—	7.10 —
11 —	5 gr. 94	—	7.81 —
12 —	6 gr. 48	—	8.52 —
13 —	7 gr. 02	—	9.23 —
14 —	7 gr. 56	—	9.94 —
15 —	8 gr. 10	—	10.65 —

Il est très important de rappeler, à l'avantage des huiles iodées, que si 5 centimètres cubes de Lipiodol, par exemple, contiennent 2 gr. 70 d'iode et correspondent, pour le chimiste, à 3 gr. 55 d'iodure de potassium, il n'en est plus de même pour le médecin.

Ainsi, en administrant pendant huit jours 3 gr. 55 d'iodure de potassium par jour à un sujet normal, il aura reçu finalement 28 gr. 40 d'iodure. Mais, par suite de la rapidité d'élimination bien connue des iodures, notre sujet, à la fin du huitième jour, aura déjà perdu les 3/4, peut-être même les 4/5 de son iodure ; le neuvième jour, il n'en restera qu'une faible quantité, qui disparaîtra elle-même en quelques jours.

Avec le Lipiodol, la dose administrée dans le même laps de temps est bien également de 21 gr. 60 d'iode, correspondant aux 28 gr. 40 de KI, mais la proportion restant dans l'organisme au huitième jour sera très différente. Par suite de la lenteur d'élimination du Lipiodol, le sujet aura encore en réserve la presque totalité de son iode : l'expérimentation nous apprend, en effet, qu'à la fin d'un traitement de huit jours, le maximum de perte égale à peine le vingtième de la dose employée.

Entre deux sujets recevant la même quantité d'iode,

l'un à l'état d'iodure, l'autre à l'état de Lipiodol, il y a donc, à la fin du traitement, cette singulière différence que le premier a déjà presque tout perdu, au fur et à mesure des entrées, tandis que le second, ayant tout assimilé, a très peu dépensé, et va continuer pendant des semaines et même des mois, à puiser dans ses réserves d'une façon régulière et ininterrompue, selon ses besoins, ou tout au moins suivant l'activité de ses échanges nutritifs.

Ainsi donc, il suffira au malade soumis au Lipiodol de trois ou quatre séries d'un traitement de huit jours, pour qu'il reste pendant une année entière sous l'influence de l'iode, ainsi qu'en témoigne la constance de l'élimination urinaire. C'est à cette particularité, vraisemblablement, que sont dus les brillants résultats obtenus dans les affections broncho-pulmonaires, cardio-vasculaires, scrofulo-lymphatiques, etc.

F. Suites de l'injection. — Les suites des injections d'huile iodée sont tellement bénignes qu'on pourrait dire, sans être taxé d'optimisme, que tout est fini avec la piqûre ! Il ne se produit consécutivement ni douleur, ni inflammation, ni abcès, ni réaction inflammatoire quelconque.

« Ces injections ne sont pas douloureuses ; dans les cas très rares où elles le furent, la sensation ressentie fut plutôt celle d'une gêne que d'une douleur véritable » (Dr du Brossay).

« Quant à la douleur, dit le Dr Boix, on peut affirmer que dans l'immense majorité des cas, elle est absolument nulle, et que les malades, même très nerveux, supportent admirablement ces injections. »

Le Dr Pillement est d'un avis identique, et il ajoute que même dans les cas où il y a un peu de douleur, « elle n'est pas spontanée et n'est provoquée que par la pression ».

Nous ne saurions donc mieux terminer qu'en rappelant, en guise de conclusion, ces paroles du Dr Bellencontre :

L'huile hyperiodée peut s'administrer en injections hypodermiques, à doses massives, sans douleur, sans danger,
sans iodisme ».

CONCLUSIONS

En Italie comme en Allemagne, à Paris comme à Nancy,
nous voyons tous les expérimentateurs unanimes à proclamer la constante efficacité des huiles iodées, et le plus
souvent, pour ne pas dire toujours, leur supériorité d'action sur les iodures.

Il n'en sera donc pas du Lipiodol comme de nombreux
médicaments qui suivent les fluctuations de la mode :
non seulement il ne disparaîtra pas après un enthousiasme
éphémère, mais son emploi ira toujours se généralisant,
parce qu'il s'appuie sur des résultats thérapeutiques que
l'avenir ne peut que confirmer. Le temps lui apportera
non pas l'oubli, mais la consécration.

La physiologie des huiles iodées.

A Monsieur le D^r Ed. Vidal :

Monsieur et très honoré Confrère,

On me communique aujourd'hui seulement (3 avril),
un numéro des *Archives de Thérapeutique* de janvier dernier dans lequel se trouve un travail de M. le Dr Carra,
ayant pour titre : « Les Huiles supériodées ; leurs applications dans le traitement des Kératites. »

Cette note, au milieu d'appréciations flatteuses sur mon
produit le Lipiodol, — ce dont je remercie très sincèrement M. le Dr Carra — renferme quelques inexactitudes

que je vous prie de bien vouloir rectifier, pour ceux de vos lecteurs s'intéressant à la question relativement neuve des huiles iodées, et à qui l'article de M. le Dr Carra apporte des notions peu conformes aux données actuelles de l'expérimentation physiologique.

Je ne m'attarderai pas à relever une à une les multiples confusions d'iode pour iodure ou inversement, de gramme pour centigramme ou centimètre cube, ou même de centigramme pour centimètre cube, bien que le moins important de ces *errata*, celui de gramme pris pour centimètre cube, atteigne, dans la circonstance, une proportion *d'iode* de 14 0/0 : ainsi 1 gramme de Lipiodol renferme 0,40 centigrammes d'iode, tandis que 1 centimètre cube en contient 0,54 centigrammes.

Pour éviter les redites et préciser ma réponse, je vous demande la permission de présenter mes observations sous trois chefs :

1° *Rectification de forme*. Ce n'est pas « à la suite d'une conversation avec M. le Dr Sainton » que j'ai entrepris l'étude des huiles iodées, mais « à la demande de M. le Dr Barthélemy, de Saint-Lazare » (*Bulletin de la Société française de Dermatologie*, n° 5, mai 1901, p. 230, 6e ligne et p. 234, 26e ligne).

II° *Rectification de détail* : « Un gramme de Lipiodol renferme *autant d'huile* que 3 gr. 523 d'iodure de potassium. » Dans cette phrase incompréhensible, il y a au moins deux lapsus qu'on aurait pu et dû rectifier, surtout dans les « tirages à part » *qui ont*, paraît-il, *été adressés aux médecins*. Il suffisait de copier ce passage de ma communication d'il y a deux ans : même bulletin p. 232, 26e ligne : « Un gramme de notre huile iodée renferme *autant d'iode* que 0 gr. 523 d'iodure de K..., c'est-à-dire que cette huile, correspond à un peu plus de la moitié de son poids de KI. »

III° *Rectifications de fond* :

1° « La partie la plus intéressante est son énorme

teneur en iode : 40 0/0 d'iode, c'est-à-dire 40 grammes d'iode et 60 grammes d'huile. » (Il s'agit du Lipiodol.)

« Chevretin et Lematte ont réalisé une combinaison analogue qu'ils appellent iodipalme. »

— Je récuse énergiquement cette affirmation d'analogie ainsi formulée *à priori* par M. le Dr Carra, et je n'accepte ni sa comparaison, ni la façon dont elle est présentée :

a — Parce que le mot *iodipalme* est un terme générique, désignant des corps dont la teneur en iode varie de 10 à 30 0/0, au dire des auteurs précités ;

b — Parce que dans leur communication à la Société de Médecine, ces mêmes auteurs n'ont rien dit quant à la préparation et conséquemment quant à la composition de ces produits. « En décomposant au sein de *l'huile certains éthers organiques* très riches en iode, nous avons obtenu un composé *nouveau* dont la teneur en iode varie avec la proportion des équivalents des éthers organiques mis en présence. » Le *Progrès médical* du 7 mars, p. 168. — Quelle huile ? et quels éthers ?

c — Parce que l'opinion de M. le Dr Carra constitue une affirmation et rien de plus : il ne dit pas un mot relatif à la constitution chimique des iodipalmes.

d — Parce que, à la même séance de la Société de médecine, répondant à une observation de M. le Dr Jullien, M. Lematte faisait cet aveu, passé sans doute inaperçu, qu'à côté de l'iode, ces *iodipalmes contenaient du chlore*. Or, j'estime, n'en déplaise à M. le Dr Carra, qu'une huile iodée *contenant du chlore*, fût-elle aussi riche en iode, n'est pas plus l'analogue d'une huile iodée *vraie*, qu'un iodure de potassium *souillé* de chlorure n'est l'analogue d'un iodure *pur* (voir ma 2e communication à la Société de dermatologie, juin 1901, p. 262, *Huiles chloro-iodées*).

e — Parce qu'il est une cinquième raison, plus démonstrative encore que tout ce que *je désire* écrire aujourd'hui, mais que, par déontologie, je me réserve de produire à son heure, et s'il est nécessaire.

Ainsi, on le voit, la constitution chimique du Lipiodol diffère essentiellement de celle des iodipalmes, qui par la teneur en iode qu'indiquent les fabricants, par la présence du chlore qu'ils avouent, voir même par la similitude de nom, sembleraient au contraire très analogues aux huiles allemandes chloro-iodées, connues sous le nom d'iodipines. Mais il ne nous appartient pas de faire ici une comparaison, qui nous indiffère du reste, le seul point que nous tenions à proclamer hautement étant que le *Lipiodol n'a pas d'analogue* ; il est actuellement *la plus riche des huiles iodées* et *la seule qui ne contienne pas de chlore.*

2° « Quelle que soit la teneur de l'huile, nous ne croyons pas que l'organisme soit sollicité à absorber d'autant plus d'iode qu'on lui en fournit une solution plus riche en ce métalloïde. Il doit prendre la quantité *suffisante* et rejeter le reste comme *scorie*. » — Dr Carra. —

a — Acceptons pour un instant comme démontrée l'opinion de M. le Dr Carra et continuons sa comparaison. *La scorie* représente l'écume, la crasse qui se sépare pendant la fusion des métaux ; elle est d'autant plus abondante que le minerai est plus impur, c'est-à-dire plus pauvre. Par analogie, la soi-disante scorie oléo-iodée, rejetée par l'organisme, sera conséquemment et évidemment d'autant plus importante qu'on utilisera une huile plus impure et plus pauvre ; or, l'huile qu'il préconise offre bien ce double avantage : elle est impure par son chlore, et son pourcentage en iode est notablement inférieur à celui du Lipiodol ! Ce n'est pas tout à fait ce que désirait nous faire admettre M. le Dr Carra. Il est vrai qu'il ne hasarde même pas la moindre preuve à l'appui de son assertion.

b — Je serais curieux également de savoir par quel procédé physiologique. M. le Dr Carra apprécie la « quantité *suffisante* que doit prendre l'organisme » avant de rejeter sa scorie ! Quelques recherches analytiques concernant l'existence de cette scorie dans les excreta, sa nature, sa proportion, etc., n'auraient pas été à dédaigner. J'avoue qu'elles m'eussent personnellement intéressé au plus haut degré, car elles seraient venues à l'encontre de tout ce que je savais ou croyais savoir sur l'assimilation physiologique des huiles iodées !

Si M. le Dr Carra veut bien lire la thèse si riche en documents *observés* de M. le Dr Pillement de Nancy « sur l'action physiologique et clinique des huiles iodées », ou le rapport de son confrère en Oculistique, le Dr Bellencontre, au Congrès d'Ophtalmologie, et la thèse du Dr du Brossay, « sur le traitement des Kératites interstitielles et strumeuses par l'huile iodée », ou même mon « Étude des huiles iodée et bromée » (*Archives Générales de Médecine*), il y verra que le point le plus important de la médication par les huiles iodées est précisément *l'utilisation intégrale de tout l'iode ainsi introduit dans l'organisme,* iode qui, après une localisation élective dans les réserves graisseuses de l'individu est peu à peu repris, solubilisé, utilisé et finalement éliminé après un temps variable *de quelques semaines à plusieurs mois,* ainsi qu'en témoigne la *constance de l'élimination urinaire.*

e — Il n'est pas jusqu'à la conception elle-même de M. le Dr Carra, relativement à la médication huileuse, qui ne soit contestable. En effet, tous les cliniciens s'accordent à considérer comme méthode de choix celle qui consiste à administrer par voie gastrique ou hypodermique, le plus possible de principe actif dans le moins possible de véhicule, *surtout huileux, à tolérance égale,* bien entendu. Or, cette tolérance parfaite des huiles iodées, riches ou pauvres, est admise de tout le monde, même de M. le Dr Carra : « Qu'importe, dit-il, lipiodol, iodipine et iodipalme, sont merveilleusement tolérés. »

— Il importe tant et si bien, à notre avis du moins, que c'est précisément cette « méconnaissance » de l'action physiologique et clinique des huiles iodées, qui constitue le fait dominant de la communication de M. le Dr Carra, et fait perdre à ses conclusions leur principal intérêt. Son plaidoyer *pour les huiles pauvres* leur vaudra à peine les circonstances atténuantes, et son travail, conséquemment, ne fera guère avancer, je le crains, la question des huiles iodées. Je le regrette, pour cette intéressante médication qui fait, en ce moment, l'objet de nombreuses recherches, tant en France qu'à l'étranger.

N. B. — Une dernière remarque, dont la bizarrerie constitue vraisemblablement le seul intérêt : dans sa communication en faveur des iodipalmes, M. le Dr Carra cite quelques observations ; or, dans ses observations, il nous dit bien avoir injecté soit de l'iodipine, soit du Lipiodol, mais nulle part nous ne trouvons mentionné l'emploi des iodipalmes !... Alors ?...

Vous estimerez vous-même, je n'en doute pas, très honoré confrère, que le travail de M. le Dr Carra méritait une réponse. J'aurais toutefois souhaité vous la donner moins incomplète, mais j'ai craint d'abuser de votre aimable hospitalité. Permettez-moi d'y joindre mes meilleurs remerciements et l'expression de mes sentiments les plus distingués.

" *Archives de thérapeutiq.*, 6ᵉ a., 1ᵉʳ mai 1903, p. 206 ".

Analyse des Huiles iodées : Dosage du chlore et de l'iode.

Depuis nos communications à la Société Française de Dermatologie (1) sur les Huiles iodées, l'étude de ces

---

1. L. Lafay. *Les Huiles iodées (Bull. de la Société de Dermatologie et de Syphil.*, 12ᵉ année, n° 5, mai 1901, page 229), et *Huiles chloro-iodées* (même bull., n° 6, juin 1901, page 261).

composés a suscité de nombreuses recherches, soit en France, soit principalement à l'étranger.

Sous le nom générique d'Huiles iodées on a coutume de désigner des produits de constitution chimique assez différente, les uns ne renfermant que de l'iode, les autres contenant à la fois du chlore et de l'iode.

Il n'existe à l'heure actuelle, croyons-nous, qu'une seule *Huile iodée pure :* celle que nous avons présentée il y a deux ans à la Société de Dermatologie, qui titre 40 0/0 d'iode, c'est-à-dire 40 grammes d'iode intimement combiné à 60 grammes d'huile d'œillette, et qui porte habituellement le nom abrégé de *Lipiodol* (huile grasse iodée).

Quant aux huiles improprement appelées iodées, et qui sont en réalité des *Huiles chloro-iodées,* le commerce en fournit sous des noms différents, et à des pourcentages divers : 10, 15, 20, 25, 30 0/0 d'iode, au dire des fabricants.

La plus riche des huiles chloro-iodées allemandes accuse 25 0,0 d'iode ; nous avons maintes fois vérifié ce titre, et l'avons toujours trouvé rigoureusement exact. Le seul reproche qu'il soit permis de lui adresser, au point de vue du dosage, est qu'il ne soit pas fait mention de la présence du chlore qui s'y trouve cependant dans la proportion de 7 0,0.

A notre très grand regret, nous ne pouvons en dire autant des Huiles chloro-iodées d'origine française ; nous devons à la vérité d'avouer que parmi toutes celles que nous avons examinées, pas une seule fois le titre porté sur l'étiquette, pour les Huiles riches, n'a été reconnu vrai, et que le déficit en iode, *jamais inférieur à* 47 0/0, a atteint, suivant les échantillons, jusqu'à 53 0/0, 60 0,0 et même 73 0/0 !

Elles contiennent, en outre, bien qu'il n'y soit pas mentionné, du chlore en abondance : de 6.40 à 10,1 0,0.

Pour ces énormes écarts de dosage il est dificile de délimiter la part qui incombe réellement à la négli-

gence, et celle qui est imputable à une erreur matérielle
et inconsciente du fabricant ; il est en effet des Huiles
dont la proportion de chlore, ajoutée au chiffre de l'iode,
est telle qu'en calculant en iode tout l'halogène, on arrive
à un pourcentage très voisin du chiffre annoncé. Il ne
saurait évidemment être ici question de mauvaise foi et
il suffira, nous n'en doutons pas, de signaler la défectuo-
sité de ces produits pour les voir disparaître.

Il importe toutefois que le pharmacien soit mis en
garde, pour ne pas se laisser tromper et ensuite tromper
les autres. Les étiquettes apposées sur ces Huiles ne men-
tionnant jamais la présence du chlore, le chimiste pourrait commettre la même erreur que le fabricant si, con-
fiant dans la seule présence de l'iode, il venait à doser,
par la méthode habituelle, à l'état de sels d'argent, le
mélange de chlorure et d'iodure, et à évaluer le tout en
iode. Il pourrait même se faire, comme nous l'avons plusieurs fois observé, que le précipité argentique total,
ainsi calculé en iode, correspondît à une proportion
d'iode notablement supérieure à celle indiquée par le
fabricant. Telle Huile par exemple qui, au lieu du 30 0/0
porté sur l'étiquette, ne titrait en réalité que 13.8 0/0
d'iode, aurait au contraire paru donner 35.8 0/0, si l'on
avait évalué en iode le chlore et l'iode qu'elle renfermait.

Pour doser dans une *Huile chloro-iodée*, soit l'iode
seul, soit à la fois le chlore et l'iode, il existe un assez
grand nombre de procédés dont la réalisation est en général compliquée.

Désireux de faciliter ce travail à nos confrères, nous
avons choisi deux méthodes d'une exécution simple, exacte
et rapide ; la première servira à doser l'iode seul, même
en présence du chlore, la seconde donnera à la fois le
chlore et l'iode.

Pour le dosage de l'iode dans l'*Huile iodée vraie ou Lipiodol* — actuellement la plus riche des Huiles iodées et la seule qui ne contienne pas de chlore — on se contentera du premier temps du titrage de cet halogène dans les Huiles chloro-iodées, si l'on désire employer un procédé volumétrique; mais il sera préférable de faire un dosage pondéral à l'état d'iodure d'argent après avoir vérifié soigneusement qu'il n'existe pas trace de chlore pouvant fausser les résultats.

Que l'on ait à doser l'iode seul, ou le chlore et l'iode simultanément, il faut d'abord *détruire la matière organique*. Pour cela on emploiera soit la méthode de calcination dans un tube en présence de la chaux, comme on le pratique habituellement pour le dosage des halogènes dans les matières organiques, soit la calcination dans un creuset en présence de potasse caustique.

Ce procédé est facile et rapide ; il ne nécessite pas l'emploi d'une grille à analyses, instrument que ne possède pas toujours le pharmacien ; enfin il donne d'excellents résultats quand on observe certaines précautions, du reste très simples ; nous croyons donc intéressant de le décrire en détail.

Dans un creuset de nickel, de cuivre ou de fer — et non de porcelaine qui serait attaquée par l'alcali, ou d'argent qui amènerait une légère perte due à la formation d'un peu de chlorure et d'iodure d'argent — on pèse environ 1 gramme d'huile à essayer et on y ajoute 5 à 6 grammes de potasse caustique, exempte de chlore, et 5 à 6 centimètres cubes d'alcool. On commence par chauffer très lentement pour saponifier l'huile, et ensuite pour évaporer l'alcool puis l'eau que renferme toujours la potasse ; on voit peu à peu noircir le savon d'abord formé.

Quand la plus grande partie de l'eau est disparue, la décomposition des acides gras s'effectue brusquement avec une véritable effervescence et la réaction continue quelques instants, même si l'on éteint le feu sous le creuset ;

les projections sont alors à craindre et il est bon, pour éviter toute perte, de recouvrir le creuset de son couvercle. Enfin, la réaction se calme, la destruction du corps gras s'achève au contact de la potasse en fusion, et il ne reste comme résidu de cette combustion que des parcelles de charbon : tout l'halogène est alors passé à l'état de sel de potassium. Après refroidissement, on reprend par l'eau le contenu du creuset, sans oublier de laver aussi le couvercle ; enfin, on filtre pour séparer les particules de charbon, qu'on lave ensuite à l'eau bouillante, tant que l'eau de lavage précipite le nitrate d'argent. Toutes ces liqueurs réunies serviront au dosage des halogènes.

1° *Dosage de l'iode* (seul ou mélangé de chlore). — Nous donnons la préférence à la méthode volumétrique au nitrite de soude, sulfure de carbone et hyposulfite de soude titré. Il suffit, pour le calcul, de se rappeler que 0 gr. 01953 d'hyposulfite équivalent à 0 gr. 01 d'iode.

La solution alcaline précédemment obtenue, et renfermant à l'état de sels de potassium l'iode et le chlore de l'huile chloro-iodée, est *nettement* acidulée par l'acide sulfurique étendu et versée dans un flacon de 500 centimètres cubes environ, autant que possible fermé à l'émeri ; on y ajoute 20 à 30 centimètres cubes de sulfure de carbone pur (préalablement lavé avec une solution concentrée de permanganate de potasse), puis quelques gouttes d'une solution concentrée de nitrite de soude ; enfin, on agite fortement et longtemps (cinq minutes) pour dissoudre la plus grande partie de l'iode devenu libre. On s'assure ensuite que l'addition de 3 ou 4 gouttes de nitrite de soude ne met plus d'iode en liberté, puis l'on décante la solution aqueuse dans un flacon de 2 litres environ.

Le sulfure de carbone du petit flacon, tenant l'iode en dissolution, est lavé à deux ou trois reprises avec 200 centimètres cubes d'eau distillée que l'on décante chaque fois et que l'on réunit aux eaux de lavage du grand flacon ; on arrête les lavages dès que l'eau n'est plus acide.

On verse alors dans le grand flacon 10 à 15 centimètres cubes de sulfure de carbone destiné à dissoudre, par une agitation violente et prolongée (cinq minutes), la petite quantité d'iode qu'ont pu entraîner les lavages. Quand le sulfure de carbone s'est déposé, on décante les liqueurs dans un flacon de même capacité, et on les épuise à nouveau avec 10 centimètres cubes de sulfure de carbone, qui suffit à dissoudre tout l'iode entraîné, car c'est à peine si cette fois le sulfure de carbone se colore. On rejette alors l'eau surnageante, on réunit le sulfure de carbone des deux grands flacons, et on le lave sur un filtre mouillé jusqu'à disparition de toute acidité, puis on le réunit au sulfure de carbone du premier flacon, dans lequel on dose directement l'iode par la solution titrée d'hyposulfite.

Ce procédé est beaucoup moins long à exécuter qu'à décrire.

Une ampoule à décantation ou un simple entonnoir à robinet permettraient d'aller plus rapidement ; mais ce serait aux dépens de l'exactitude, à cause des pertes de sulfure de carbone presque impossibles à éviter dans les décantations.

2° *Dosage simultané du chlore et de l'iode.* — Si l'on désire seulement *mettre en évidence le chlore* d'une Huile chloro-iodée, il suffit d'aciduler par l'acide nitrique la solution alcaline résultant de la calcination en présence de potasse caustique, et d'y verser une solution de nitrate d'argent : le précipité mixte de chlorure et d'iodure d'argent est lavé à l'eau distillée, puis traité par l'ammoniaque officinale étendue de trois fois son volume d'eau, qui dissout et entraîne tout le chlorure d'argent. On jette sur un filtre, qui retient l'iodure d'argent ; il ne reste plus qu'à aciduler franchement par l'acide nitrique la liqueur qui filtre, pour y reprécipiter instantanément le chlorure d'argent, souillé d'une trace d'iodure.

Tout à fait satisfaisante pour une recherche qualitative, cette séparation au moyen de l'ammoniaque n'est plus suffisante quand on doit procéder à un dosage rigoureux. On peut, au contraire, obtenir une séparation intégrale, et par conséquent doser simultanément le chlore et l'iode, en substituant à l'ammoniaque une dissolution bouillante de *sesquicarbonate d'ammoniaque*, comme l'a montré M. H. HAGER. (La solution de sesquicarbonate s'obtient en dissolvant 100 grammes de carbonate d'ammoniaque du commerce dans 900 centimètres cubes d'eau froide et ajoutant à la solution 22 centimètres cubes d'ammoniaque officinale.)

(Le carbonate d'ammoniaque du commerce renferme d'ordinaire un peu de chlore, dont la présence n'offre aucun inconvénient si on a bien soin de laver exactement le mélange de chlorure et d'iodure d'argent.)

Le précipité mixte de chlorure et d'iodure d'argent précédemment obtenu est lavé par décantation à l'eau bouillante, en ayant soin de jeter les eaux de lavage sur un filtre *taré* qui arrête les parcelles de précipité entraînées ; quand le précipité est suffisamment lavé (l'eau de lavage n'est plus acide et ne précipite plus par HCl), on l'additionne de 100 centimètres cubes de la solution de sesquicarbonate d'ammoniaque, on porte à l'ébullition pendant deux ou trois minutes et l'on décante sur le filtre taré qui a servi aux précédents lavages.

Un second traitement au sesquicarbonate, effectué de la même façon, entraîne en dissolution tout le chlorure d'argent. Le précipité d'iodure d'argent resté intact est recueilli sur le filtre qui en contient déjà ; on le lave à l'eau distillée, on le sèche, et on le pèse : on a ainsi l'iodure d'argent ; *son poids, multiplié par 0,5405 donne l'iode.* (Ex. : AgI ou 235 × 0,5405 = 127 ou I.)

D'autre part, le soluté de *chlorure d'argent* dans le sesquicarbonate d'AzH⁴ est additionné d'un excès d'acide nitrique qui le précipite à nouveau ; on le recueille sur un filtre taré, on le lave, on le sèche et on le pèse : *son poids multiplié par 0,2474 donne le chlore.* (Ex. : AgCl ou 143,5 × 0,2474 = 35,5 ou Cl.)

On a ainsi l'iode et le chlore pour le poids d'huile chloro-iodée analysée ; il suffit de les rapporter à 100 gr., pour avoir le pourcentage exact.

.·.

Montrons maintenant par des exemples l'erreur que l'on peut commettre, en calculant en iode tout le précipité argentique dû au chlore et à l'iode.

Supposons une huile chloro-iodée dont 100 grammes renferment 7 gr. 10 de chlore (soit 2/10 d'atome de Cl : $\dfrac{35,5 \times 2}{10}$) et 25 gr. 4 d'iode (soit 2/10 d'atome d'I : $\dfrac{127 \times 2}{10}$).

Si notre analyse porte sur *un* gramme exactement de cette huile, nous aurons :

1° Un précipité de chlorure d'argent. 0.287

$$\text{(c'est-à-dire} : \frac{2\ AgCl}{10 \times 100} \text{ ou } \frac{143,5 \times 2}{1.000} = 0{,}287)$$

2° Un précipité d'iodure d'argent. 0.470

$$\text{(c'est-à-dire} : \frac{2\ AgI}{10 \times 100} \text{ ou } \frac{235 \times 2}{1.000} = 0{,}470)$$

Soit un précipité total de 0.757

Si, nous croyant en présence d'une huile iodée vraie et pure, nous calculons en iode tout l'halogène renfermé dans les 0,757 de précipité argentique total, nous trouvons :

$$\frac{0{,}757 \times 127}{235 \times 1} \quad \text{c'est-à-dire} : \frac{\text{Précipité total} \times I}{AgI \times P \text{ (huile essayée)}}.$$

ou plus simplement : 0,757 $\times$ 0,5405 = 0,4092, soit 0 gr. 4092 d'iode pour 1 gramme d'huile et 40 gr. 92 d'iode pour 100 grammes d'huile, c'est-à-dire que *l'huile analy-*

sée est supposée renfermer **40,92** *p.* **100** *de son poids d'iode,*
tandis qu'elle n'en contient réellement que **25,4 0/0,** *soit :*

Pour 100 grammes d'huile une différence de 15 gr. 52
qui, rapportée à 100 grammes d'iode, équivaut à 61 0/0
c'est-à-dire :

$$\frac{15,52 \times 100}{25,4} = 61$$

En opérant de la sorte, sur un certain nombre d'huiles
commerciales, nous avons eu la surprise de constater que
le déficit en iode atteignait fréquemment 47, 50, 53 0/0,
et allait parfois jusqu'à 60 et même 73 0/0 ! Autrement
dit, avec de tels produits, quand le médecin croit administrer 1 gramme d'iode, par exemple, à son malade, celui-
ci ne reçoit en réalité que 0,27 centigrammes !

Donnons, comme exemples, les chiffres obtenus dans
deux analyses différentes :

1ᵉʳ *exemple :*

    Huile analysée : 1 gr. 2275.
    AgCl obtenu 0.337
    AgI   — 0.185
    Poids total du précipité. 0.522

Soit :

    Iode. 8.14 0/0
    Chlore. 6.83 0/0

La teneur en iode mentionnée par le fabricant étant
30 0/0, il y a ainsi, pour 100 grammes d'huile, un déficit
de 30 — 8,14 = 21 gr. 86 qui, rapporté à 100 grammes
d'iode, devient : $\dfrac{21,86 \times 100}{30} = 72,88$ 0/0.

Or, si tout le précipité argentique est évalué en iode,
on a :

$$\frac{0,522 \times 0,5405}{1,2275} = 0,23$$

soit **23** 0/0 d'iode, ce qui réduit, pour 100 grammes d'huile, le déficit à 7 0/0 au lieu de **21,86** 0/0.

2ᵉ *exemple :*

Huile analysée : 0 gr. 9125.

AgCl obtenu.	0.3848
AgI —	0.2402
Poids total du précipité	0.6250

Soit :

Iode	13.76 0/0
Chlore	10.09 0/0

Le titre accusé étant 30 0/0, il y a ainsi, pour 100 grammes d'huile, un déficit de 30 — 13,76 = 16 gr. 24 qui, rapporté à 100 grammes d'iode, devient **54** 0/0.

Or, si tout le précipité argentique est évalué en iode, on a :

$$\frac{0,625 \times 0,5405}{0,9425} = 0,358$$

soit 35,8 0/0 d'iode ; c'est-à-dire qu'au lieu d'un *déficit réel* de **54** 0/0 d'iode, l'huile analysée présente, au contraire, une *majoration apparente,*

Supérieure { au chiffre annoncé de . . 19.33 0/0

Supérieure { — réel de . . . 160 0/0

Ces deux exemples, pris en quelque sorte au hasard parmi les analyses déjà nombreuses que nous possédons actuellement, suffisent à démontrer à quel mécompte médecins et malades s'exposent en acceptant, sans les soumettre à un contrôle autorisé, des produits de constitution chimique incertaine et variable, malgré l'apparente garantie d'un nom parfois pompeux, derrière lequel s'abrite trop souvent l'infériorité de beaucoup d'huiles chloro-iodées.

" *Bulletin des Sciences pharmacologiques*, nᵒ 4, avril 1903, p. 119 ".

Examen critique de la question des huiles iodées.

A la séance du 14 février dernier, M. Lematte présentait à la Société de médecine un travail sur les iodipalmes. En lisant ce mémoire, j'avoue avoir été surpris de ne pas y rencontrer au moins une allusion à des produits cependant connus : l'*huile iodée*, l'*iodipine*, le *lipiodol*, etc., non plus que la moindre indication bibliographique. On pourrait se croire en présence d'une véritable découverte, et le « composé nouveau » dont on vous entretient et auquel on donne le nom générique d'*Iodipalme*, n'aurait pas d'histoire.

Et cependant, Messieurs, cette question, vieille de plus d'un demi-siècle, possède aujourd'hui un dossier assez complet. Il y a juste deux ans (2 mai 1901), présentant à la Société de dermatologie un travail sur les propriétés physiques et chimiques de l'huile iodée à 40 0/0 d'iode, j'écrivais ces lignes (1) que je vous demande la permission de rappeler, bien qu'elles aient été reproduites depuis dans la thèse du Dr Du Brossay (juillet 1902) :

« En fouillant un peu la bibliographie de l'huile iodée, on constate qu'il existe en notre faveur une question de priorité, autrement dit, si le produit à 25 0/0 d'iode est bien de production allemande, l'idée est d'origine française. Déjà, en 1848, dans la *Gazette des hôpitaux*, Marchal (de Calvi) avait tenté de remplacer l'huile de foie de morue, *par l'huile iodée* administrée en nature ou en émulsion. En 1850, Personne, pharmacien en chef de l'hôpital du Midi, et Deschamps (d'Avallon) proposent séparément des formules d'huile iodée qui font l'objet d'un long rapport de Guibourt à l'Académie de médecine.

---

1. L. LAFAY, Les huiles iodée, biiodurée et iodobiiodurée. *Bulletin de la Société française de dermatologie*, n° 5, mai 1901, p. 232.

Ricord à l'hôpital du Midi, et Gibert à Saint-Louis, vantent les propriétés résolutives de l'huile iodée qu'ils déclarent très supérieure à l'huile de foie de morue. Néanmoins, il faut le reconnaître, le procédé allemand constitue un réel perfectionnement, en ce qu'il substitue à l'huile d'amandes douces, primitivement adoptée, une huile *de type chimique incomplet* : l'huile de sésame, sur laquelle il fait agir, non plus l'iode lui-même, mais un de ses dérivés, le chlorure d'iode. »

Cet historique est d'autant plus intéressant à rappeler, pour nous du moins, que tout récemment encore, dans une autre Société médicale, un de nos confrères attribuait aux chimistes allemands, la découverte des huiles iodées. Or, il est peu de question plus foncièrement française : c'est Chevreul qui, en 1823, dévoile la constitution des corps gras, et montre qu'ils sont un mélange d'éthers de la glycérine ; c'est Marchal, de Calvi, qui déjà en 1848, préconise la médication par l'huile iodée ; c'est en 1865, un autre Français, Cloëz, préparateur de Chevreul, qui, étudiant les huiles dites siccatives (œillette, sésame, etc.), démontre qu'elles doivent cette propriété à leur teneur en glycérides d'*acides gras incomplets* susceptibles de fixer, par simple addition, le Cl, le Br, l'I, les acides HCl, HBr, HI, le chlorure d'iode, etc.

Qu'il s'agisse des huiles chloro-iodées ou de l'huile iodée vraie (Lipiodol) ce bref exposé de Cloëz dévoile tout le secret de leur préparation, de sorte que ni les Allemands, ni moi, n'avons malheureusement, rien inventé.

Dans cette enceinte, la bibliographie des huiles iodées prend un caractère plus spécial encore : il ne faut pas qu'on puisse dire à l'étranger que, en 1903, dans une Société de médecine française, on ignore la question des huiles iodées, au point de croire à leur découverte récente quand, déjà en 1900, Merck, le grand fabricant de Darmstadt, écrivait : « Les travaux extrêmement nombreux qui ont été publiés sur l'iodipine durant l'année qui vient de finir permettent de considérer cette préparation comme une des acquisitions pharmaco-thérapeutiques les plus importantes qui aient été faites de nos jours. » Mais s'il convient de faire à l'étranger la part qui lui revient, nous n'en devons pas moins mettre une certaine coquetterie à revendiquer hautement notre priorité : nous n'avons le droit ni de la méconnaître, ni même de l'oublier.

I. — Préparation et composition.

Le côté chimique que j'aurais désiré ne pas aborder ici pour ne pas abuser des instants de la Société, va, au contraire, m'entraîner à d'assez longues considérations, d'abord parce qu'il a été très peu indiqué par M. Lematte, et ensuite parce qu'il est pour le physiologiste comme pour le thérapeute, d'une importance capitale, ainsi qu'on en jugera tout à l'heure.

Le procédé de préparation des huiles chloro-iodées allemandes est aujourd'hui assez connu pour que je n'aie pas à m'y arrêter : c'est le procédé au chlorure d'iode, avec l'huile de sésame comme excipient. Le procédé auquel j'ai donné la préférence — parce qu'il est actuellement le seul à fournir des produits exempts de dérivés chlorés, — n'est pas nouveau non plus : il utilise l'action de l'acide iodhydrique sur l'huile d'œillette, et ne constitue guère qu'un perfectionnement de la marche suivie par Personne en 1850.

A cette époque, on ne connaissait pas encore le caractère incomplet de certaines huiles, aussi ne faut-il pas s'étonner de voir employer l'huile d'amandes douces, huile peu siccative, et conséquemment incapable de fixer une grande quantité d'iode. Mais après les travaux de Cloëz, et les recherches de Hübl, sur la fixation du chlorure d'iode par les huiles, la voie était nettement indiquée ; elle fut suivie par les Allemands en 1896, et par moi-même quatre années plus tard. Tout autre semble être la méthode synthétique de M. Lematte ; aussi devons-nous regretter au point de vue scientifique qu'il ne l'ait pas précisée davantage ; son travail y eût certainement gagné. Ne craint-il pas, en effet, que ses iodipalmes, aussi vaguement définies, ne prêtent trop facilement le flanc à cette critique formulée il y a deux ans contre les huiles allemandes par M. le Dr Jullien : « En regard des fabricants allemands qui affublent d'un *nom incompréhensible* un produit *mystérieux* pour vous le présenter, il est agréable, etc. » Cette critique, dans la circonstance présente, nous paraît justifiée pour les iodipalmes plus encore que pour les iodipines, dont nous connaissions exactement l'excipient, l'huile de sésame, et approximativement le mode d'obtention. Je cite textuellement :

« En décomposant, dit M. Lematte, au sein de l'huile certains éthers organiques très riches en iode, nous avons obtenu un composé nouveau, dont la teneur en iode varie avec la proportion des éthers organiques mis en présence. Nous avons donné à ces corps le nom générique d'iodipalme. » — Quelle huile? Quels éthers organiques ? Quelle constitution présente ce composé nouveau ? Autant d'inconnues qui accentuent encore le côté mystérieux souligné par M. le Dr Jullien à propos des iodipines.

Au premier abord, la chose peut cependant paraître assez simple : l'éther organique riche en iode, abandonne tout ou partie de son halogène, qui se combine à l'huile pour donner un composé iodé. Mais quand notre collègue, dans la discussion qui suivra sa communication, avouera qu'à côté de l'iode ses iodipalmes renferment du chlore, un nouveau point d'interrogation va se dresser : d'où vient ce chlore ?

Dès lors tout est changé, et ce qui semblait très simple devient incompréhensible : comment expliquer en effet qu'un éther organique iodé donne naissance à des produits *chloro-iodés* ? Et en outre, si ces iodipalmes sont tout bonnement des huiles chloro-iodées, leur analogie de constitution avec les iodipines n'indique-t-elle pas, ou tout au moins n'autorise-t-elle pas à supposer une analogie de préparation ? Le mode opératoire n'offre plus dès lors le moindre intérêt, d'abord parce qu'il est connu, ensuite parce qu'il donne des huiles impures, contenant à la fois du chlore et de l'iode.

Eh bien ! Messieurs, en raisonnant de la sorte on se méprendrait étrangement, et on méconnaîtrait le point le plus important de la communication de mon confrère. Si le produit qui vous a été présenté n'offre guère, actuellement, qu'un intérêt rétrospectif, les huiles chloroiodées à des titres divers étant connues depuis plusieurs années déjà, il n'en est pas de même du mode d'obtention des iodipalmes : la chimie ne possédait pas jusqu'alors, à ma connaissance du moins, d'éther organique susceptible de se décomposer ainsi au sein des huiles pour leur céder son iode et le procédé que M. Lematte mentionne si brièvement constitue une méthode synthétique absolument nouvelle, dont l'intérêt n'échappe à personne et qui mériterait mieux qu'un aussi modeste exposé. Quel est cet éther organique ? J'ose à peine le demander, tant ce nouveau mode de synthèse aurait d'importance. Je crains d'autant plus d'insister que la présence du chlore dans les iodipalmes m'obsède et me ramène involontairement au procédé allemand qui utilise un composé n'offrant rien d'organique : le chlorure d'iode.

Quant à la nature de l'huile, vous savez tous quelle est son importance ; son rôle est tel que le pourcentage en iode du produit obtenu dépend en totalité de la composition chimique de l'huile.

Nous en avons fini, Messieurs, avec la préparation des huiles iodées ; il nous reste à considérer leurs propriétés et leur constitution chimique.

« Les iodipalmes peuvent correspondre à 10, 20 et 30 0/0

de leur poids d'iode ; il est inutile affirme M. Lematte,
de chercher à obtenir une plus grande teneur en iode :
les composés sont alors si visqueux que leur emploi est
impossible dans la médication hypodermique. »

J'aime à croire que le mot « *impossible* » traduit mal
la pensée de mon confrère ; il y a des membres de la
Société qui connaissent une huile iodée à 40 0/0 d'iode et
l'injectent journellement. La technique de ces injections
a même été décrite et fort bien décrite, il y a un an par
M. le Dr Boix, dans les *Archives de médecine*. Les observations citées par M. le Dr Bellencontre, au Congrès d'ophtalmologie, et celles qui figurent dans la thèse du D^r Du
Brossay contiennent de nombreuses injections d'huile
iodée à 40 0/0 (Lipiodol), etc. Dès lors que penser de
l'assertion de M. Lematte ? Est-il besoin même d'aller
chercher des arguments en dehors de sa communication?
Non ; elle nous en fournit et d'excellents. Exemple : le
plus riche des iodipalmes renferme 30 0/0 d'iode, mais
il contient aussi du chlore. L'analyse des huiles chloro-
iodées, conforme en cela à la théorie, nous apprend que
dans ces composées le rapport du Cl à l'I est de 1/3, 57
c'est-à-dire 8 gr. 40 de Cl pour 30 gram. d'I, soit au
total 38 0/0 d'halogène. C'est bien là pourtant un pourcentage supérieur à 30 0/0. Mais un fait qui va peut-être
surprendre davantage est le suivant : c'est qu'une huile
sera beaucoup plus fluide avec 40 grammes d'iode qu'avec
40 grammes de Cl ou de Br, en raison des atomicités différentes, qui exigent, pour un même poids, beaucoup moins
d'atomes d'iode que de Cl ou même de Br. Ce qui est
vrai pour les halogènes séparément, l'est également pour
leur mélange ; et quand M. Lematte préparera des huiles
bromées, il verra qu'on est obligé de s'arrêter au titre
de 33 0/0 de Br, mais seulement pour raison de fluidité.
Et là encore la pratique et la théorie sont absolument
d'accord.

Et cependant M. Lematte avait pris soin de nous avertir qu'il « *était inutile* » de chercher à obtenir une plus grande teneur en iode : c'est là une assertion contestable ! Je croyais au contraire qu'il était recommandé, en thérapeutique hypodermique, de chercher à obtenir le plus possible de principe actif, dans le moins possible de véhicule, surtout huileux, et à tolérance égale bien entendu. Si les huiles iodées doivent constituer une exception, ce serait une raison de plus pour nous le dire.

Ce qui semble frapper surtout M. Lematte dans les produits plus concentrés que les siens — il en connaissait donc ? — c'est leur viscosité. Mais puisqu'il veut bien nous parler le premier de la viscosité des huiles iodées, je ne demande pas mieux que d'examiner avec lui cette question. Un phénomène tout à fait paradoxal, qui aurait pourtant dû le frapper davantage encore, est le suivant. Comment se fait-il que son iodipalme à 30 0/0 soit beaucoup plus fluide que l'iodipine à 25 0/0 ? Quand il a soin de nous dire, avec raison du reste, que la viscosité augmente avec la teneur en iode, toutes choses égales d'ailleurs.

J'insiste sur ce point, Messieurs, car c'est le seul caractère objectif dont dispose le médecin pour juger de la richesse apparente d'une huile iodée ! on peut en effet poser ce principe : huile fluide égale pauvreté, plus encore que huile visqueuse n'égale richesse !

Quant à la coloration, contrairement à ce qu'on dit généralement, elle ne prouve rien ; elle ne varie pas à mesure que la teneur en iode augmente, comme l'affirme encore M. Lematte : ainsi le lipiodol, qui contient 40 0/0 d'iode, est à peine coloré, à peu près la teinte de l'huile qui a servi à sa préparation : nous sommes loin de la « teinte acajou » dont se rapprochent ses produits quand ils sont concentrés. La vérité est tout autre : si l'on ne conserve les huiles iodées à l'abri de l'air et de la lumière, elles finissent à la longue par se colorer, et d'autant plus qu'elles sont plus saturées. Voilà, un premier fait, contre lequel il **suffit** de se tenir en garde. Un second, contre lequel le fabricant est impuissant, est variable suivant les procédés, et pour un même procédé suivant l'huile employée, ainsi qu'en témoignent les recherches de Merkling, de Fabris et de Villavecchia.

Pour terminer cette seconde partie, il nous reste à envisager la constitution chimique des huiles iodées. Sur ce point, je serai très bref, car il nous faudra y revenir plus loin, cette constitution intéressant le thérapeute plus encore que le chimiste. Répondant à une observation de M. le Dr Jullien, M. Lematte a fait cette remarque restée sans doute inaperçue, car elle ne faisait pas partie intégrante de sa communication : « Certaines préparations allemandes contiennent des produits chlorés. Dans l'iodipalme que je vous présente il n'y a pas trace de Cl libre ; il n'existe que peu de chlore à l'état de combinaison organique complètement inoffensif. »

Je demande à M. Lematte la permission de lui faire observer :

1° Qu'il me semble ne pas ignorer les huiles chloroiodées allemandes, bien que son mémoire ne les ait pas mentionnées ;

2° Que le composé qu'il nous a présenté comme « nouveau » n'est donc pas nouveau, même pour lui, puisqu'il le compare lui-même à des produits analogues déjà existants ;

3° Que j'ai été le premier à mentionner et suis peut-être même encore le seul à avoir dosé le chlore dans les huiles allemandes, ceci soit dit pour la vérité historique, et non pour l'honneur minime qui peut en résulter, la présence du chlore étant certaine, en raison même du mode de préparation ;

4° Qu'il n'a jamais été question de Cl *libre* pour cette raison élémentaire qu'il ne viendrait pas à l'idée d'un seul d'entre nous de supposer qu'un élément d'une affinité semblable à celle du chlore, puisse exister à l'état de liberté au sein d'un composé aussi facilement altérable que les huiles, et, en présence d'iode qui, lui, serait combiné ;

5° Qu'à cette phrase : « dans l'iodipalme que je vous présente il n'existe que peu de Cl »,je verrais très volontiers substituer cette autre proposition nette et précise : il existe telle proportion de chlore ;

6° Enfin, qu'avant d'admettre ainsi *a priori* que le chlore des iodipalmes est « complètement inoffensif », je désirerais savoir si ce chlore joue un rôle quelconque, chimique, physiologique ou thérapeutique ; ou s'il n'a qu'une action de présence ? S'il y a avantage à le conserver, ou au contraire, si l'existence de ces produits chlorés dans les huiles iodées (dans la proportion de 1/3, 57 pour les huiles allemandes) ne constitue pas plutôt une véritable impureté au même titre que le serait une notable quantité de chlorure dans un iodure de potassium ?

II. — Thérapeutique

J'ai eu précédemment l'honneur d'examiner devant vous, il y a deux mois, la physiologie comparée des iodures minéraux et des huiles iodées ; nous n'aurons donc pas à y revenir aujourd'hui. Cela va nous permettre de restreindre notablement la partie thérapeutique de cette communication et de la limiter aux trois points sur lesquels nous différons, M. Lematte et moi.

A. Le pourcentage des huiles iodées ; B. leur administration par voies buccale, rectale et hypodermique ; C. leur action physiologique.

A. — *Pourcentage des huiles iodées.*

Lors de ma première communication à la Société de dermatologie, j'ai insisté déjà sur l'importance qu'il y a, au point de vue de la pratique médicale journalière, à ce que la combinaison iodée ait un dosage à la fois élevé et facile à interpréter par le médecin. « Cette richesse en iode (40 0/0), disais-je, offre de précieux avantages :

« 1° Elle permet d'utiliser notre produit comme solution-mère pouvant servir à préparer à froid, au moyen d'huile stérilisée, toute dilution ultérieure injectable ;

« 2° Si l'on emploie la voie hypodermique, il faut injecter moins d'huile pour une même quantité d'iode ;

« 3° Administrée en capsules ou en émulsion, elle agit sous un plus faible volume ;

« 4° Enfin, ce titre de 40 0/0 constitue, par rapport à l'iodure de potassium, un dosage facile à retenir, puisque 1 gramme d'huile iodée contient approximativement autant d'iode que 0,50 centigrammes de KI ; autrement dit l'huile iodée à 40 0/0 correspond à la moitié de son poids d'iodure. »

C'était là, croyions-nous alors, un gros progrès sur les produits allemands à 10 et 25 0/0, au point de vue des applications thérapeutiques.

Eh bien ! Messieurs, il faut croire que nous nous trompions, car ce n'est plus seulement deux pourcentages différents qu'on vous propose aujourd'hui, mais trois ! « L'iodipalme peut correspondre à 10, 20 et 30 0/0 de son poids d'iode. » Ne me demandez pas quel avantage on trouve à compliquer ainsi les choses : la communication de mon confrère est muette sur ce sujet, et j'avoue, pour ma part, le soupçonner d'autant moins qu'il est de toute évidence que celui-là peut fournir des huiles à 10, 15, 20... 0/0 qui en possède à 40 ! Il suffit, — n'est-ce pas une banalité de le faire remarquer ? — de diluer au gré du médecin, s'il est nécessaire, l'huile la plus concentrée, dont la teneur est fixe.

Je ne doute pas cependant que votre mémoire ne sache vous rappeler, en temps opportun, « qu'il faut 7 gr. 60 d'iodipalme à 10 0/0, et 3,80 d'iodipalme à 20 0/0 pour contenir la même quantité d'iode que 1 gramme KI »; mais il vous reste encore à chercher à combien correspond d'iodure l'iodipalme à 30 0/0, le plus intéressant des trois. Par curiosité, songez un peu à quels calculs devra se livrer le médecin pour administrer, par exemple, sous forme d'iodipalme à 10, 20 ou 30 0/0, le premier jour 2 grammes, le deuxième jour 2 gr. 50, le troisième jour 3 grammes d'iodure, en deux ou trois fois dans les vingt-quatre heures ! Pour peu qu'il désire associer le brome à cette médication, et qu'il lui faille pour cela recourir à une huile bromée à pourcentages non moins compliqués, on ne pourra plus dire l'art, mais la science de formuler ! Qnand il faudra ensuite comparer entre elles les observations des divers expérimentateurs, et pour peu que ceux-ci aient employé des huiles à des titres divers on arrivera à ne plus s'entendre du tout. Ajoutez à cela que le plus souvent on oubliera même de mentionner le pourcentage! Je n'en veux pour preuve que la communication même de M. Lematte: « L'iodipalme n'est nullement toxique; on peut *en* injecter 15 à 20 grammes par jour, sans aucun inconvénient. » — S'agit-il d'iodipalme à 10, à 20 ou à 30 0/0?

Je ne saurais donc trop insister auprès de vous, Messieurs, en raison même de l'autorité qui s'attache à votre titre de membres de la Société de Médecine de Paris, pour que vous prêchiez d'exemple et exigiez absolument un pourcentage unique qui évitera les erreurs de calcul et de dosage, et rendra les observations comparables. Les fabricants auront du reste tout intérêt à vous faciliter la besogne et à se conformer à ce desideratum. Or, je n'hésite pas à déclarer que le titre de 40 0/0 d'iode, que j'ai adopté, il y a plus de deux ans, est le seul rationnel. Je ne l'ai pas pris au hasard ; je pourrais très facilement obtenir des huiles plus riches en iode, mais j'ai choisi ce pourcentage pour la double raison, qu'il permet d'administrer, avec une tolérance parfaite, beaucoup d'iode dans très peu d'huile, et qu'il est le seul facile à retenir, le seul dispensant le médecin de tout calcul, car il correspond juste à la moitié de son poids d'iodure de potassium :

$$\text{Lipiodol} = \frac{KI}{2}$$

Ces données théoriques une fois bien établies, nous pouvons maintenant passer à la partie réellement pratique : l'administration des huiles iodées.

B. — Administration des huiles iodées.

L'absorption des huiles iodées peut se faire par l'appareil digestif, voies buccale et anale, ou emprunter la voie hypodermique, c'est-à-dire l'injection.

Voie buccale. — Ainsi que j'ai eu l'honneur de le dire dans cette enceinte, l'ingestion se fait généralement sous forme de capsules ou d'émulsion. Elle ne présente à signaler aucune particularité, les huiles iodées étant sans action sur les sucs digestifs et *vice versa*. Aussi ai-je lu avec un certain étonnement cette phrase : « L'iodipalme peut être pris sous forme de capsules de gluten. » Pourquoi gluten ? Les iodipalmes ne se comporteraient-elles pas vis-à-vis du suc gastrique comme l'huile iodée vraie, ne contenant pas de dérivés chlorés ? Si l'on doit dès lors faire intervenir soit le gluten, soit la kératine, nous retombons dans les inconvénients inhérents à la médication par les iodures minéraux. Ce point mérite d'autant plus d'être précisé que vous connaissez tous, et M. Lematte mieux que personne, la façon dont se comportent les huiles iodées au contact des sucs digestifs et du sang. Aussi n'hésite-t-il pas, quelques lignes plus loin, à administrer ses iodipalmes directement par la bouche, et même après les avoir émulsionnées, ce qui facilite au plus haut degré leur contact avec la muqueuse stomacale. Il y a là, n'est-il pas vrai, deux faits en apparence contradictoires, entre lesquels le thérapeute consciencieux sera embarrassé. C'est pourquoi j'ai tenu à les signaler.

Voie rectale. — Vous avez encore tous présent à l'esprit, Messieurs, le dispositif imaginé à ce sujet par M. Lematte : « La préparation étant contenue dans une ampoule on adapte à l'une des extrémités une sonde rectale ; on introduit celle-ci dans le rectum, puis on fixe une soufflerie à l'autre extrémité de l'ampoule: l'iodipalme arrive ainsi sans être souillé par aucun transvasement. » — Au point de vue asepsie, cette façon d'opérer est parfaite ; au point de vue pratique, elle est contestable, et au point de vue absorption elle est foncièrement mauvaise. Je m'explique.

Au point de vue pratique, ce dispositif peut convenir aux injections de grandes quantités d'huile iodée, ce qui est exceptionnel avec les huiles à titre élevé, mais l'injection de 1, 2, 3 centimètres cubes d'huile iodée au moyen d'une sonde rectale, me semble tout à fait inacceptable, car quoi qu'on fasse, il restera forcément plus d'huile sur les parois de la sonde qu'il n'en passera dans l'intestin. Dès lors, vous êtes dans l'à peu près, et vous ne savez pas, même approximativement, la quantité d'iode injectée.

Au point de vue absorption, c'est pis encore. J'emprunte la réponse au Dr Pillement (Thèse de Nancy) : « Quant à l'absorption par la muqueuse rectale, dit-il, elle se fait d'une façon très *irrégulière* et *incomplète* ; une grande partie de l'iodipine est rejetée avec les fèces, L'administration de l'huile iodée en lavements est donc à rejeter. »

C'est pour obvier à ce double inconvénient que j'ai conseillé moi-même, dans ma Monographie des huiles iodées et bromées, quand on voudrait recourir à la voie rectale, de faire toujours auparavant, *in vitro*, le travail dévolu au suc pancréatique dans l'absorption buccale, c'est-à-dire d'émulsionner soigneusement l'huile iodée.

Nous sommes loin du dispositif qui vous a été conseillé.

Voie hypodermique. — C'est le mode d'administration par excellence des huiles iodées. Là encore on vous a dit : « La fesse sera l'endroit choisi pour faire l'injection. » Cette assertion est beaucoup trop exclusive, car la fesse n'est pas du tout le lieu d'élection *nécessaire*, comme dans les injections mercurielles par exemple. Ainsi le D\u02b3 Boix préfère la région dorsale, toute la zone verticale de la ligne axillaire postérieure ; le D\u02b3 Pillement choisit assez volontiers la paroi abdominale ; Klingmüller utilise généralement la région fessière, mais fait parfois la piqûre entre les deux omoplates ; pour le D\u02b3 du Brossay, il n'y a pas à proprement parler de lieu d'élection, car toute région riche en tissu cellulo-adipeux est propre à recevoir l'huile iodée », etc.

Ainsi qu'on le voit, l'endroit de la piqûre peut varier au gré du médecin et du malade, et l'injection, non douloureuse, est toujours admirablement supportée, qu'elle soit sous-cutanée ou intra-musculaire.

Quant aux doses d'iodipalme « qu'on peut injecter », il y a entre les chiffres donnés par M. Lematte et ceux que MM. Bellencontre, Boix, du Brossay, etc., considèrent comme des moyennes, un tel écart (1 à 4) qu'une explication s'impose. Ses essais sont-ils restés un peu timides ? Les iodipalmes ne sont-ils pas très bien tolérés ? etc. J'ignore la cause, mais je relève là un fait d'autant plus grave qu'il ferait perdre à la médication par les huiles iodées un de ses principaux avantages : la possibilité d'injecter en huit ou dix jours tout l'iode nécessaire à un traitement de six semaines, deux mois, trois mois et quelquefois plus, ainsi qu'en témoigne la constance de l'élimination urinaire.

C. — *Action physiologique des huiles iodées.*

Malgré le nombre et l'importance des travaux français et étrangers qui traitent de l'action physiologique des huiles iodées, cette étude demeure néanmoins assez incomplète, et il faudra encore plusieurs années avant que la clinique puisse nous dire si la médication par l'huile iodée vraie diffère ou ne diffère pas de celle des huiles chloro-iodées. M. Lematte nous affirme que le chlore de ses iodipalmes « est complètement inoffensif » ; mais en admettant que cela soit démontré, ce caractère négatif ne suffit pas : il faudrait savoir, si ce Cl a une utilité quelconque, ce qu'il vient faire ici, s'il ne contrarie en rien la physiologie de l'iode, etc. C'est ce point particulier de la question que nous allons examiner ensemble.

Il n'a guère été possible jusqu'à ce jour d'établir de distinction thérapeutique, à proportion d'iode égale, entre les huiles iodées vraies et les huiles chloro-iodées, pour cette simple raison qu'il n'y avait jusqu'en 1901 que des huiles chloro-iodées, le lipiodol étant la première et encore aujourd'hui la seule huile iodée qui ne contienne pas de chlore. Au point de vue clinique, une différence déjà semble se dessiner. Un de nos confrères de Paris, très au courant des injections d'huile chloro-iodée, a remarqué qu'il survenait assez fréquemment, soit de légères indurations, soit même des nodosités ; or, le fait n'a jamais été signalé, à ma connaissance du moins, avec le lipiodol. La même observation a été faite à Aix-la-Chapelle, par un des maîtres en la matière. Sont ce là de pures coïncidences ou réellement des relations causales? Il serait téméraire de conclure aussi vite.

En tout cas, ces remarques sont logiques et acceptables *a priori ;* car le chlore, en saturant partiellement l'huile, diminue d'autant sa capacité d'absorption pour l'iode; on a dès lors des huiles plus pauvres, qu'il faut injecter sous un plus grand volume, ce qui est pour la tolérance une condition tout à fait défavorable.

Au point de vue théorique, la question est beaucoup plus avancée.

La théorie, en effet, nous apprend d'abord que le Cl des huiles chloro-iodées n'est en réalité qu'un accident de préparation : il est là parce que le mode d'obtention de ces composés exige l'intervention du Cl, soit isolé, soit à l'état de chlorure d'iode ; autrement dit le Cl est là, parce qu'on ne peut faire qu'il n'y soit pas ! C'est donc, ainsi que nous l'avons dit déjà, une véritable impureté au même titre que du chlorure de potassium accidentellement mélangé à l'iodure. Or, il serait naïf de faire observer que pour étudier l'action physiologique ou thérapeutique de KI, on n'ira pas faire usage d'un iodure quelconque, et à plus forte raison d'un iodure fortement mélangé de chlorure, comme si le rôle du Cl, en physiologie, pouvait être considéré comme négligeable.

Mais il y a plus, et les physiologistes ont déjà répondu en quelque sorte par avance à l'interrogation que je formulais tout à l'heure. Que le Cl des huiles chloro-iodées soit inoffensif, c'est possible, mais ce ne serait là tout au moins qu'une qualité purement négative. L'important est de savoir si le Cl, inoffensif directement, n'intervient pas indirectement pour contrarier l'action curative de l'iode.

Eh bien ! Messieurs, sur ce point, je n'hésite pas à répondre par l'affirmative, car, si je ne puis encore vous fournir de démonstration palpable, j'ai du moins à vous soumettre une raison d'analogie qui, je n'en doute pas, aura votre assentiment comme elle a entraîné ma conviction.

Vous connaissez tous la profonde analogie du brome et de l'iode, analogie de caractères chimiques, analogie d'action physiologique — (je ne dis pas thérapeutique) —

analogie d'intolérance, analogie qui vient encore d'être mise en évidence d'une façon curieuse par M. Ch. Nicolle, à la Société de Biologie (14 mars 1903), en montrant qu'on peut substituer à la solution classique iodurée de Gram une solution bromo-bromurée qui offre les mêmes avantages, colore les mêmes bactéries, laisse incolores les mêmes agents microbiens, etc... Il est donc logique et vraisemblable que, dans la cellule vivante, les choses se passeront également de même avec l'un et l'autre halogène.

Or, il n'est personne ici qui ne connaisse les brillantes expériences de MM. Richet et Langlois, Richet et Toulouse, Richet et Déjerine, et même les travaux de Laufer, de Neneki, de Schoumow, Simanowsky. Vous savez tous que, si l'on prive l'organisme d'une certaine quantité de chlorure de sodium, on augmente son appétition pour un sel chimiquement analogue, le bromure de sodium, qui vient combler les vides créés par l'*hypochloruration*, ramène le taux général des cellules à ce qu'il est à l'état normal, c'est-à-dire rétablit l'équilibre et redonne l'isotonie. Dès lors ce bromure se fixant mieux, et en plus grande proportion dans l'organisme hypochloruré, on constate *que son action thérapeutique s'accroît* au point de ne plus permettre l'administration de doses considérées comme des moyennes, et qui auparavant exigeaient une progression méthodiquement ascendante.

Voilà des faits constatés, contrôlés, acquis, et que les expériences de MM. Edmond Lesné, et Ch. Richet fils (Société de Biologie, 21 mars) viennent de confirmer encore d'une manière inverse : ces expérimentateurs ont, en effet, démontré que les substances toxiques le sont moins quand il y a dans le sang un excès de chlorure de sodium, qui empêche leur assimilation intégrale et conséquemment leur action nocive.

Que penseriez-vous dès lors, Messieurs, d'un physiologiste qui, non content de ne pas déchlorurer l'organisme au moment d'instituer un traitement ioduré, administre au contraire, en même temps, une proportion très notable de chlorure, proportion qui est normalement de 1/3.57 par rapport à l'iodure? Vous estimeriez, n'est-il pas vrai, que c'est là un contre-sens et que cet expérimentateur fait de la mauvaise besogne! Eh bien! c'est ce que vous proposent pourtant les partisans des huiles chloro-iodées.

*
* *

Conclusions. — Messieurs, je ne saurais terminer autrement que par des excuses. Je suis confus, je ne le cache pas, de l'attitude que j'ai dû prendre dès mon entrée à la société, surtout après toute la bienveillance qui m'a été témoignée dans cette enceinte. Il fallait pourtant bien que quelqu'un prît l'initiative de vous dire : Non, il ne faut pas, surtout aux yeux de l'étranger, qu'une huile iodée figure dans les Comptes rendus de la Société de Médecine de Paris comme « composé nouveau », en 1903, quand il en existe, en moins bien depuis cinquante ans, en aussi bien depuis sept ans, et en mieux depuis deux ans ! Non : la conception sous laquelle on vous présente les huiles iodées n'est pas exacte ; elles ne sont ni des produits mystérieux, ni des remèdes secrets, ni même des spécialités au sens commercial du mot, mais des composés chimiques parfaitement définis, tout au plus des produits spéciaux au même titre que la digitaline de X..., le strophantus de Y..., le chloroforme de Z..,, etc., tous médicaments de composition très connue, mais que vous prescrivez néanmoins sous telle ou telle appellation, parce que vous êtes certains d'avoir ainsi l'effet désirable !

Non : l'emploi des huiles iodées à 40 0/0 n'est pas impossible en thérapeutique hypodermique, puisqu'on les injecte journellement, et que c'est au contraire le seul pourcentage logique, rationnel et pratique !

Non : il n'est pas permis de compliquer ainsi à la légère la question des huiles iodées, en désignant du nom fantaisiste de « *Superiodées* », ainsi qu'on se plaît parfois à les nommer, des huiles contenant 10, 20 ou 30 0/0 d'iode, comme si un produit pouvait être supériodé à 10 et 20 0/0, qui ne l'est pas à 30 !

Non : il n'est pas nécessaire de recourir à la kératine ou au gluten, les huiles iodées n'exerçant aucune action nocive, ni sur les sucs digestifs, ni sur les parois gastro-intestinales !

Non : il ne faut jamais donner en lavement l'huile iodée, sans l'avoir au préalable soigneusement émulsionnée, et seulement quand on ne peut l'administrer autrement !

Non : les doses injectables qu'on vous propose comme normales ne le sont pas ; vraies peut-être pour certaines huiles chloro-iodées, elles peuvent être facilement, elles sont journellement triplées et quadruplées avec les huiles iodées vraies ?

Non : il n'est pas démontré que la présence du chlore dans les huiles chloro-iodées soit négligeable ; elle est au contraire illogique physiologiquement, et condamnable chimiquement !

En terminant, Messieurs, et pour qu'il n'y ait ni malentendu, ni sous-entendu, je vous demande la permission de bien préciser. Je n'entends point disqualifier ici le produit qui vous a été présenté, pas plus que je n'ai cherché à disqualifier les huiles allemandes il y a deux ans. Je n'ai pas la prétention et encore moins la naïveté de dire : l'huile iodée X..., guérira tout et l'huile chloro-iodée Y..., ne guérira rien : c'est vous, c'est la clinique qui doit en décider ! J'ai seulement voulu mettre au point une question que je considérais comme mal posée, et relever une conception que j'estimais fausse. Mon confrère Lematte ne m'en voudra pas, j'en suis certain, d'avoir fait entre nous une rectification qui, si elle était venue de l'étranger, aurait pu s'adresser à l'ensemble de la Société de Médecine.

Discussion :

M. *Lematte* n'a pas mentionné les travaux auxquels fait allusion M. Lafay, parce qu'il n'en avait pas connaissance. Il a cherché par tâtonnements à préparer une huile iodée plus active et il y est arrivé.

Il a fait sa communication à la Société sans insister d'une façon trop détaillée sur le côté chimique qui n'aurait intéressé que médiocrement la Société, voulant susciter la discussion clinique sur la valeur thérapeutique des huiles iodées.

L'iodipalme a été employée par plusieurs confrères qui n'ont eu à constater aucun accident dû, soit à l'huile chloro-iodée, soit au chlore y contenu.

M. *Lafay*. — M. Lematte veut bien reconnaître qu'il prépare ses iodipalmes au moyen du chlorure d'iode : c'est ce que je désirais lui faire dire. En lisant ma communication, il verra qu'il n'y avait du reste pas de doute possible à cet égard. Il n'existe actuellement que deux modes de préparation des huiles iodées : le procédé au chlorure d'iode, qui donne des dérivés chloro-iodés (Iodipines et Iodipalmes), et le procédé à l'acide iodhydrique, qui est le seul à fournir des produits exempts de dérivés chlorés (Lipiodol). Le procédé au chlorure d'iode, que M. Lematte a employé en le croyant de son invention, date de plusieurs années : décrit dans la thèse du Dr Pillement (Nancy, 1901) il est surtout connu par le brevet allemand (1896) qui le mentionne en détail. Cette nouvelle déclaration enlève à la communication faite par mon confrère il y a deux mois, ce qu'elle offrait de plus intéressant. En effet, si son produit ne présentait guère qu'un intérêt rétrospectif, les huiles chloro-iodées étant connues depuis plusieurs années déjà, il n'en était pas de même de la préparation qui semblait constituer une véritable découverte chimique, en tant que mode de synthèsc utilisant l'action « d'éthers *organiques* très riches en iode», tandis qu'il s'agissait en réalité d'un corps *inorganique*, le chlorure d'iode.

" *Société de Médecine de Paris et Progrès médical*, 32ᵉ A., 3ᵉ S., t. XVII, nᵒ 26, p. 457, et t. XVIII, nᵒ 28, p. 19, juin et juillet 1903. "

LES HUILES IODÉES

ÉTUDE CHIMIQUE, PHYSIOLOGIQUE
ET THÉRAPEUTIQUE

" *La Syphilis*, t. I, n⁰ˢ 3 et 6 ; et t. II, n⁰ˢ 2, 3 et 4, années 1903 et 1904. "

CHAPITRE III

ARSENIC

———

Un nouveau-né de quarante-quatre ans: l'Atoxyl.

De tous les médicaments récemment signalés à l'horizon thérapeutique, l'Atoxyl est sans contredit parmi ceux dont l'entrée en lice se fait le plus remarquer. Pendant que les expérimentateurs s'en prennent aux affections les plus diverses, la *Grande Presse* fait chorus avec les périodiques médicaux et les réclames pharmaceutiques pour vanter l'excellence du produit, et ne parle rien moins que de la découverte du médicament exterminateur de l'avarie !

Depuis son baptême, — je ne dis pas dès sa naissance : ces deux mots, on le verra, ne sont pas synonymes — l'Atoxyl marche à pas de géant. En 1902, il s'attaque aux affections cutanées : acné vulgaris, alopécie, dermatite exfoliatrice, dermatite herpétiforme, eczéma chronique, lichen ruber, pityriasis rosea, psoriasis, sarcomatose chronique de la peau, urticaria perstans, etc. Dans l'acné vulgaire, les résultats sont le plus souvent favorables ; dans le lichen ruber, on parvient à abréger notablement la durée du traitement et même à obtenir des guérisons complètes; dans le psoriasis, si on ne fait pas disparaître entièrement le mal, F. Biringer s'exprime très favorablement au sujet de l'action de l'Atoxyl contre cette affection, et V. Zeissel prononce le mot de guérison. Par contre, dans l'alopécie, les dermatites, l'eczéma chronique, l'urticaria perstans, les résultats sont plutôt négatifs. Toutefois, même dans les cas où le médicament ne montre pas d'action curative évidente, les expérimentateurs affirment qu'il exerce une influence incontestablement favorable sur l'état général des malades.

En 1903, au lieu de demeurer cantonnées à la dermatologie, les recherches changent de direction et s'adressent plus particulièrement à trois ordres d'affections. Siégel emploie l'Atoxyl avec succès dans les *maladies du sang*. On signale d'autre part d'excellents résultats chez les femmes anémiques et chlorotiques: « il suffit de quelques injections pour déterminer une amélioration aussi bien objective que subjective ». Employé avec prudence et à faibles doses, il donne de bons résultats dans les maladies du cœur, les lésions valvulaires et la myocardite.

Il en est de même dans plusieurs *affections nerveuses :* neurasthénie, hystérie, asthme nerveux et sciatique. Dans la chorée, l'Atoxyl se montre supérieur à tous les modes de traitement employés jusqu'ici. Un cas d'épilepsie est également influencé favorablement par la médication. Les résultats sont « surprenants » dans la maladie de Basedow.

Mais là où le nouveau sel se trouve surtout indiqué, c'est « dans la *tuberculose*, le gonflement tuberculeux (?) des ganglions et la scrofule ». Dans la tuberculose, l'Atoxyl « joue le rôle d'un médicament capable de relever la vitalité des cellules et leur force de résistance contre le poison tuberculeux » (1).

---

1. Depuis plusieurs mois, M. Rénon a utilisé l'atoxyl dans le traitement de la tuberculose. Il a donné cette préparation par la voie gastri-

On signale encore des effets favorables dans « le catar-
rhe des sommets, l'angine de poitrine, la sclérose rénale
consécutive à l'artériosclérose avec asthme ». Un cas de
syphilis est même « traité avantageusement » par V. Zeissel (1).

En 1904, J. Moller utilisant l'injection intra-veineuse
dans la tuberculose pulmonaire obtient des résultats qui
méritent d'attirer l'attention. L'auteur rapporte une série
de cas de phtisie du premier et du second degré dans
lesquels il constate la guérison, de sorte qu'il « se croit
en droit de considérer le médicament comme un véritable
spécifique de la tuberculose ».

Les années suivantes, les expériences se multiplient :
Hoche recommande l'atoxyl dans le traitement de la
furonculose générale, et plus récemment E. Van Campenhout l'essaie, seul ou associé à la strychnine, contre
la trypanosomiase (2). Dans les périodes peu avancées
de la maladie, le médicament utilisé seul donne des résultats très favorables, mais quand les malades sont plus
gravement atteints, il devient nécessaire d'associer la
strychnine au traitement arsenical. L'auteur injecte tous
les cinq jours, à doses croissantes, une solution d'atoxyl
à 5 ou 10 p. 100, en commençant par 0,20, pour atteindre, si besoin, 0,80. Il s'en tient pendant quelques semaines à la dose maxima, puis diminue progressivement,
jusqu'à retour à la dose initiale. Concurremment, il

---

que, à la dose de 10 à 20 centigrammes par jour. Il l'a surtout employée
en injections sous-cutanées, d'après la formule suivante :

    Atoxyl . . . . 1 gr. 50
    Eau stérilisée . . . . q. s. pour 10 gr.

Un centimètre cube de la solution représente 15 centigrammes d'atoxyl.

M. Rénon a pratiqué un grand nombre d'injections d'atoxyl chez les
tuberculeux, *et il peut dire qu'il ne s'agit pas là d'une médication spécifique (Progrès Médical, 1907).*

1. V. ZEISSEL. (*Annales de Merck*, XVIIe année, p. 35).

2. E. Van CAMPENHOUT. (*Bullet. de l'Acad. de méd. de Belgique*, 1907,
nᵉ 1).

administre le sulfate de strychnine à doses journalières croissantes : commençant par 5 milligrammes, il atteint progressivement 17 milligrammes par jour, continue à cette dose jusqu'à disparition du phénomène « sommeil », et redescend alors rapidement, pour cesser tout à fait quand il est revenu au chiffre primitif (1).

C'est vers la même époque que se place un mémoire portant l'estampille du Laboratoire du professeur Metchnikoff, et dû à M. le Dr P. Salmon (2). Ce travail, qui a fait grand bruit et a provoqué dans la presse quotidienne une répercussion retentissante, par suite des conclusions de son auteur, porte à 5 le nombre des cas de syphilis traités par le nouveau sel d'arsenic (3). M. P. Salomon a soigné « avec le plus grand succès » deux roséoles papuleuses, une syphilide papuleuse hypertrophique généralisée sur les membres et sur la face, et une gomme syphilitique. Du résultat de ces quatre observations, il conclut : « Dès maintenant, nous pouvons, à propos de l'arsenic, prononcer le terme de *médicament spécifique de la vérole*. La tendance vers la guérison se manifeste, déjà visible le troisième jour, après une seule injection de 0,50 centigrammes d'atoxyl ; en moins de deux semaines, la guérison est complète, au moins aussi rapidement obtenue qu'avec le mercure. »

Tels sont, brièvement résumés, les principaux résultats

---

1. V. également le travail de Korke sur le même objet (*La Clinique*, 1907, n° 4, p. 64).

2. P. Salmon : *L'Arsenic dans la Syphilis* (Soc. de Biolog., mars 1907).

3. M. P. Salmon vient de publier à la Société de Biologie la relation de 23 nouveaux cas de syphilis traités par l'atoxyl. Cette seconde communication *ressemble* à la première par « la constance des résultats, la rapidité d'action du médicament et la modification rapide des lésions : chancres phagédéniques, roséole, papules, plaques muqueuses, gommes, glossite tertiaire. » Elle en *diffère* par la constatation « d'accidents d'intolérance rares, mais pouvant se manifester avec une dose élevée d'atoxyl : nausées, vomissements, coliques ».(*Société de Biologie*, t. LXII, 1907, n° 12, p. 581.)

thérapeutiques obtenus par les cliniciens qui ont expérimenté la nouvelle médication.

DOSES ET MODE D'EMPLOI. — Comment utiliser le médicament, et à quelles doses ? A ce double point de vue, les auteurs ne sont pas d'accord entre eux : ils ont recours à l'absorption buccale, à la voie sous-cutanée, et à l'injection intra-veineuse, à des doses très variables ainsi qu'on va le voir :

1° *Voie gastrique*. — L'atoxyl administré à l'intérieur étant très mal supporté par l'estomac (1), B. Rhoden conseille « de le faire prendre associé à l'ichthyosalicyl sous forme de pilules. Il est ainsi parfaitement toléré ».

Dans le traitement de la tuberculose, on donne, au début, deux fois par jour, une pilule (2) ; au bout de deux jours ; trois pilules ; à partir du huitième jour, on augmente chaque jour d'une pilule, jusqu'à six ; on redescend alors progressivement et de la même façon. Ce mode d'administration serait préférable à l'injection hypodermique.

2° *Injection sous-cutanée*. — Schild injecte des solutions aqueuses chaudes à 20 0/0 de la façon suivante ; première injection, 0,04 ; deuxième, 0,08 ; et ainsi de suite, de manière à administrer à la cinquième 0,20 centigrammes, dose qu'il maintient jusqu'à la fin du traitement, E. Van Campenhout injecte tous les cinq jours, à doses croissantes, une solution d'atoxyl à 5 ou 10 0/0, en commençant par 0,20, pour atteindre, si besoin, 0,80.

On s'en tient pendant quelques semaines à la dose maxima puis on diminue progressivement pour revenir à la dose initiale.

P. Salmon procède de façons différentes suivant les cas : trois injections de 0 gr. 50 en six jours et une d'un gramme le dixième jour ; quatre injections de 0 gr. 50

---

1. B. RHODEN (*Memoranda medica*, 1902, n° 1).
2. La teneur en atoxyl n'est pas indiquée par l'auteur.

en neuf jours ; 3 gr. 30 d'atoxyl en neuf jours ou 2 gr. 90 en sept jours.

3° *Injection intra-veineuse*. — Pour éviter l'action irritante locale de l'injection sous-cutanée, F. Mendel conseille l'injection intra-veineuse comme beaucoup mieux tolérée : cinquante injections faites au même endroit d'une veine n'ont laissé aucune trace appréciable. Il préfère la solution à 15 0/0 qui offre sur celle à 20 0/0 l'avantage de ne pas cristalliser par refroidissement. L'injection de 0 gr. 20, tous les deux jours, peut être continuée pendant trois ou quatre semaines.

J. Moller opère d'une façon analogue dans la tuberculose pulmonaire et obtient d'excellents résultats. Il utilise le même traitement, et avec succès, dans les maladies du cœur, les lésions valvulaires, la myocardite, etc.

Tolérance. — D'après F. Mendel la solution à 20 0/0 donne parfois lieu à des phénomènes pénibles d'irritation tels que douleurs, infiltrats, rougeurs, s'étendant au delà du point d'injection ; il conseille, ainsi qu'on l'a vu précédemment, de remplacer la voie hypodermique par l'injection endo-veineuse.

Pour Biringer, au contraire, les injections sous-cutanées sont en général mieux tolérées que l'injection intra-veineuse.

M. P. Salmon est d'opinion différente : « Localement, dit-il, l'injection ne cause ni douleur, ni induration, ni abcès, ni aucune des réactions provoquées par l'action caustique des sels de mercure sur les tissus. »

« Dans le but de prévenir les douleurs qui accompagnent les injections d'Atoxyl, on peut, dit Pikardt (1), injecter préalablement un peu d'eucaïne : d'abord la solution de lactate d'eucaïne, puis une demi-minute après environ, la solution d'atoxyl. »

On remarquera que le mode opératoire ainsi conseillé

---

1. Pikardt (*Aerztliche Praxis*, 1905, n° 12).

par Pikardt, à propos de l'Atoxyl, ne diffère pas sensiblement de celui que recommandait tout récemment P. Salmon pour rendre indolores les injections mercurielles.

L'accord, on le voit, est donc loin d'être parfait parmi
les expérimentateurs au sujet de la tolérance des injections d'Atoxyl.

Toxicité. — D'après F. Blumenthal et M. Schild,
l'Atoxyl est environ quarante fois moins toxique que les
autres préparations arsenicales, la solution de Fowler par
exemple, en raison de la lenteur de sa décomposition dans
l'organisme.

Pour P. Salmon, l'Atoxyl présente, comme supériorité sur le mercure et l'iodure, sa non-toxicité générale
et locale.

« Il importe toutefois de ne pas se départir d'une certaine circonspection, comme le prouve un cas d'empoisonnement observé par Bornemann, en 1905, chez un
adulte, à la suite de l'usage prolongé d'injections d'Atoxyl. Ces phénomènes toxiques, ajoute l'auteur, doivent-
ils être attribués à l'action de l'arsenic ou de l'aniline,
ou encore à l'ensemble de ces deux facteurs ? C'est ce
qui ne peut pas être décidé d'une manière absolue, mais
cette dernière hypothèse est la plus vraisemblable (1). »

Mais qu'est-ce donc que l'Atoxyl ?

« L'Atoxyl, disent les fabricants allemands, est l'anilide
de l'acide méta-arsénique ; il possède la formule de
constitution $C^6 H^5 Az H As O^4$, et contient par conséquent
37,69 p. 100 d'arsenic. C'est une poudre blanche, inodore, de saveur légèrement salée, soluble dans 4 p. d'eau
chaude et dans 5,9 p. d'eau froide. Les solutions peuvent être maintenues longtemps à l'ébullition sans être
décomposées. »

Mais voici qu'un chimiste des plus distingués, M. Four-

---

1. *Annales de Merck*, XIX⁰ année, 1905, p. 32.

neau, l'inventeur de la stovaïne, nous fait une tout autre réponse (1) :

« La formule donnée par les fabricants d'Atoxyl, dans le but probable de dérouter la concurrence, est fausse : l'atoxyl n'est pas *l'anilide* de l'acida *méta*-arsénique, mais le *sel monosodique* de l'anilide de l'acide *ortho*-arsénique.

« L'Atoyyl ne possède pas la formule $C^6H^5AzHAsO^2$, mais bien la formule $C^6H^5AzH - AsO <^{ONa}_{OH}\ 2H^2O$

« L'Atoxyl ne contient pas 37,69 p. 100 d'arsenic, mais seulement 29 p. 100.

« L'Atoxyl n'est pas un produit nouveau, mais un produit connu depuis longtemps. Il n'a pas été découvert par un Allemand, mais par Béchamp, en 1863, qui l'a obtenu en chauffant l'arséniate d'aniline. »

..

Les conclusions si catégoriques du travail de M. Fourneau enlèvent du même coup à l'Atoxyl sa double auréole de composé nouveau et de produit étranger. Nul doute que la puissance curative du médicament n'en soit dès lors considérablement amoindrie. Du reste, les promesses faites aujourd'hui avec l'Atoxyl ne sont ni plus vastes ni plus alléchantes que les espoirs caressés jadis avec le cacodylate, dont l'Atoxyl semble bien n'être qu'un succédané. Et, en effet, les mêmes affections guéries ou améliorées, ainsi qu'on l'a vu plus haut, par le nouveau dérivé arsenical, l'ont été par l'ancien à un degré à peu près identique : comme l'Atoxyl, le cacodylate augmente rapidement le nombre des hématies, modifie favorablement les anémies secondaires, les affections paludéennes, la leucémie et la pseudo-leucémie, combat les états neurasthéniques, la chorée et divers troubles nerveux, améliore

---

1. E. Fourneau : *Sur l'Atoxyl* (*Jour. de Pharm. et de Chim.*, 98e A., 6e S., t. XXV, n° 7, 1er avril 1907, p. 332).

le lichen plan, le psoriasis, le lupus érythémateux, la
maladie de Duhring, et donne des résultats excellents au
début des tuberculoses à marche lente ; comme avec
l'Atoxyl les effets de la médication cacodylique sont nuls
dans l'acné pustuleuse, le lupus ordinaire, le mycosis fon-
goïde, etc.

Restent les cas de syphilis rapportés par M. Salmon, à
savoir : deux roséoles papuleuses, une syphilide papuleuse
hypertrophique et une gomme. A ce point de vue, les syphiligraphes s'accordent à déclarer que les roséoles papuleuses s'effacent habituellement d'elles-mêmes sans le concours d'aucun agent thérapeutique ; que les syphilides
papuleuses disparaissent sous les influences les plus diverses (sérums animaux, préparations arsenicales, etc.), et
même avec l'ancienne thérapeutique empirique (salsepareille, gaïac et autres dépuratifs populaires de même valeur), voir même spontanément ; et enfin que la gomme
est justiciable de l'iode autant et plus que du mercure !
Ces exemples ne suffisent donc pas à autoriser présentement
la conclusion de l'auteur relative aux guérisons produites
par l'Atoxyl : « dès maintenant nous pouvons, à propos
de l'arsenic, prononcer le terme de *médicament spécifique
de la vérole* ».

Pour ce qui est de la toxicité du nouveau produit arsenical, soi-disant moindre que celle de l'ancien, il est
vraisemblable que la constitution moléculaire du sel lui
conférera une action un peu particulière, mais il ne faut
pas que cette considération théorique nous fasse perdre
de vue une donnée autrement importante : le pourcentage
en arsenic. Si l'on veut bien remarquer que le cacodylate
de soude contient 46,87 0/0 d'arsenic, et l'Atoxyl seulement 29 0/0, on voit que 0,50 centigrammes de ce dernier
ne représentent que 0,30 centigrammes du premier, dose
fréquemment dépassée ! On sait en effet que Renaut a pu
administrer le cacodylate en injection hypodermique à la
dose de 0,40 centigrammes par jour pendant deux mois

consécutifs, et à la dose de 0,60 centigrammes par la bouche durant deux semaines, et cela sans le moindre inconvénient ; or ces chiffres correspondent à 0,65 centigrammes et 1 gramme d'atoxyl ! Cette prétendue toxicité n'offre donc en réalité rien de spécial ; elle est au contraire commune aux véritables composés organiques de l'arsenic (arrhénal, atoxyl, cacodylate, etc.), et même à certains sels de mercure à métal dissimulé (hermophényl).

Au total, s'il est intéressant de sortir de l'oubli le sel de Béchamp et d'en faire une large étude thérapeutique, il importe également de ne pas le proclamer une panacée sans l'avoir soumis au préalable à une expérimentation méthodique, et d'autant plus sévère qu'il est à la fois un sel d'arsenic et un dérivé de l'aniline. Mais n'est-il pas trop tard pour formuler pareil vœu ? Car déjà la *Grande Presse,* renchérissant sur les rapports médicaux les plus élogieux, parle de « découverte sensationnelle, de remède spécifique de l'avarie, de guérisons aussi complètes et beaucoup plus rapides qu'avec le mercure » pendant qu'une certaine littérature pharmaceutique vante le produit comme « un médicament merveilleux, infiniment plus actif et plus pratique que les préparations mercurielles dans le traitement des affections syphilitiques » !

Pour le plus grand bien des malades, comme pour l'honneur professionnel, sachons nous garder des conclusions hâtives, et laissons, jusqu'à plus ample garantie, aux réclames de la quatrième page et aux affiches de nos édicules le triste privilège de garantir aux pauvres vérolés « la guérison sans mercure » !

" *La Clinique,* 2ᵉ A., nᵒ 19, mai 1907, p, 295 ".

Encore l'Atoxyl en syphilithérapie.

Réponse à une question de M. Hallopeau.

Peut-être quelques lecteurs se rappellent-ils encore un article sur l'Atoxyl, paru dans ces colonnes, il y a près de quatre mois : 10 mai 1907. Dans cette monographie, je m'efforçais de mettre au point la question prétendue neuve du vieux sel de Béchamp, récemment baptisé Atoxyl par les fabricants allemands (1). En terminant cette étude, je faisais remarquer que quatre observations (2), de l'ordre de celles qu'on venait de publier, ne suffisaient pas à valoir à l'atoxyl le titre de « Médicament spécifique de la vérole », ainsi que le proposait cependant leur auteur. Je rappelle, pour mémoire, qu'il s'agissait de : deux roséoles papuleuses, une syphilide papuleuse hypertrophique et une gomme. « A ce point de vue, disais-je, les syphiligraphes s'acccordent à déclarer que les roséoles papuleuse s'effacent habituellement d'elles-mêmes, sans le secours d'aucun agent thérapeutique ; que les syphilides papuleuses disparaissent sous les influences les plus diverses (sérums animaux, préparations *arsenicales*, etc.) et même avec l'ancienne thérapeutique empirique (salsepareille, gaïac et autres dépuratifs populaires de *même valeur*), voir parfois spontanément ; et enfin que la gomme est justiciable de l'iode autant et plus que du mercure ! Ces exemples ne suffisent donc pas à autoriser présentement la conclusion de l'auteur relative aux guérisons produites par l'atoxyl. »

---

1. Découvert par Béchamp, en 1863, et considéré comme l'arsénanilide sodé ; présenté, il y a quelques années, par les Allemands, sous le nom d'Atoxyl, comme l'anilide de l'acide méta-arsénique ; puis identifié par M. Fourneau avec le sel de Béchamp ; est, en réalité, de l'anilarsinate de soude.

2. P. Salmon. *L'Arsenic dans la Syphilis* (*Soc. Biolog.*, mars 1907).

Depuis lors, les temps sont bien changés ! Les observations, au lieu de s'en aller par quatre, se comptent par centaines, et M. Hallopeau, un des plus ardents protagonistes de la nouvelle médication, a bien voulu, dans sa lettre à *La Clinique,* me convier à établir la réalité de mes affirmations. « Avouerai-je, dit le distingué clinicien, que je n'ai pas essayé le traitement par le gaïac, non plus que par la salsepareille, que M. Lafay cite avec éloges dans sa plaidoirie contre le soi-disant nouveau médicament ; nous demanderons à notre collaborateur d'établir par des observations démonstratives qu'ils peuvent entrer en concurrence avec ce produit : une simple tisane au lieu de ces métaux dangereux, ce serait l'idéal ! N'insistons pas. » — Ce sont ces observations que, très flatté de l'invite, je viens apporter à M. Hallopeau. Aussi, limiterai-je aujourd'hui ma réponse à cette seule phrase de sa lettre, laissant à l'avenir la charge de vérifier les vertus *curatives* et *préventives* du traitement par l'anilarsinate, « ce troisième spécifique de la vérole » comme il l'appelle.

Au lieu de travailler dans les illusions de l'avenir, si je fouille dans le passé, et en particulier dans la collection des anciens syphiligraphes, j'y trouve : en 1870, un volume intitulé *Fracastor.* — La *Syphilis* (1530). — Le *Mal français* (extrait du livre *De Contagionibus* (1546) ; — en 1871, le *Nouveau Carême de pénitence* et *Purgatoire d'expiation,* à l'usage des malades affectés du mal français ou mal vénérien, ouvrage suivi d'un *Dialogue* où le mercure et le *gaïac* exposent leurs vertus et leurs prétentions rivales à la guérison de ladite maladie, par Jacques de Béthencourt (1527). Je ne cite que ces deux ouvrages plus spécialement consacrés au gaïac, mais je puis, s'il le désire, en présenter d'autres à M. Hallopeau. Ils sont d'autant plus intéressants à parcourir qu'à côté de la traduction il y a des commentaires écrits d'une plume alerte par un jeune et brillant agrégé d'alors, devenu depuis le professeur Alfred Fournier !

Dans le *Livre troisième* de la *Syphilis*, Fracastor chante les vertus merveilleuses du gaïac, « l'arbre chéri et vénéré à l'égal d'un Dieu sauveur », le bois saint, l'arbre sacré, l'arbre divin, croissant sur une terre semée d'or, mais dont plus que l'or il fait la vraie richesse », « le seul qui fournisse un remède contre l'implacable fléau ! » Puis le poète continue (1) :

Salve, magna Deum manibus sata semine sacro,
Pulchra comis, spectata novis virtutibus arbos :
Spes hominum, externi decus et nova gloria mundi !

M. Hallopeau a-t-il donc oublié tous ces détails ? A-t-il oublié ce qu'au xvi° siècle on vantait sous le nom de *Cure de Gaïac ?* A-t-il oublié cette affirmation d'Ulrich de Hutten « qu'avec le Gaïac et la diète, un sujet affecté du mal français guérit d'une manière *infaillible ?* » A-t-il oublié que déjà en 1527 « le Gaïac, par son *Carême de Pénitence, guérissait* les malades qu'avait exténués le venin des frictions mercurielles », opinion rééditée, il y a quelques années, par Desprès et son École, non plus en faveur du Gaïac, mais contre le mercure ?

Non : cela ne saurait être un oubli ! C'est plutôt de l'indifférence pour cette thérapeutique depuis longtemps désuète. Et si le maître clinicien y a songé, pourquoi considère-t-il comme assertion ferme et positive ce qui, la forme en témoigne, n'est qu'une évidente boutade ? Et pourquoi dès lors me demander des « observations démonstratives » puisqu'il n'ignore pas que ce ne sont plus seulement quelques lignes éparses, comme je viens de le faire, mais des pages entières de Fracastor, de Jacques de Béthencourt et surtout de Ulrich de Hutten, que je puis lui apporter ? Et encore cette indifférence elle-même est-elle si légitime ! qui peut dire ce qu'on pensera, dans

---

1. FRACASTOR. *La Syphilis.* — Traduction et commentaires par le Dr Alfred Fournier, p. 138.

quatre cents ans, de nos médicaments actuels et de l'anilarsinate en particulier ?

Voilà pour le Gaïac ! Loin, bien loin derrière lui, vient
la *salsepareille*. Elle aussi enfantera des merveilles, mais
comme elle manquera de poètes pour la glorifier, son
triomphe sera plus modeste. Elle s'en consolera en con-
quérant les faveurs populaires qui, de nos jours encore,
lui réservent une place à part dans le Panthéon thérapeutique. Ses plus ardents protagonistes seront Fallope,
Prosper Alpin, Amatus Lusitanus, etc., qui, vers le milieu du xvi° siècle, témoigneront du même enthousiasme
que l'on retrouve aujourd'hui en faveur de l'anilarsinate.
Plus récemment Gubler, Nothnagel et Rossbach « lui re-
connaissent une utilité manifeste dans les cas de syphilis
invétérée, et de maladies rebelles de la peau ». Mais est
venu le grand lâchage, qui fait écrire au Dr Manquat :
« Peu de médicaments ont subi pareil dédain après avoir
joui de pareille renommée. *On était allé jusqu'à en faire
un spécifique de la syphilis;* c'était le dépuratif par excellence de l'ancienne médecine. » N'empêche que cette
glorification de la salsepareille a rendu et rend encore
des services dans la pratique médicale ; c'est ainsi que
pour faire accepter le mercure à certains malades refusant
absolument de se soumettre à cette médication, le médecin a pu dissimuler la présence du sel mercuriel derrière
la salsepareille qui « constituait le principe actif (!) du
sirop de Cuisinier, de la tisane de Callac, de la décoction
de Zittmann, etc. », tout comme le nom de tisane de
Feltz, ou apozème de salsepareille composé, servait, au
xviii° siècle, à marquer l'existence de l'arsenic dans cette
préparation (1) !

Mais il y a plus encore : pour guérir sûrement et à tout

---

1. Tout récemment (janvier 1906), sir Félix Semon « constate les effets
nettement bienfaisants qu'il a obtenus chez les syphilitiques cachecti-
ques, au moyen de l'administration *larga manu* de la décoction de salse-

coup, on a associé les deux « spécifiques », la salsepareille et le gaïac, dans la « tisane de Bochet simple », qui jouit d'une renommée sans égale dans toute la région lyonnaise !

Que ces cures merveilleuses laissent sceptiques les praticiens exigeants, je le conçois aisément, mais elles suffiront sans doute aux expérimentateurs de l'anilarsinate qui se contentent, en ce qui les concerne personnellement, de *la seule observation clinique*, tout comme les guérisseurs de 1514 !

Et encore le traitement par le gaïac et la salsepareille présentait-il, sur celui à l'anilarsinate, l'immense avantage d'être exempt d'inconvénients : pas de ces douleurs gastro-intestinales avec nausées, vomissements, malaise général ; pas de ces lipothymies ; pas de ces troubles oculaires allant jusqu'à l'amaurose et à la cécité, etc., signalés par M. Hallopeau, inconvénients qui faisaient dire tout dernièrement à M. le professeur Fournier : « Lisez le mémoire de M. Hallopeau la plume en main, et en face des avantages encore incertains du médicament placez les aléas, les incidents, voir les accidents, et vous serez à tout jamais dégoûtés de l'atoxyl ! » (1).

Mais là n'est pas présentement la question, et je reviens à mes observations. Que penser aujourd'hui des vertus curatives de ces antiques médications ? L'expression dont je me suis servi dit suffisamment en quelle estime je les ai : « ... avec l'ancienne thérapeutique empirique (*salsepareille, gaïac et autres dépuratifs populaires de même valeur*). » Ce qui n'empêche pas M. Hallopeau d'écrire que « je les cite AVEC ÉLOGES », donnant ainsi à entendre que j'en serais, en syphilithérapie, au temps où Christophe Colomb découvrait l'Amérique !

Si le maître clinicien de l'Hôpital Saint-Louis trouve

---

pareille ». Ses observations sont confirmées par le professeur sir Clifford Allbut, par sir Dyce Duckworth, et par le Dr C. J. Wright (*British Médical Journal*).

1. A. FOURNIER. *Comm. verb. Soc. Dermatol. et Syph.*, juillet 1907.

que cette peu flatteuse appréciation constitue un éloge,
et si les louanges qu'il décerne à l'Atoxyl offrent la même
portée, on ne pourra se refuser à admettre qu'elles sont
plutôt minces. Et c'est M. Hallopeau qui qualifie ma pla-
cide monographie de « plaidoirie *contre* l'Atoxyl » ! Que
serait-ce si j'avais été moins réservé ou si je reprodui-
sais ici la quasi-unanimité des opinions émises à ce sujet
lors de la dernière réunion de la Société de Dermatologie (1) ? Mais, pour employer l'expression de M. Hallopeau, « n'insistons pas ! ».

Il ne faudrait pas induire de ces réflexions que, dans
ma pensée, l'action thérapeutique du gaïac et de la salsepareille, nulle ou à peu près, peut être mise en parallèle avec celle de l'anilarsinate. Ce serait de l'aberration,
n'est-il pas vrai ! On ne peut cependant s'empêcher de
noter qu'il existe entre les observations du xvi° siècle et
celles du xx°, un point de ressemblance extrêmement sug-
gestif et qui n'est pas à l'avantage de ces dernières. Tout
comme les cliniciens du xvi° siècle, les expérimentateurs
modernes se bornent à enregistrer les résultats objectifs
apparents, oubliant en quelque sorte cette vérité que blanchir n'est pas guérir ! Mais ces apparences, dont il fallait bien se contenter faute de mieux, du temps de Fracastor, de Jacques de Bethencourt, ou de Ulrich de Hutten ne suffisent plus aujourd'hui. C'est pourquoi les différentes observations qu'on nous sert depuis quelques
mois, en faveur de l'atoxyl, sont toutes marquées au coin
d'une même et regrettable insuffisance, faute d'avoir fait
appel au contrôle de nos moyens actuels d'investigation,
à savoir : 1° l'examen du sang ; 2° la recherche du tréponème ; 3° l'action de l'atoxyl sur le spirille, et 4° l'étude
de la ponction lombaire.

I. *Examen du sang*. — La syphilis altère le sang qua-

<hr>

1. GAUCHER. Edm. FOURNIER, LÉVY-BING, A. RENAULT, DE BEURMANN.
LENGLET, Alf. FOURNIER. *Com. verb. Soc. Dermatol. et Syph.*, juillet 1907,

litativement et quantitativement, voilà un premier fait
qui n'est plus contesté. Un second, qui ne l'est pas davantage, c'est que le traitement mercuriel, principalement
sous forme d'injections, manifeste son action sur le sang
par une augmentation des hématies, de leur teneur en
hémoglobine, de la densité du plasma, etc. ; si l'anilarsinate est réellement un spécifique de la vérole, il doit
agir dans le même sens que le mercure, les altérations
sanguines paraissant être « le résultat d'une lysine produite par le microorganisme de la syphilis (1) ». Les
protagonistes du dérivé arsenical avaient là un excellent
moyen d'étayer péremptoirement leur dires, et il est regrettable qu'ils aient négligé pareil argument ! Mais ce
qu'ils n'ont pas tenté, d'autres l'ont fait pour eux. Malheureusement pour l'anilarsinate, cette première étude,
portant sur de très nombreux examens du sang », ne lui
est pas favorable : « pendant toute la durée des injections d'atoxyl (5 de 0,50), le nombre des globules rouges, des plaquettes et des leucocytes est demeuré stationnaire : globules rouges, 3.700.000 ; leucocytes, 2.800 ;
plaquettes, 1.300.000 » (2). Devant l'inefficacité de l'atoxyl à modifier favorablement cette anémie syphilitique,
autant qu' « en raison de son impuissance vis-à-vis d'un
accident syphilitique en évolution », le malade est soumis
au traitement par l'huile grise : il suffit d'un même nombre d'injections (5) pour que les hématies passent à
6.250.000, les leucocytes, à 6.800, et les plaquettes à
250.000, c'est-à-dire pour que la formule sanguine rede-
vienne presque normale en même temps que les accidents spécifiques rétrocèdent.

Cette première expérience de contrôle, qui aurait pu

---

1. A. Lévy-Bing. *Un cas de syphilis grave traité sans résultat par l'a-
toxyl, guéri par le mercure. (Ann. des Maladies vénér.,* 2e année, n° 7,
juillet 1907, p. 528.)

2. A. Lévy-Bing, *Loco citato.*

servir utilement la cause de l'anilarsinate, lui est donc au contraire nettement défavorable.

II. *Recherche du tréponème*. — Les analogies entre le micro-organisme de Schaudinn et le trypanosome d'une part, et d'autre part sa parenté avec le spirochète des poules, parasites contre lesquels l'atoxyl rend les plus remarquables services, ont conduit les thérapeutes à essayer ce médicament contre le tréponème ; c'était fort logiquement raisonner. Il est fâcheux que là se soit arrêtée la ressemblance dans l'expérimentation : on a en effet constaté que « *les trypanosomes disparaissent rapidement du sang*, mais ne tardent pas à réapparaître quand on cesse la médication » (1), c'est la même recherche que j'aurais souhaité voir poursuivre à l'égard du tréponème. Toutefois, n'ignorant pas combien il est difficile de retrouver le spirille dans ce milieu, je ne ferai pas aux expérimentateurs un trop gros reproche pour avoir négligé cet irréfutable argument.

III. — *Action de l'atoxyl sur le tréponème*. — Le mercure exerce sur le tréponème une action positive, véritablement spécifique et très rapide ; sous son influence les tréponèmes et les spirochètes disparaissent peu à peu, ceux-ci moins rapidement que ceux-là (2). Il semble même que le traitement hydrargyrique non seulement diminue le nombre des tréponèmes, mais produise encore chez ces micro-organismes des modifications morphologiques importantes à noter.

Ce sont là, je le reconnais, des données toutes récentes, mais antérieures cependant aux essais de traitement par l'atoxyl. Avant d'affirmer la spécificité du composé arsenical, il était indispensable, on le conçoit sans peine, de commencer par établir son *action réelle sur le tréponème,*

---

1. E. Fourneau. *Sur l'emploi médical de l'atoxyl.* (*Bullet. des S. pharmacol.*, t. XIV, 9e année, n° 6, juin 1907, p. 313-329.)

2. Lévy-Bing. *Le Micro-Organisme de la Syphilis.* O. Doin, Paris, 1907, p. 257.

ce qu'on a négligé de faire dans toutes les observations. Il n'est donc pas permis d'affirmer, comme le fait cependant le rapport à l'Académie, « qu'il résulte de 120 observations que l'anilarsinate de soude exerce, comme l'a établi (?) M. Paul Salmon, une action puissante sur l'agent infectieux (?) de la syphilis. »

IV. — *Ponction lombaire*. — A la page 75 de ma brochure *Monographie de l'huile grise*, j'écrivais, il y a un an : « Utilisation occasionnelle de la ponction lombaire, comme indication ou contrôle de l'opportunité du traitement (1). » On sait (Ravaut, Duhot, etc.), que la lymphocytose du liquide céphalo-rachidien peut s'observer chez un syphilitique, sans que l'examen *clinique* du système nerveux parvienne à déceler une altération de celui-ci. D'autre part, un traitement mercuriel *suffisant* éteint cette réaction méningée ; d'où cette conclusion : « La ponction lombaire doit être érigée en méthode, grâce à laquelle on pourra diriger le traitement d'une façon *rationnelle* »(2). On comprend dès lors quel intérêt il y avait à voir si, oui ou non, l'anilarsinate exerçait sur la lymphocytose cette action spécifique du mercure, et combien les expérimentateurs ont eu tort de négliger un fait de cette importance !

On pourrait m'objecter que la syphilis n'est pas seule à provoquer cette réaction méningée. — Je le sais : le récent travail de M. le Dr Widal démontre en effet « que la lymphocytose se retrouve dans nombre de maladies infectieuses... mais principalement et à peu près constamment dans la syphilis ». D'autre part, l'argument est sans portée quand on est en présence d'une lésion syphilitique certaine, ou quand le malade est un syphilitique avéré.

---

1. L. LAFAY. *Pharmacologie de l'huile grise*. O. Doin, Paris, 1906, p. 75.

2. JEANSELME ET BARRÉ. *Contribution à l'étude de la ponction lombaire chez les syphilitiques*. (*Comptes rendus de la Soc. de Biol.*, t. LXII n° 18, 31 mai 1907, p. 938.)

Ainsi donc, aux quatre points de vue trop brièvement envisagés, les observations relatives à l'anilarsinate sont notoirement incomplètes. Mais il y a plus ; alors même qu'elles répondraient à ces desiderata, devenus presque indispensables en 1907, elles ne seraient pas pour cela à l'abri d'une critique parfaitement justifiée, parce que nulle part on n'y trouve mentionnée la *recherche du mercure dans l'urine*.

Et en effet, quels qu'ils soient, les malades soignés à l'anilarsinate se divisent en deux catégories : ou ils sont vierges de tout traitement mercuriel antérieur, ou ce sont d'anciens syphilitiques déjà traités.

1° *Ils sont vierges de tout traitement mercuriel.* — Dans cette classe on peut, à la rigueur, ranger une partie des malades de M. Hallopeau : « En règle générale, dit-il, nous avons choisi des malades *qui n'étaient pas sous l'influence d'une médication mercurielle....* » — Dans un travail demeuré inachevé par suite de la disparition malheureuse et brutale de celui qui en était le promoteur, le Dr Henri Feulard, nous montrions par de nombreuses analyses faites en 1890, dans le service de M. le professeur Fournier, qu'il suffit d'un séjour de six, sept, huit jours, parfois même de quatre jours, dans les vieilles salles basses de l'hôpital Saint-Louis, comme la salle Henri IV, pour qu'un malade *non traité* élimine par l'urine une *proportion de mercure très facilement caractérisable à l'analyse.* D'où vient ce mercure ? Tout simplement des abondantes vapeurs émises par les frictions mercurielles ! Or, cette condition se trouve admirablement réalisée dans le service de M. Hallopeau, grand partisan, comme on sait, de ce mode de traitement (1).

---

1. L'action de ces émanations mercurielles, sans être thérapeutiquement négligeable, ne saurait être considérée comme réalisant un traitement incontestable et réellement curatif des lésions syphilitiques. Le fait, en tout cas, n'est pas expérimentalement démontré. Nous signalons néanmoins cette source de mercurialisation : 1° parce qu'elle constitue une

Notre observation, vraie pour l'hôpital, est sans valeur pour la ville ; or les malades de M. Hallopeau appartiennent les uns à l'hôpital, les autres à la clientèle privée ; tous ne sont donc pas soumis aux émanations mercurielles. — Cela est parfaitement exact. Mais il est une autre source d'absorption mercurielle, beaucoup plus importante que la première, d'autant qu'elle est applicable aux syphilitiques de tous ordres : comment établir que les malades soignés par l'atoxyl n'ont pas subi, en même temps, et en cachette du médecin, un traitement mercuriel, ainsi qu'il résulte d'exemples récents, et pris sur le vif : Tel le malade de M. Queyrat, soi-disant victime de l'huile grise, et soigné par les pilules dans un service voisin ! Tel le malade de M. Edmond Fournier, injecté à l'anilarsinate... et soigneusement frotté à l'onguent napolitain pendant sa cure arsenicale (1) ! Une simple recherche de mercure dans l'urine, même seulement hebdomadaire, aurait permis de faire la part de l'anilarsinate et... du mercure, s'il y avait lieu !

2° *Les malades injectés à l'atoxyl sont au contraire d'anciens syphilitiques déjà traités par le mercure.* — Dans cette troisième hypothèse l'objection est beaucoup plus grave que dans les deux premières ; tout médecin sait, en effet, qu'il suffit parfois de modifier l'état général d'un syphilitique qui, malgré un traitement mercuriel sagement conduit, ne guérit pas, pour que ce même

---

curieuse expérience de laboratoire; 2° pour qu'on ne nous reproche pas de l'avoir négligée, au cas où elle aurait été déjà signalée ; 3° parce qu'elle apporte un argument aux cliniciens qui ont autrefois préconisé le traitement de la syphilis par l'emploi de flanelles mercurielles; 4° parce qu'elle montre, à côté de l'absorption cutanée, l'existence d'une autre voie d'introduction du mercure dans l'organisme après l'usage des frictions. Il serait même intéressant de rechercher, à ce propos, si l'apparition de ces stomatites foudroyantes, parfois consécutives aux frictions, n'est pas sous la dépendance de ces vapeurs mercurielles, principalement chez les malades ayant habituellement la bouche ouverte.

1. Edm. FOURNIER. *Comm. verb., Soc. de Dermat. et Syphil.*, juillet 1907.

malade guérisse rapidement sans aucun traitement spécifique surajouté. La Bourboule et surtout Uriage accomplissent tous les ans des prodiges de ce genre ! M. le professeur Gaucher, pour bien montrer l'action de l'eau sulfureuse d'Uriage, par exemple, sur ces reliquats mercuriels non utilisés, s'est contenté de la donner en boisson à des malades de son service qui ne guérissaient pas, et aussitôt les lésions ont disparu! Nous possédons actuellement plusieurs observations de malades en apparence réfractaires à tout traitement mercuriel, soit seul, soit associé à l'iodure, et à qui il a suffi de faire quelques injections d'huile iodée, sous forme de Lipiodol, pour que ces syphilitiques aient tiré du mercure tout le bénéfice désirable.

Ce sont là vérités à peine utiles à rappeler tant elles sont aujourd'hui connues et incontestées !

Qui prouvera dès lors que la vieille malade de M. Hallopeau, syphilitique et « atteinte d'un cancer de l'utérus avec albuminurie et cachexie profonde » dont la guérison (guérison des lésions syphilitiques s'entend) a si fort impressionné le distingué clinicien, n'aurait pas guéri tout aussi bien et tout aussi vite, sans le moindre traitement arsenical, par une simple saison à Uriage ? Qui prouvera qu'il n'aurait pas suffi de modifier, d'une façon quelconque, cet état général déplorable, pour que guérison s'ensuivît dans un temps variable ?

Mais ce qu'on ne peut plus étudier à l'heure actuelle avec cette malade, on aurait pu le faire *pendant* le traitement arsenical, en recherchant s'il y avait dans l'urine du mercure solubilisé, assimilé, puis éliminé et ainsi faire la part de ce qui pouvait appartenir au mercure ou à l'arsenic ! c'est aussi ce qu'on pourra faire dans la suite avec la plus grande facilité, chez tous les syphilitiques antérieurement soignés au mercure. Il était donc, on le voit, intéressant de signaler cet oubli, ne fût-ce qu'au point de vue des résultats à intervenir.

Je m'étonne que M. Hallopeau n'ait pas songé à cette possibilité de l'assimilation d'une provision mercurielle jusqu'alors inutilisée, et devenant subitement active sous une influence étrangère, quand il voyait des syphilitiques, *en plein traitement mercuriel,* ne pas guérir, et guérir rapidement après quelques injections d'atoxyl, ainsi qu'il résulte de la citation même tirée de son Rapport à l'Académie : « En règle générale, nous avons choisi des malades qui n'étaient pas sous l'influence d'une médication mercurielle, si ce n'est ceux chez lesquels *une nouvelle manifestation s'était produite* pendant *le cours de cette cure.* » Quel meilleur argument pourrait-on invoquer, s'il en était besoin, en faveur de l'utilisation devenue possible d'une réserve hydrargyrique jusqu'alors inactive ?

Ainsi donc — et ce sera notre conclusion — il était permis, en 1514, pour juger une thérapeutique, de se contenter, faute de mieux, des résultats apparents. Fracastor, Jacques de Béthencourt, Ulrich de Hutten, Fallope, Gubler et tant d'autres ont cru à ces apparences et vanté les effets « merveilleux » des spécifiques d'alors ! Leurs affirmations n'ont pas résisté au contrôle du temps.

Instruits à leurs dépens, nous sommes devenus plus exigeants : en 1907, il n'est plus de véritable thérapeutique scientifique sans le concours du laboratoire. Si les résultats qu'elle enregistre avec l'anilarsinate, en syphiligraphie, sont présentement encourageants, encore faut-il considérer les inconvénients de la méthode, et ne pas perdre de vue cette constatation : toutes les observations sans exception manquent du critérium qui impose la conviction. Je rappellerai même que, parmi elles, la seule qui ait poussé les investigations au delà de la simple et élémentaire clinique a été nettement défavorable au médicament.

Il convient donc d'être très réservé quant aux conclusions, qu'elles soient relatives aux vertus curatives du

produit ou à sa prétendue action préventive. S'il suffisait, pour vaincre l'avarie, d'injecter les vieux pour les
en guérir et les jeunes pour les en garantir, « ce serait
l'idéal », comme dit M. Hallopeau, parlant des tisanes !
Jusqu'à plus ample informé, sachons attendre ; ni enthousiasme hâtif, ni dénigrement systématique ! C'est le plus
sûr moyen d'éviter les responsabilités présentes... et
peut être les désillusions futures.

" *La Clinique*, 2ᵉ an., n° 36, septembre 1907, p. 566. "

Atoxyl, arsenic et syphilis.

J'ai écouté avec le plus vif intérêt la brillante communication de M. Guiard. Elle émane d'un esprit généreux
qui se passionne volontiers pour les innovations de la thérapeutique moderne.

Il me semble toutefois difficile d'accepter sans réserves
toutes ses idées relativement à l'emploi de l'Atoxyl dans
le traitement de la syphilis. Non content de reprendre à
son compte les éloges déjà décernés à ce médicament par
certains expérimentateurs, notre collègue ne vient-il pas
d'exalter encore devant nous ses vertus curatives ?

L'Atoxyl ne serait rien moins qu'un spécifique de la
vérole, presque le spécifique de choix, l'égal du mercure,
si même il ne lui est pas supérieur ! Écoutez plutôt :
« Il y a dès aujourd'hui un fait avéré, incontestable, au
sujet duquel on *ne peut plus élever le moindre doute*, c'est
que l'Atoxyl est un remède curatif, antisyphilitique vraiment sérieux, dont *la puissance égale ou même surpasse
en bien des cas celle du mercure.* » — Et ailleurs : « Ce
qui distingue mes observations de la plupart de celles
qui témoignent dans le même sens, ce qui les rend particulièrement intéressantes, c'est qu'elles montrent l'A-

toxyl en parallèle, devant le même processus morbide, avec les médicaments dont la valeur thérapeutique avait jusqu'à présent le mieux fait ses preuves, et que *ce parallèle met en pleine lumière son incomparable supériorité.* » Ou enfin : « *Ce triomphe de l'Atoxyl* nous apparaît d'autant plus brillant qu'il *succède à la faillite du médicament réputé naguère le plus héroïque.* »

Mais cette action curative, antisyphilitique, avérée, incontestable, au sujet de laquelle on ne peut plus élever le moindre doute, comment notre collègue la démontre-t-il ? Sur combien d'observations s'appuie-t-elle ? Est-elle confirmée par des analyses de sang, par des recherches relatives à la persistance ou à la disparition du tréponème ou par l'étude de la ponction lombaire ? Est-elle même établie *indirectement* par la constatation de la non-existence du mercure dans l'urine ? Autant de questions qu'il fallait envisager et résoudre pour placer semblable affirmation, à l'abri de la critique.

Et d'abord, sur combien d'observations s'appuie le travail de M. Guiard ? — Sur deux seuls cas, dont le plus ancien n'a pas deux mois d'existence ; il s'agit de malades auxquels on n'a pas ménagé jusqu'alors la médication spécifique : pilules de proto, pilules de sublimé, injections de calomel, injections d'huile grise accompagnées ou non d'iodure de potassium. « Depuis de longs mois, dit notre collègue, plusieurs séries de ces injections avaient été faites, et malgré ce traitement que l'on peut qualifier d'intensif, un certain nombre d'accidents persistaient, et d'autres plus sérieux apparaissaient. L'insuffisance à la fois curative et préventive de la médication mercurielle était donc manifeste. »

Ainsi, et il importe de bien retenir ce détail, le traitement par l'Atoxyl a été appliqué à deux malades, mercurialisés à fond, encore gorgés de mercure, d'autant plus que la médication, chez eux, est demeurée inactive, emmagasinée dans un organisme incapable de l'assimiler

Et en effet, quel était l'état général de ces malades — Très mauvais : ils étaient affaiblis, amaigris, porteurs de lésions tenaces ou incessamment récidivantes. « C'est dans ces conditions *vraiment peu favorables*, continue l'orateur, pour ainsi dire en désespoir de cause, que l'Atoxyl a été employé et a si merveilleusement réussi. »

Que les conditions aient été et soient demeurées peu favorables, j'en conviens, mais c'est à la thèse de notre confrère qu'elles sont peu favorables, et non, comme il le croit, à la mise en valeur de l'Atoxyl, pour laquelle elles constituent au contraire une raison éminente de réussite ! Vous savez tous, et M. Guiard le premier, qu'il suffit parfois de *modifier l'état général* d un syphilitique, qui malgré un traitement mercuriel sagement conduit, ne guérit pas, pour que ce même malade guérisse rapidement sans aucun traitement spécifique surajouté. La Bourboule et surtout Uriage accomplissent tous les ans des prodiges de ce genre ! M. le professeur Gaucher, pour bien montrer l'action de l'eau sulfureuse, par exemple, sur ces réserves mercurielles inactives parce que non utilisées, s'est contenté de donner en boisson de l'eau d'Uriage à des malades de son service qui ne guérissaient pas, et aussitôt les lésions ont disparu !

J'ajouterai que c'est une pratique constante chez les homéopathes de prescrire intercurremment SULFUR lorsque, au cours d'un traitement, le médicament approprié n'agit pas ou n'agit plus. L'organisme devient ainsi apte à subir derechef l'action du médicament (Sieffert). C'est ce que Heinigke exprimait en disant : « SULFUR agit sur l'ensemble de la sphère végétative de l'organisme. »

Qui prouvera dès lors que nos deux malades n'auraient pas guéri tout aussi bien et tout aussi vite, sans le moindre traitement arsenical, et par une simple saison à Uriage ? Comment affirmer qu'il n'aurait pas suffi d'améliorer d'une façon quelconque cet état général « pitoyable », et de modifier le biologisme cellulaire pour rendre ainsi la gué-

rison facile et rapide, par suite de l'assimilation et de
l'utilisation du mercure ? Et sans aller aussi loin, sans
prétendre attribuer au seul mercure toute l'action curative, qui fera désormais la part de ce qui a pu, dans le
résultat final, appartenir au mercure ou à l'arsenic ?

Pour cela il était important, il était indispensable même,
de faire une expérience simple et facile : la recherche du
mercure dans l'urine durant l'amélioration des symptômes
observés. Or cette constatation n'a pas été faite ! C'est
pourquoi nous sommes autorisés à répondre à M. Guiard :
vos malades ont guéri dès qu'ils ont pu utiliser leurs réserves mercurielles sous l'influence de l'arsenic interve-
nant comme stimulo-nutritif, et non comme agent spécifique direct et antiparasitaire véritable ! L'Atoxyl, mais
il a agi comme n'importe quel dérivé arsenical, conformément à ces trois propositions du Dr Martinet (1) que je
cite sans commentaires :

« 1° *Les composés arsenicaux organiques actuellement
employés en thérapeutique, savoir : le cacodylate de soude,
le monométhylarsinate de soude, l'anilarsinate de soude
agissent pharmacodynamiquement comme des arsenicaux
stricts ; ils ne possèdent aucune action spécifique qui leur
appartienne en propre, mais seulement une action arsenicale générique dont la modalité dépend exclusivement de
la mise en liberté intra-organique plus ou moins rapide de
l'arsenic.*

« 2° *La nature des phénomènes toxiques indique d'autre part parfaitement que c'est une action arsenicale pure
qui se manifeste. La preuve en est particulièrement faite
pour l'Atoxyl.*

« 3° *Il n'est pas une seule action thérapeutique qui
appartienne en propre au cacodylate de soude ou à l'A-*

---

1. Alfred MARTINET. Les agents actuels de la médication arsenicale.
Bulletin de la Société de Thérapeutique, 4° S., t. XII, 42° A., n° 16, décembre 1907, p. 456.

toxyl, et qui ne puisse être réalisée, sous certaines condi-
tions, au moyen des composés arsenicaux minéraux. »

Une preuve de la véracité de ces propositions nous a
été fournie il y a quelques mois déjà par un de nos collègues du VIII° arrondissement, M. Plateau. Son observation
est la reproduction avant la lettre de celles de M. Guiard :
malade devenue rebelle à la médication mercurielle et
guérie par le cacodylate de soude « injecté pour remonter tout d'abord l'état général ». Et notre confrère ajoute
« *dès après la seconde injection,* le résultat obtenu, s'il
enchanta la malade, ne laissa pas de m'étonner moi-
même... » D'un autre côté, l'*état général s'était transformé,*
l'appétit était excellent, la face n'était plus blafarde et
avait repris un peu de couleurs, les forces étaient reve-
nues. Bref la malade se sentait très bien.

Au bout de six injections la guérison était totale. Ne croi-
rait-on pas entendre encore M. Guiard émerveillé de l'action
« spécifique » de l'Atoxyl ? Et encore M. Plateau s'était-il
contenté d'injecter, en six fois, 0.30 centigrammes de cacodylate, tandis que M. Guiard a dû injecter, en huit fois,
douze fois plus d'anilarsinate, soit 3 gr. 55.

Cette action thérapeutique purement arsenicale a du
reste été obtenue, dans certaines conditions, au moyen
des composés minéraux de l'arsenic :

Sans remonter au delà de 1907, rappelons le travail de
Merschewski (2) au Congrès des médecins russes, et tout
dernièrement le Mémoire de Milian (3) au Congrès français
de médecine. Ces deux observateurs montrent l'heureuse
influence, dans les syphilides malignes rebelles au mercure,
des injections sous-cutanées *d'arséniate de soude,* ou même

---

1. Plateau. A propos du traitement de la syphilis par l'arsenic.
Journ. de médec. de Paris, 27° A., vol. XIX, 2° S., n° 21, mai 1907.

2. Merschewski. Comptes rendus des travaux du Congrès des médecins
russes. In *Mém. de Pizogoff,* 1907.

3. Milian. *Atoxyl, arséniate de soude et syphilis.* IX° Congrès de médecine, Paris, octobre 1907.

plus simplement de l'absorption de ce sel par voie buccale. Martinet (1) relate un cas personnel de syphilis psoriasiforme tenace, relativement rebelle au mercure, et un autre, également personnel, de gomme du voile du palais où le mercure était mal supporté et qui tous deux ont guéri sous l'influence de l'arséniate de soude administré par voie buccale. Bien plus, d'après le Dr A. Marie (2) de Villejuif, le cacodylate, chez les taboparalytiques, semble même préférable à l'Atoxyl administré à petite dose : « Parallèlement à cet emploi de l'Atoxyl, nous avons soumis trois malades témoins à la médication cacodylique ; les derniers ont gagné du poids plus que les précédents. » Et il conclut : « A dose très faible l'anilarsinate peut produire un effet utile *en tant que composé arésnié*, mais son action entrophique, à ce point de vue, est dépassée par le cacodylate de soude comme agent d'amélioration physique des malades en imminence de cachexie. »

« M. le professeur Audry est disposé à croire que l'Atoxyl exerce, sur les manifestations cutanées de la syphilis, une action particulière, *comparable à celles que d'autres arsenicaux exercent* sur le tégument, *et non pas une action réellement spécifique* (3). »

Dans les deux observations soumises à la discussion le rôle spécifique de l'Atoxyl est-il mis en lumière d'une façon telle qu'il en résulte une réfutation ou même une atténuation des conclusions ci-dessus énoncées ? Cette action antisyphilitique est-elle rendue plausible par un argument de réelle valeur? Pas le moins du monde ! En négligeant la recherche du mercure qui se trouvait, à n'en pas douter, dans l'urine de ces syphilitiques rebelles à

---

1. MARTINET. Les agents actuels de la médication arsenicale. *Bullet. de la Soc. de thérapeut.*, 4ᵉ S., t. XII, 42ᵉ A., nᵒ 16, p. 456.

2. A. MARIE. Atoxyl et paralysie générale. *Bullet. génér. de thérapeut.*, t. CLIV, novembre 1907, p. 657.

3. G. G. ROUVIÈRE. Du traitement de la syphilis acquise par l'Atoxyl *La Province médicale*, 20ᵉ A., 2ᵉ S., nᵒ 31, 3 août 1907, p. 398.

la médication hydrargyrique, le pouvoir antisyphilitique propre de l'Atoxyl n'est rien moins que démontré ! Son rôle, nous l'avons dit déjà, a vraisemblablement consisté à modifier l'état général, à remonter l'organisme et à le rendre apte à utiliser le mercure qu'il avait en réserve. Qu'à cette action stimulo-nutritive soit venue se joindre l'action élective du métalloïde sur le revêtement cutané et même à un degré moindre, sur les lésions des muqueuses, je songe d'autant moins à le contester, que c'est là une *manifestation arsenicale pure*, connue et démontrée, appartenant à tous les arsenicaux, et *non une propriété particulière à l'Atoxyl*.

Ainsi donc la constatation **indirecte** de l'action arsenicale, qu'eût permis d'affirmer la constatation de l'absence du mercure dans les urines, fait défaut dans les deux observations de M. Guiard. Voilà un premier fait !

Un second point était à établir, qui eût fourni la preuve irréfutable de l'action antisyphilitique de l'Atoxyl : nous voulons parler de la démonstration **directe** du pouvoir spécifique de l'anilarsinate, démonstration qui serait résultée de l'examen du sang ou de l'hémoglobine, de la recherche de la persistance ou de la disparition des tréponèmes, et de l'étude de la ponction lombaire. Cette démonstration a-t-elle été faite ? Il n'en est même pas question !

Passons rapidement en revue cette série de recherches sur lesquelles nous avons insisté déjà lors d'une discussion antérieure (1).

1° *Examen du sang*. — On sait que le traitement mercuriel, principalement sous forme d'injections, manifeste son action sur le sang par une augmentation du nombre des hématies, de leur teneur en hémoglobine, de la densité du plasma, etc. Si l'anilarsinate est réellement un

---

1. L. LAFAY. Encore l'Atoxyl en syphilithérapie. *La Clinique*, 2ᵉ A. n° 36, septembre 1907. p. 566.

spécifique de la maladie il doit agir dans le même sens que le mercure ; or la recherche de cette spécificité n'a même pas été tentée chez les deux malades de notre confrère.

Bien plus, il existe une observation où cette épreuve faite avec grand soin, alla directement à l'encontre de cette prétendue spécificité : « Pendant toute la durée des injections d'Atoxyl (5 de 0.50 centigr.) le nombre des globules rouges, des plaquettes et des leucocytes demeura stationnaire ; devant l'inefficacité de la médication le malade fut soumis au traitement par l'huile grise : il suffit d'un même nombre d'injections, cinq, pour voir les globules rouges monter de 3.700.000 à 6.250.000 et les leucocytes de 2.800 à 6.800 pendant que les plaquettes passaient de 1.300.000 à 250.000, c'est-à-dire pour que la formule sanguine redevînt presque normale, en même temps que les accidents spécifiques rebelles à l'Atoxyl rétrocédaient (1). »

Cette expérience de contrôle fut donc nettement défavorable à la thèse de M. Guiard.

2° *Recherches relatives au tréponème.* — Il est démontré que le mercure exerce sur le tréponème une action positive, véritablement spécifique et très rapide : diminution du nombre des micro-organismes, puis leur disparition, modifications morphologiques très remarquables, etc.

L'anilarsinate possède-t-il un pouvoir spécifique analogue ou supérieur à celui du mercure ? La question n'est même pas posée par notre confrère.

3° *Étude de la ponction lombaire.* — Un traitement mercuriel suffisant éteint la réaction méningée qui aboutit à la lymphocytose du liquide céphalo-rachidien ; l'ani-

---

1. A. Lévy-Bing. Un cas de syphilis grave traité sans résultat par l'Atoxyl guéri par le mercure. *Ann. des malad. vénér.*, 2° A., n° 7, juillet 1907, p. 528.

larsinate possède-t-il cette propriété au même titre que le mercure ? Cette recherche, beaucoup plus simple que les deux précédentes, n'a même pas été tentée dans les deux cas examinés.

Ainsi donc à ces trois points de vue, que nous ne faisons qu'énoncer brièvement, les deux observations sont notoirement incomplètes.

Dès lors, sur quoi repose donc la conviction de notre confrère ? Sur la disparition des accidents visibles, c'est-à-dire *sur des* résultats objectifs apparents ! Qu'il veuille bien nous permettre de lui faire remarquer que ce n'est plus suffisant, en 1908, pour mettre hors de doute la spécificité d'un nouveau médicament ! Il connaît mieux que nous le dicton *blanchir n'est pas guérir*. Papules effacées, ulcérations cicatrisées, vitalité nouvelle, intelligence plus vive (1ᵉʳ malade) ; ulcérations linguales guéries, éruption papuleuse ancienne disparue, amélioration générale, engraissement (2ᵉ malade) ; tout cela est fort bien, mais ne constitue pas une preuve *suffisante* de la spécificité de l'Atoxyl. C'est là de la médication *symptomatique* dont la valeur *étiologique* demeure contestable. « L'action thérapeutique de l'Atoxyl, dit M. Duhot (1), se rapproche de celle de l'iodure de potassium ; elle est plus symptomatique que causale. » Et ailleurs : « Son action est souvent éphémère, mais il *blanchit* et *il efface*, c'est là un fait incontestable. Ses effets transitoires et son activité purement symptomatique sont démontrés par la prompte récidive qui survient après son emploi dans la majorité des cas ».

« L'arsenic, s'il *blanchit* rapidement des éruptions jusqu'alors tenaces et résistantes au traitement hydrargyrique, dit le Dʳ Plateau, ne semble pas agir en quoi que ce soit sur la diathèse proprement dite. »

---

1. Duhot. Le traitement de la syphilis par l'Atoxyl. *La Clinique*, 2ᵉ A., n° 49, 6 décembre 1907, p. 778.

M. Guiard, ai-je dit, s'est contenté, pour se faire une conviction des résultats objectifs apparents ; ce n'est pas tout à fait exact : il a de plus invoqué certains témoignages. Parmi ces témoignages il en est un que je suis particulièrement heureux de rencontrer sous sa plume : celui de M. Duhot de Bruxelles, le même expérimentateur auquel je viens, moi aussi, de faire appel, mais pour l'opposer à M. Guiard, au sujet de l'action plus superficielle que profonde de l'Atoxyl.

Sans aucun doute M. Guiard en est encore à la première communication du praticien de Bruxelles, car s'il avait eu connaissance de son dernier travail, inséré dans *La Clinique* du 6 décembre dernier (1), il aurait vu que ses opinions actuelles ne sont point celles qu'il lui prête, et que loin de contrecarrer notre façon de voir, elles la confirment. Aussi devons-nous nous y arrêter, car ce mémoire constitue à nos yeux la mise au point la plus judicieuse qui ait été faite jusque-là relativement à l'emploi de l'Atoxyl dans le traitement de la syphilis. « Etonné, dit M. Duhot, par la rapidité de mes premiers succès, j'avais présenté les malades ainsi traités à la Société médico-chirurgicale du Brabant pour démontrer les vertus surprenantes de l'atoxyl. Mais bientôt je vis *combien je m'étais illusionné* et je fus très heureux de reprendre les injections d'huile grise pour obtenir chez mes malades une guérison cette fois bien réelle. » De ce remarquable travail qui serait à citer presque en entier, je me bornerai, pour ne pas allonger trop ma réponse, à rappeler les trois premières conclusions. « 1° L'Atoxyl est *inférieur au mercure*, notamment aux injections d'huile grise dans le traitement de la syphilis ; 2° *il ne possède pas*, au même titre que le mercure, des *propriétés préventives*, car la *récidive est presque la règle* après la cessation de son emploi ; 3° l'action thérapeutique de l'Atoxyl

---

1. Duhot. *Loco citato.*

se rapproche de celle de l'iodure de potassium, elle est *plus symptomatique que causale*, etc. »

Ainsi donc, l'action curative de l'Atoxyl, qui est pour M. Guiard, avérée, certaine, indubitable, semble au contraire rien moins que contestable. Que dis-je ? elle apparaît nettement négative, en tant que spécifique réel et direct de la vérole, bien entendu, car c'est à ce titre seul que nous devons présentement le considérer.

Reste une autre question non moins intéressante : celle de l'*Action préventive*.

Parlant de l'iodure de potassium, M. Guiard donne à ce sel un mauvais point, parce qu'il « ne prévient pas les récidives ». Que l'iodure de potassium ne prévienne pas les récidives, c'est certain ; mais quel est donc le médicament capable de prévenir *toujours et à coup sûr toute récidive?*Sans doute le mercure constitue le véritable, l'unique spécifique de la vérole, à la fois curatif et préventif! Sans doute sa puissance est tellement démontrée que certains syphiligraphes et non des moindres vont même iusqu'à lui attribuer un pouvoir *abortif* par l'emploi d'un traitement précoce, intensif et suffisamment prolongé. C'est une opinion intéressante. Cependant je ne crois pas possible de soutenir *toujours et dans tous les cas* que le mercure empêchera tout accident ultérieur, tout retour de la maladie : ce serait mal connaître les longues accalmies de la vérole, sa traîtrise et ses trompeuses rémissions. Le mercure, au sens strict du mot, ne prévient donc pas non plus *infailliblement toute récidive!* Ce rôle serait-il dévolu à l'Atoxyl, et qu'en dit M. Guiard ?

Après avoir montré, dans les deux cas observés, « la faillite du mercure et son impuissance non seulement à faire disparaître les accidents antérieurs, mais encore à en empêcher de nouveaux », il ajoute : « Il m'est impossible d'admettre qu'il (le mercure) soit une sauvegarde effective et sûre contre l'imminence de futurs retours offensifs de la maladie ; et je suis au contraire assez disposé à croire que *l'agent le plus digne de notre confiance pour l'avenir* est celui qui commence par la justifier dans le présent. »

Je ne sais si je troublerai la « confiance » de notre confrère, mais j'ébranlerai peut-être bien celle de nos collègues en mettant sous leurs yeux les résultats obtenus par d'autres expérimentateurs qui me semblent assez peu disposés à encourager les espoirs caressés par M. Guiard.

Pour MM. Kreiblich et A. Kraus (1) « les *récidives ne sont pas évitées* par l'Atoxyl et elles se produisent parfois même *rapidement* après son usage ».

Pour le D' Scherber (2) « l'élimination assez rapide de l'organisme expose à des *récidives rapides* ».

Pour le professeur Lesser (3), « dans deux cas traités par l'Atoxyl il y eut une *récidive assez rapide* ».

« *Moins de deux mois après* la cessation du traitement, dit le D' Plateau, survint une nouvelle éruption papuleuse. »

Mais voici M. Duhot (4) dont le témoignage doit être particulièrement intéressant pour M. Guiard, puisqu'il y recourait tout à l'heure : « J'ai utilisé l'Atoxyl dans une cinquantaine de cas de syphilis primaires, secondaires et tertiaires. Son action a été, je dois l'avouer, d'une rapidité quelquefois frappante *dans ses premiers effets*, aussi bien dans le chancre que sur la roséole, les syphilides papuleuses et surtout ulcéreuses ; *mais les résultats obtenus ne se sont pas maintenus dans la majorité des cas*, tout en employant des *doses peut-être plus fortes et plus*

1, Kreiblich et A. Kraus. De l'action curative et préventive de l'Atoxyl à l'égard de la syphilis. *Prager. med. Woch.*, 5 octobre 1907, et *Bulletin médical*, 21ᵉ A., n° 79, 9 octobre 1907, p. 87?.

2. Scherber. Traitement de la syphilis par l'Atoxyl. *La Clinique ophtalmologique*, 13ᵉ A., n° 22, novembre 1907, p. 335.

3. Lesser. Le traitement de la syphilis d'après les découvertes les plus récentes. *Wien. KC Wochs.*, n° 35, et *Clinique ophtalmologique*, 13ᵉ A., n° 22, novembre 1907, p. 335.

4. Duhot. *Loco citato*.

longtemps continuées que toutes celles indiquées jusqu'ici. » (6 décembre 1907.)

Plus loin M. Duhot ajoute : « *Chez quatre malades seulement, sur cinquante que j'ai soignés par l'Atoxyl* depuis quinze mois, il n'est pas survenu de récidive... Il est donc manifestement *certain*, surtout au *point de vue de l'avenir des malades* que le traitement de la syphilis par *l'Atoxyl ne peut nullement rivaliser avec l'action spécifique du traitement mercuriel*, surtout réalisé par les injections d'huile grise. » Et enfin : « Si mon expérience du traitement de la syphilis par l'Atoxyl *m'empêche de croire à ses vertus prophylactiques*, à plus forte raison ne puis-je accepter qu'avec une extrême réserve les affirmations du Dr Metchnikof sur la *valeur abortive* de ce traitement. »

J'ai même ouï dire que dans un des services de médecine de nos hôpitaux, où l'Atoxyl était expérimenté sur une grande échelle, les récidives n'étaient pas seulement fréquentes et rapides, mais que, constatation plus grave, quelques-unes d'entre elles prenaient assez vite un caractère tenace et même malin.

La valeur de l'Atoxyl, en tant qu'agent préventif, semble donc d'ores et déjà totalement négative.

.·.

Du travail de M. Guiard comme de la discussion qu'il a fait naître, il importe de tirer des indications nettes et précises, seules intéressantes pour le praticien.

Les deux conclusions formulées par notre confrère sont beaucoup plus modérées que ne le faisaient présager certaines propositions antécédentes discutées dans le cours de cette réponse. La première conclusion embrasse la généralité des cas de syphilis tandis que la seconde est relative aux seuls cas dans lesquels le mercure et l'iodure n'agissent pas ou sont mal tolérés. Ses conclusions sont les suivantes :

« 1° D'une façon générale, comme traitement de fond de la syphilis, il est indiqué, dès à présent, d'alterner les cures d'Atoxyl avec celles de Hg..;

2° L'emploi de l'Atoxyl s'impose formellement toutes les fois que des accidents syphilitiques secondaires ou tertiaires sont rebelles au mercure et à l'iodure isolés ou combinés ou que ces médicaments provoquent des phénomènes d'intolérance prononcés. »

Ces conclusions nous paraissent acceptables, mais à la condition toutefois de les élargir considérablement, *en remplaçant dans leur rédaction le mot Atoxyl par le terme générique d'arsenic ;* les inconvénients de la médication seront ainsi grandement diminués pendant que les avantages resteront sensiblement les mêmes.

Que les avantages de la médication atoxylique soient conservés en employant à sa place un autre dérivé arsenical, il suffit, pour n'en pas douter, de relire les propositions 1 et 3 de notre confrère Martinet. Je rappelle la troisième pour mémoire : « Il n'est *pas une seule action thérapeutique* qui appartienne en propre au cacodylate de soude ou à l'Atoxyl et qui ne puisse être réalisée, sous certaines conditions, au moyen des composés arsenicaux *minéraux.* »

Les inconvénients, voir même les accidents consécutifs à l'emploi de l'Atoxyl ne sont plus à décrire. Leur possibilité se conçoit du reste d'autant plus facilement que pour atteindre l'action antiparasitaire recherchée, c'est-à-dire l'action destructive sur les micro-organismes, il est indispensable de recourir aux doses fortes, toxiques, ou paratoxiques. « Il semble, dit Martinet, qu'on ne puisse exercer une action nocive effective sur les éléments parasitaires qu'avec des doses nocives ou bien près d'être nocives pour les éléments organiques : la zone maniable est très étroite et confine à la dose dangereuse. » Et il ajoute : « Les préparations organiques, l'Atoxyl en particulier, sont plus spécialement dangereuses en ce que

des doses très fortes, correspondant à des doses énormes
d'arsenic, sont nécessaires (0,50 d'atoxyl renferment 0,145
d'arsenic), en sorte que s'il arrive par une cause ou par
une autre, que l'atoxyl soit décomposé dans l'organisme
plus complètement et plus rapidement qu'à l'ordinaire,
c'est une dose mortelle d'arsenic qui est mise en liberté.
Or l'Atoxyl est particulièrement instable (*loc. cit.*, p. 461).
D'où il tire cette conclusion totalement conforme à la
pratique de Milian au Congrès de médecine : « Si l'on se
représente bien les conditions du problème thérapeutique, savoir la saturation d'un organisme donné par des
doses maxima paratoxiques d'arsenic, on est amené à
conclure que c'est *seulement l'administration des préparations minérales à doses fractionnées et sous une surveillance* étroite qui fournira la solution optima. »

Les raisons invoquées par Martinet au sujet de cette
méthode thérapeutique nous rappellent de très près les
raison formulées par M. le professeur Gaucher en faveur
des injections solubles comparées aux insolubles : « La
saturation continue de l'organisme par l'arsenic à dose
optima est obtenue mathématiquement par *doses fractionnées* et *non aveuglément* par *dédoublement aléatoire* intra-
organique d'une dose toxique d'un composé arsenical plus
ou moins stable. Les accidents toxiques sont, avec un
peu d'attention, presque sûrement prévenus, puisque le
traitement est diminué, voir suspendu, à l'apparition des
signes prémonitoires de saturation. Le traitement reste
toujours en main, entièrement subordonné à la surveillance
et à l'action médicales. »

Pour obtenir le maximum d'effets thérapeutiques, sans
les inconvénients, M. Martinet conseille l'usage de l'arséniate de soude par voie buccale. Il utilise une solution à
1/500, soit 0,20 centigrammes d'arséniate de soude par
litre d'eau distillée : une cuillerée à café contient ainsi
1 milligramme de sel.

Le premier jour, il administre 8 milligrammes d'arséniate, soit huit cuillerées à café, une toutes les deux heures ; le deuxième jour, 16 milligrammes ; le troisième jour 24 milligrammes, etc, ; en s'efforçant d'atteindre si possible la dose de 0,048 milligrammes.

Les règles à observer sont les suivantes :

1° S'en tenir à la dose atteinte si les accidents syphilitiques rétrocèdent ;

2° Diminuer les doses, augmenter le fractionnement, voir interrompre le traitement, si les signes de saturation (contraction à la gorge, aux tempes, pression douloureuse à l'épigastre, congestion de la face et des yeux, irritation de la conjonctive) apparaissent ;

3° Instituer autant que possible un régime lacto-végétarien pendant le traitement. »

Et il ajoute : « Comme l'avait bien montré Boudin dès 1840 dans le traitement de la malaria, on peut habituellement, avec cette technique, atteindre sans accident la dose journalière de 5 centigrammes. »

On remarquera combien ces doses diffèrent de celles primitivement utilisées par M. Milian : « Le médicament a été administré par la bouche à la dose de 5 à 15 milligrammes, en solution aqueuse. Quelques malades ont reçu en outre de temps à autre 1 centigramme d'arséniate en injections sous-cutanées. »

Les résultats ayant été de tous points encourageants M. Milian s'enhardissait bientôt et écrivait quelques jours après (1) : « J'ai, en tâtant progressivement la tolérance des malades, fait sans inconvénient et sans aucune douleur ni nodosité, des *injections de* 0,03 *à* 0,05 *centigrammes* d'arséniate de soude, avec plein succès thérapeutique. Les résultats ont été ainsi très remarquables. »

C'est là une confirmation de plus à la proposition n° 3

---

1. Milian. Atoxyl, arséniate de soude et syphilis. *Revue des Hôp.*, 9ᵉ A., n° 9, sept. 1907, p. 3.

de Martinet relative à la possibilité de substituer les composés minéraux aux dérivés organiques.

Cette association du mercure et de l'arsenic est du reste loin de constituer une nouveauté en syphilithérapie ; pratiquée de façon plutôt empirique, depuis très longtemps elle n'est devenue une réalité consciente et voulue que depuis quelques années, grâce surtout à la préparation imaginée par M. Brocq sous le nom de cacodylate iodo-hydrargyrique. Vraisemblablement elle constituera désormais un mode de traitement et presque une méthode thérapeutique. Ce ne sera pas, nous en avons la conviction, le moindre mérite de l'Atoxyl, ni son plus mince titre de gloire que d'avoir contribué à montrer l'intérêt et à établir l'utilité de cette pratique d'ailleurs parfaitement rationnelle et facile à justifier, ainsi qu'on va le voir.

Les résultats obtenus en étudiant l'Atoxyl ont en effet rappelé aux syphiligraphes, fascinés par les nouveautés du traitement mercuriel hypodermique, combien il était important de veiller à l'intégrité du biologisme cellulaire et au fonctionnement normal de l'organisme. Aucune catégorie de patients justiciables du traitement spécifique ne saurait faire exception, et cette considération reste vraie dans tous les cas, qu'il s'agisse de sujets encore vierges de tout traitement, ou, au contraire, de malades déjà traités, mais intolérants ou rebelles à la médication spécifique.

Sommes-nous en face d'un syphilitique n'ayant encore suivi aucun traitement ? On ne peut pas dire que l'arsenic rend ici l'organisme apte à utiliser le mercure ou à en ressentir de nouveau l'impression, puisqu'il n'y a pas de mercure emmagasiné et qu'il n'en a jamais été administré ! C'est donc bien l'arsenic qui intervient. Mais à quel titre ? A titre d'adjuvant des moyens naturels de défense de l'organisme !

Peut-être le malade, de lui-même et sans aide d'aucune sorte, viendrait-il à bout, en un temps variable, de ces

syphilides, de ces papules, de ces plaques muqueuses, etc...
qui l'inquiètent, comme il s'est déjà débarrassé de son
chancre et de sa roséole ?

Mais son organisme s'est affaibli, ses leucocytes se sont
fatigués, se sont épuisés à lutter contre le virus syphilitique ! Grâce à l'arsenic, grâce à son action stimulo-nutritive, il triomphera de la maladie plus vite et plus facilement. L'arsenic, dans ces conditions, c'est le cheval de
renfort, le côtier qui donne son coup de collier au moment
opportun : sans doute l'omnibus serait arrivé, sans lui,
en haut de la côte, mais grâce à ce concours momentané,
la montée se fait plus vite et l'attelage se fatigue moins!

Sommes-nous, au contraire, en présence d'un syphilitique bien et suffisamment traité, mais chez qui le médicament n'agit pas, ou n'agit plus, comme chez les deux
malades de M. Guinard ? Le rôle de l'arsenic est tout
d'abord le même que dans le cas précédent : il relève
l'état général, il modifie le biologisme cellulaire qui devient apte à assimiler le mercure ou à en ressentir de
nouveau l'impression.

Nous savons que l'arsenic, comme l'iode, comme le
soufre, comme le phosphore, etc... fait partie intégrante
de nos tissus. Peut-être la composition des leucocytes se
modifie-t-elle dans sa lutte contre le tréponème, dans sa
défense contre l'envahissement du virus, dans son travail d'assimilation du mercure ? Et peut-être aussi la
phagocytose ne pourra-t-elle se continuer que le jour où
le leucocyte aura récupéré l'élément constitutif qu'il a
perdu !

Il y a là, en effet, tout un chimisme cellulaire que nous
ne connaissons pas, chimisme dont l'étude à peine ébau-
chée des métaux ferments permet d'entrevoir l'importance, chimisme qui se manifeste d'une façon si rapide
et si évidente par les modifications apportées à toute la
masse sanguine par la seule présence de quelques centigrammes de chlorure de calcium.

Mais combien différent va se dessiner l'avenir suivant l'une ou l'autre de ces deux catégories de syphilitiques ! Chez les malades non traités au mercure la récidive est la règle ; plus ou moins rapidement, suivant le terrain et peut-être suivant la graine, les lésions réapparaissent, parfois même dans la huitaine (malade de Duhot): « Tous ces succès ne furent que momentanés, et la récidive se produisit avec une rapidité déconcertante » (Duhot). Avec les malades en apparence réfractaires à la médication spécifique les choses se passent tout différemment : non seulement ils blanchissent, mais ils guérissent (ce que l'on appelle guérison en syphilithérapie). Et pourquoi guérissent-ils ? Tout simplement parce que sous l'influence de l'arsenic leur biologisme cellulaire s'est modifié et a permis l'assimilation puis l'utilisation du seul et unique spécifique réel de la vérole, le mercure !

Entre ces deux classes bien distinctes de syphilitiques « il existe des associations morbides et des cas pressants dans lesquels l'administration du mercure est momentanément impossible, soit qu'il s'agisse d'un malade trop débilité ou chez lequel des accidents mercuriels ont éclaté, soit que la perméabilité rénale diminuée exige une thérapeutique moins irritante que celle du mercure. » Dans ces cas spéciaux la médication arsenicale est indiquée d'une façon toute particulière, soit parce que l'administration du mercure est impossible, soit parce que l'organisme a besoin d'être modifié et l'état général remonté, « mais ce *traitement arsenical ne sera jamais qu'un traitement d'attente, un traitement adjuvant* » (Duhot).

Est-il besoin de faire remarquer que dans les cas de ce genre, toutes les fois que la vitalité de l'individu est atteinte dans son principe, l'arsenic doit être administré à doses fractionnées, par la méthode de Martinet, de façon à faciliter la surveillance et à permettre la suppression du traitement dès la première alerte ?

N'est-il pas évident que les injections *massives* de composés organiques de l'arsenic (cacodylate, méthylarsinate, anilarsinate) susceptibles de se décomposer *aveuglément* et de mettre ainsi en liberté des quantités toxiques d'arsenic, doivent alors être rejetées ? On n'injecte pas les préparations mercurielles insolubles à tout venant et sans tâter au préalable la susceptibilité du malade.

De ces observations établies par des faits cliniques découle une considération d'une extrême importance pratique. L'arsenic, sous sa forme minérale ou organique, administré par voie buccale, anale ou hypodermique, renforce les moyens de défense de l'organisme et facilite l'absorption et l'utilisation du mercure, d'où résulte une guérison plus ou moins durable.

Voilà le fait expérimental. Mais s'il peut ainsi, dans les cas difficiles, aider à la défaite du tréponème, n'est-il pas logique et vraisemblable d'admettre que, dans les cas heureux, ceux où le mercure agit normalement, ce métalloïde apportera complémentairement un appoint utile à la médication spécifique ; dans le premier cas il rend le mercure suffisant, dans le second il le rendra plus puissant.

D'où cette conclusion que la médication tonique et reconstituante doit être ordonnée à tous les syphilitiques, à toutes les périodes et dans tous les cas, bénins ou graves. Cette doctrine est bien connue en syphilithérapie, mais elle est trop souvent négligée ou même dédaignée.

A côté des arsenicaux se placent les ferrugineux, certains dérivés du soufre, les polyglycérophosphates ou glycérophosphates associés; les préparations de quinquina, de noix vomique, l'hydrothérapie, les eaux sulfureuses et arsenicales, etc., toutes pratiques anciennes, encore un peu empiriques, qui ont besoin d'être éclairées, précisées et mises au point, mais dont l'arsenic, principalement sous forme d'anilarsinate et d'arseniate de soude, vient de nous démontrer une fois de plus l'utilité et l'importance.

Transportées sur le terrain de la pratique médicale ces données aboutissent aux conclusions suivantes :

1° Il n'existe qu'un seul traitement étiologique de la syphilis : le traitement mercuriel dit spécifique ;

2° Ce traitement doit toujours et dans tous les cas se compléter d'une médication secondaire ou adjuvante ;

3° Cette médication, dont les principaux éléments sont l'arsenic, l'iode, le fer, le soufre et les toniques généraux, est symptomatique et non causale ;

4° En général cette médication complémentaire alternera avec le traitement mercuriel, mais elle pourra, dans certaines circonstances, le préparer (traitement d'attente) ou l'accompagner (traitement mixte).

Ce sont là notions classiques mais souvent négligées dans la pratique, au grave détriment du traitement mercuriel ainsi appliqué d'une façon trop exclusive.

Nous devons savoir gré à l'Atoxyl de nous en avoir expérimentalement rappelé l'importance.

" *Société médicale du IX° arrondissement,* séance du 9 janvier 1908 ".

DEUXIÈME PARTIE

THÉRAPEUTIQUE GÉNÉRALE

Quelques faits relatifs à la pharmacologie du benzoate de soude.

Un pharmacien avait, à plusieurs reprises, exécuté la prescription suivante :

Calomel.	0 gr.	05
Bicarbonate de soude	0	15
Benzoate de soude	0	15

sans avoir reçu aucune observation au sujet de cette préparation. Il n'en fut pas de même une autre fois parce qu'elle avait noirci d'une façon très marquée et cependant rien n'avait été changé dans le mode opératoire qui était exactement celui du Codex.

Ce pharmacien, étant de mes amis, m'a prié d'étudier la cause de ces différences, et c'est le résultat de cette recherche qui est l'objet de ce travail.

Le Codex s'exprime ainsi au sujet du benzoate de soude : « Délayez l'acide benzoïque dans un peu d'eau; chauffez légèrement, et ajoutez la soude caustique en quantité suffisante pour neutraliser exactement la liqueur...

« Le benzoate de soude forme des aiguilles légèrement efflorescentes ; il est peu soluble dans l'alcool même bouillant. »

D'après les auteurs classiques :

1° La solution dans l'eau doit rester limpide au contact des chlorures de calcium ou de baryum, et du carbonate neutre de soude ;

2° Préparée avec de l'acide benzoïque pur elle ne décolore pas le permanganate de potasse.

Je me suis procuré dix-sept échantillons de benzoate de soude provenant des principales maisons ou fabriques de produits chimiques et pharmaceutiques, et j'ai recherché combien d'entre eux répondaient aux caractères précédemment énoncés :

I. — *Neutralité.* —Par neutralité du benzoate de soude il est bien entendu que, laissant de côté le sens chimique du mot, nous ne considérerons que l'action de ce sel sur les réactifs colorés les plus usuels : phtaléine et tournesol.

a) *Phtaléine.* — Six échantillons ont coloré la phtaléine en rouge plus ou moins intense ; quatre ont donné des teintes variant du rose au mauve; sept n'ont pas influencé la phtaléine ; d'où, en ce qui concerne ce réactif, sept échantillons bons, pour dix mauvais à des degrés variables.

b) *Tournesol.* — Les dix échantillons rougissant la phtaléine ont fait virer au bleu le tournesol rouge, ainsi qu'on devait s'y attendre ; sur les sept autres, un seul n'a pas influencé le tournesol ; six l'ont rougi plus ou moins fortement; un seul échantillon répond donc à la neutralité exigée par le Codex.

En résumé, dix sont alcalins, six sont acides, un seul est neutre.

Nous avons constaté, soit par le chlorure de baryum, soit par la recherche directe des carbonates, que cette alcalinité est due généralement à une proportion plus ou moins élevée de carbonate de soude. Le dosage de cette alcalinité a fourni des résultats en rapport avec la coloration de la phtaléine, et quelques échantillons ont présenté une alcalinité qui, évaluée en carbonate de soude desséché et pur, s'est élevée jusqu'à 15 et 17 grammes par kilogramme de benzoate de soude.

Cette alcalinité est, croyons-nous, le fait d'une impureté et non d'une falsification : c'est le mode de préparation qui laisse à désirer.

Le Codex recommande de préparer le benzoate de soude de la façon suivante : « Délayez l'acide benzoïque dans un peu d'eau, chauffez légèrement, et ajoutez la soude caustique en quantité suffisante pour neutraliser exactement la liqueur. Évaporez et faites cristalliser la solution en la plaçant sous une cloche au-dessus d'un vase renfermant de l'acide sulfurique. »

Un premier point, qui n'offre aucun doute, c'est que la soude la plus pure est toujours sensiblement carbonatée ; or, en saturant l'acide benzoïque comme l'indique le Codex, c'est-à-dire en chauffant légèrement, l'acide carbonique du carbonate de soude ne se dégage pas ; rencontrant au fur et à mesure de nouveau carbonate de soude, il donnera du sesquicarbonate, peut-être même un peu de bicarbonate, sels qui, avec l'excès d'acide carbonique, n'influenceront plus le tournesol: la solution sera neutre, comme l'indique le Codex. Mais par l'évaporation, l'acide carbonique libre disparaît et les carbonates sesqui ou bi sont décomposés et donneront du carbonate de soude, lequel exerce sur les réactifs colorés une réaction alcaline, et plus tard noircira le calomel. Ce n'est donc pas seulement au milieu de l'opération, mais surtout à la fin, que doit exister la neutralité. Pour cela, il est indispensable, à notre avis, de modifier un peu le *modus faciendi* du Codex, en chauffant, durant la saturation de l'acide benzoïque par la soude, non pas légèrement, mais à température très voisine de l'ébullition, ou même à l'ébullition, bien qu'une petite partie d'acide benzoïque distille alors avec la vapeur d'eau, et soit perdue.

II. — *Acidité*. — Six échantillons, avons-nous dit, rougissent plus ou moins fortement le tournesol. L'importance de cette acidité est tout à fait variable : dans deux cas le tournesol n'a pris qu'une teinte rouge assez faible, dans les quatre autres la coloration a été d'un rouge intense.

On comprendra que cette acidité ne soit point négligeable, en sachant qu'elle équivaut parfois, pour 1 kilogramme de benzoate de soude, à près de 20 grammes (19 gr. 60) d'acide sulfurique monohydraté.

Cette acidité provient encore de la préparation. Il est probable qu'en voulant éviter l'alcalinité, on s'est jeté dans un excès contraire, excès préférable, il est vrai, au point de vue de l'action des réactifs, car ni la phtaléine, ni le chlorure de baryum, ni le calomel ne sont influencés.

On sait que l'acide benzoïque est très facilement soluble dans l'éther et que le benzoate de soude, au contraire, ne cède que peu de chose à ce dissolvant. J'ai traité comparativement, par un même volume d'éther, un même poids de deux benzoates, présentant l'un une réaction fortement acide, l'autre une réaction neutre. L'éther décanté et évaporé n'a laissé qu'un résidu insignifiant avec le benzoate neutre, résidu ne donnant aucune indication aux réactifs ; avec le benzoate acide, au contraire, le résidu était relativement important, très acide au tournesol, et répondant à la plupart des caractères physiques et chimiques de l'acide benzoïque.

Cet acide est-il à l'état de liberté ? ou bien est-il combiné au benzoate neutre de soude pour donner un benzoate acide ? L'action de l'éther permet de le considérer comme acide libre, à moins toutefois que le benzoate acide de soude ne se conduise à l'égard de ce dissolvant comme l'acide benzoïque, ce que je n'ai pas cherché à élucider.

On peut cependant affirmer la présence d'une certaine quantité d'acide libre, soit au moyen de la réaction à l'acétate de plomb, soit en faisant intervenir la chaleur.

III. — *Action du carbonate de soude.* — L'essai au carbonate de soude a donné des résultats à peu près satisfaisants.

C'est à peine si le n° 4 a donné lieu à un précipité sans importance et cinq autres à un louche très léger. Il s'agissait ici de traces de sels de chaux.

IV. — *Action du chlorure de baryum.* — La solution d'un benzoate de soude dans l'eau distillée doit rester limpide au contact des chlorures de calcium ou de baryum.

Huit échantillons ont fourni un précipité notable ; quatre ont donné un louche peu important, cinq sont restés limpides.

Si on laisse ces précipités se rassembler au fond du tube, puis qu'on les traite, à chaud, et après décantation du liquide, par de l'acide chlorhydrique au dixième, on voit que cinq sont complètement solubles, cinq incomplètement solubles, et trois insolubles. Le précipité par le chlorure de baryum n'est donc pas dû seulement aux carbonates alcalins mais on doit noter dans huit cas la présence des sulfates.

A l'inspection du tableau qui résume ces différents essais des benzoates commerciaux, on est frappé par deux faits qui semblent en contradiction avec ce qui a été dit à propos de l'alcalinité :

a). — Quelques échantillons rougissent légèrement la phtaléine et bleuissent le tournesol, tout en ne donnant par le chlorure de baryum que peu ou pas de précipité : leur alcalinité n'est donc pas due au carbonate de soude. On peut donner de ce fait une explication très vraisemblable : l'acide benzoïque artificiel résulte habituellement d'une oxydation du toluène ; ne peut-il pas se produire durant cette oxydation, et par suite d'impuretés du toluène, d'autres corps jouant le rôle de pseudo-acides vis-à-vis de la soude (phénates, crésylates, etc.) ? Ces composés se conduiront avec le chlorure de baryum comme les benzoates, c'est-à-dire ne précipiteront pas, tandis que par leur non-acidité véritable ils donneront naissance à des corps analogues aux alcalins, dans lesquels la base, conservant partiellement ses propriétés alcalines, rougira la phtaléine et bleuira le tournesol.

b). — Le second fait est d'ordre complètement inverse : quelques échantillons précipitent au contraire par le chlorure de baryum, bien qu'étant sans action sur les réactifs colorés, tels sont les n° 3, 10, 15. L'explication en a été donnée quand on a examiné l'action de l'acide chlorhydrique dilué sur ces précipités ; ils sont dus à des sulfates alcalins.

V. — *Action du permanganate de potasse.* — Ce sel, disent les classiques, ne doit pas se décolorer en présence des benzoates purs.

Si l'on prenait cette réaction dans son sens le plus restreint, il n'y aurait pas de benzoates purs, car tous ont une action décolorante ; mais elle est presque nulle avec sept échantillons (4, 14, 3, 13), les trois derniers principalement agissant à peine. Dix autres échantillons (n°ˢ 10, 17, 8, 1, 7, 15, 16, 6, 5 et 12) ont une action plus manifeste. Les n°ˢ 10 et 8 sont préparés en partant du benjoin, mais le n° 17 est obtenu avec l'acide benzoïque de synthèse ; le n° 10 absorbe à lui seul plus de permanganate que tous les autres ensemble ; sa solution dans l'eau distillée est très louche même après filtration, et présente une teinte jaunâtre, surtout évidente dans l'essai au carbonate de soude ; il contient des résines.

VI. — Reste un dernier point à étudier, celui qui a motivé ces recherches : l'action du calomel sur le benzoate de soude. Bien qu'il n'ait jamais été indiqué, ce réactif est d'une extrême sensibilité, en ce qui concerne l'alcalinité ; ses indications répondent de tous points à celles de la phtaléine : partout où celle-ci donne une coloration rouge, le calomel noircit instantanément si la liqueur est tiède, plus lentement si elle est froide. La teinte de la

Nᵒˢ d'ordre	Action de la phtaléine	Action du tournesol	Action du carbonate de soude	Action du chlorure de baryum	Action d'HCl sur ces précipités	Action du permanganate (1)	Action du calomel
1	Color. rouge	bleu intense	»	gros précip.	incomp^t sol.	4	noir intense
2	mauve	bleu tr. faib.	»	préc. faible	soluble	17	gris foncé
3	»	»	louche	préc. faible	insoluble	13	»
4	rouge	bleu intense	tr. lég. préc.	énorme préc.	incomp^t sol.	11	gris noirâtre
5	mauve	bleu violet	»	»	»	9	gris foncé
6	rouge viol.	bleu	»	préc. faible	soluble	8	noir
7	»	rouge	»	»	»	5	»
8	»	rouge intense	»	»	»	3	»
9	rouge	bleu intense	»	précipité	incomp^t sol.	15	noir
10	»	rouge	louche	précipité	insoluble	1	»
11	»	rouge faible	»	»	»	16	»
12	rose	bleu	louche faib.	précipité	incomp^t sol.	10	noir grisâtre
13	»	rouge faible	»	»	»	14	»
14	rose	bleu	»	préc. tr. lég.	soluble	12	gris
15	»	rouge intense	louche faib.	précipité	insoluble	6	»
16	rouge faible	bleu	»	»	»	7	noir
17	rouge	bleu	louche	préc. faible	incomp^t sol.	2	noir

1. Les chiffres qui sont dans la colonne du permanganate indiquent l'ordre dans lequel se sont décolorées les solutions de benzoate contenant une même quantité de permanganate.

phtaléine est-elle au contraire moins accentuée : rouge violacé, rose ou mauve ? Le calomel devient noir grisâtre, gris noirâtre, gris foncé, ou simplement gris. La présence de ce sel, jusque dans la plus humble officine, fait qu'il pourra souvent remplacer la phtaléine.

Le pharmacien doit donc essayer avec soin le benzoate de soude. Il peut, à la rigueur, accepter un produit très légèrement acide, mais la moindre alcalinité ne doit pas être tolérée.

" Journ. Ph. et Chim., 6ᵉ s., t. III, p. 236. "

L'huile bromée française.

J'ai eu l'honneur de présenter déjà à la Société de dermatologie(1) un procédé de préparation des *huiles iodées*, basé sur ce fait, que les huiles *incomplètes* au point de vue de leur constitution chimique pouvaient se compléter par fixation d'iode.

Cette propriété, qui est surtout marquée pour les huiles siccatives (huiles de lin, de noix, d'œillette, de sésame), est due à leur teneur en éthers glycériques d'acides incomplets : acides oléïque $C^{18}H^{34}O^{2}$, linolique, $C^{18}H^{31}O^{2}$, linolénique et isolinolénique $C^{18}H^{30}O^{2}$. Ces acides, n'étant pas saturés, fixent directement le Cl, le Br, l'I, les acides chlorhydrique, bromhydrique, iodhydrique, le chlorure d'iode, etc.

Je faisais remarquer à ce propos que les huiles iodées étrangères étaient considérées à tort comme *huiles iodées* : obtenues par l'action du chlorure d'iode ICl, elles ont fixé non pas seulement l'iode, mais le chlorure d'iode tout entier ; ce sont des huiles *chloro-iodées*. C'est ainsi que l'huile allemande à 25 p. 100 d'iode, contient en même temps 7 p. 100 de son poids de chlore (2).

Notre procédé, au contraire, présente l'avantage de fournir une huile à la fois exempte de chlore et plus riche en iode que tous les produits étrangers : elle contient en effet 40 p. 100 de son poids d'iode, soit 0 gr. 54 par centimètre cube. Par abréviation cette huile iodée à 40 p. 100 a reçu le nom de *lipiodol* (3).

---

1. LAFAY. *Bull. de la Soc. franç. de Dermat. et de Syphil.*, 12ᵉ année, mai 1901, nᵒ 5, p. 229-335.

2. LAFAY. *Bull. de la Soc. franç. de Dermat. et de Syphil.*, 12ᵉ année, juin 1901, nᵒ 6, p. 301.

3. *Lipiodol* signifie huile grasse iodée, et désigne exclusivement l'huile à 40 p. 100 d'iode.

Ces généralités étaient intéressantes à rappeler, car elles s'appliquent de tous points à la préparation des huiles bromées, qu'elles permettaient du reste d'entrevoir.

Comme l'iode, et plus facilement que lui, le brome se fixe sur les huiles soit directement, soit par l'intermédiaire de l'acide bromhydrique, mais le produit obtenu, pour une même teneur pondérale en halogène, est beaucoup moins fluide avec le brome qu'avec l'iode. On conçoit facilement cette différence si l'on considère que, pour un même pourcentage, il faut beaucoup plus de molécules de brome que de molécules d'iode, en raison de leurs poids atomiques.

L'huile bromée au tiers (33,33 p. 100 de brome) répond au contraire à toutes les exigences de la *voie hypodermique*, et c'est cette huile à 1/3 que j'ai l'honneur de présenter à la Société. Nous la désignerons dans la suite sous le nom de *lipobromol* (1).

Cette huile est limpide, presque incolore, de saveur huileuse à peine perceptible; l'odeur rappelle celle de l'huile d'œillette qui a servi à sa préparation, mais la fluidité est notablement diminuée; à la longue elle se fige à + 10°, et conserve cet état même à + 15°, pour reprendre une grande fluidité si on la chauffe de + 20° à + 30. Sa densité à + 15° est de 1,263.

Insoluble dans l'alcool, elle se dissout facilement dans l'éther, la benzine, le chloroforme, le sulfure de carbone, etc..., et se mêle aux huiles en toutes proportions.

Elle est neutre au tournesol et ne précipite pas le nitrate d'argent.

La solution des carbonates alcalins ne lui enlève pas de

---

1. *Lipobromol* signifie huile grasse bromée, et désigne exclusivement l'huile bromée au tiers, contenant 33,33 p. 100 de brome.

brome ni à froid ni à chaud ; la potasse caustique en solution aqueuse est aussi sans action, à chaud l'attaque est très lente, et une ébullition de quelques minutes ne sépare qu'une quantité de brome insignifiante. Elle se dissout au contraire rapidement à chaud dans la potasse alcoolique, et la plus grande partie du brome en est séparée à l'état de bromure de potassium. On peut facilement le prouver en étendant d'eau après réaction, acidulant par l'acide nitrique, et filtrant pour éliminer les acides gras : la solution limpide, traitée par l'azotate d'argent, donne un abondant précipité jaunâtre de bromure d'argent.

Pour en séparer totalement le brome et le doser, il faut fondre le *lipobromol* avec la potasse caustique ou le calciner en présence de la chaux vive ; en reprenant le produit par l'eau et filtrant, on a une solution renfermant tout le brome sous forme de bromure de potassium ou de bromure de calcium, on y dose ce métalloïde à la manière habituelle par l'azotate d'argent.

L'acide azotique est sans action à froid sur le *lipobromol* ; à l'ébullition l'huile se colore en jaune sans qu'il s'élimine de brome.

L'acide sulfurique le colore rapidement en jaune puis en brun ; si l'on chauffe le mélange, il devient noir, puis mousse abondamment en dégageant de l'acide bromhydrique et de l'acide sulfureux.

.˙.

Le titre de 33,33 p. 100 auquel nous nous sommes arrêté n'a pas été choisi arbitrairement : il offre le double avantage de donner une huile suffisamment fluide, très propre à la *voie hypodermique*, et de fournir un dosage, facile à retenir. De même que pour le *lipiodol*, 1 gramme de *lipobromol* correspond à 0,50 *centigrammes* de bromure de potassium (exactement 0,495).

En volume, 1 centimètre cube contient 0,421 de brome,

correspondant à 0,63 centigrammes de bromure de potassium (exactement 0,626).

Pour la *voie gastro-intestinale*, que l'on recoure à l'émulsion, à la forme capsulaire, ou à l'injection rectale, peut-être serait-il préférable d'employer une huile plus riche en brome : on absorberait ainsi moins d'huile et plus de brome. Ce sera là un desideratum facile à réaliser si la pratique médicale en démontre l'utilité. Nous conserverons toutefois, en attendant, la teneur en brome de 33,33 p. 100, pour que les capsules de *lipobromol* comme celles de *lipiodol* représentent 0,25 centigrammes du sel correspondant de potassium, iodure ou bromure.

Reste à envisager la question thérapeutique de ce nouveau médicament : Quel sera l'avenir du *lipobromol ?* Nous l'ignorons totalement et c'est à l'expérimentation qu'il appartient de répondre à cette interrogation.

Toutefois il semble aujourd'hui établi par des travaux allemands que les effets des huiles bromées sont les mêmes que ceux du brome ; elles sont en outre très bien tolérées, ne donnent pas d'accidents bromiques, et agissent à des doses sensiblement inférieures à celles des bromures alcalins, dont elles n'ont du reste pas l'action irritante en raison de leur forme huileuse.

Elles ne sont pas modifiées par l'estomac, mais résorbées exclusivement dans l'intestin.

Au dire de M. Lorenz (1), de J.-W. Frieser (2), de Laudenheimer (3), etc., les huiles bromées s'emploient avantageusement dans tous les cas susceptibles de bénéficier de la médication bromurée, et elles ont une action très nette contre certains phénomènes d'excitation que l'on observe au cours de la neurasthénie. Kothe (4) a obtenu

---

1. Lorenz W. *Wien. Klin. Wochenschr.*, 1900, n° 44.
2. J.-W. Frieser. *Klin. thérap. Wochenschr.*, 1900, n° 21, p. 646.
3. Laudenheimer. *Therapie. d Gegenw.*, 1900.
4. Kothe. *Neurolog. Centralbl.*, 1900, n° 44.

dans le traitement de l'épilepsie des résultats tels qu'il n'en avait jamais vus auparavant. Elles ont donné de très beaux résultats dans le tic convulsif, l'insomnie, les douleurs de tête, etc., et surtout en thérapeutique infantile.

M. Balzer. — Les huiles obtenues par vous ont-elles été expérimentées en injections chez des malades ?

M. Lafay. — L'huile iodée a été seule étudiée jusqu'à ce jour dans différents hôpitaux : Beaujon, la Charité, Saint-Lazare, etc. Elle est fort bien supportée, et il n'est pas nécessaire pour cela de pousser l'injection jusque dans le tissu musculaire : le tissu conjonctif sous-cutané tolère parfaitement la présence de ce médicament, qui a le grand avantage de ne jamais provoquer de phénomènes d'iodisme, même chez les sujets les plus sensibles à l'action de l'iodure.

L'élimination de l'iode ainsi introduit dans l'organisme se fait très lentement : ainsi une malade, chez laquelle la dernière injection de *Lipiodol* remonte au 31 janvier de cette année, présente aujourd'hui encore, dans ses urines, de l'iode en quantité appréciable.

" *Bullet. de la Soc. de Thérapeut.*, 4ᵉ S., t. VII, 37ᵉ année, avril 1902, p. 225 ".

L'Huile bromée à 33,33 0/0
Ses avantages. Ses indications.

Par analogie avec le nom donné à l'huile iodée, l'huile bromée à 33,33 p. 100 sera désignée sous celui de *Lipobromol* (huile grasse bromée).

I. — *Qu'est-ce que le Lipobromol ?*

En faisant réagir sur l'huile d'œillette non plus l'iode mais le brome, on obtient un composé de tous points comparable au Lipiodol : le Lipobromol.

La constitution chimique de cette huile bromée est analogue à celle de l'huile iodée que nous avons étudiée précédemment : l'huile fixe le brome comme elle a fixé l'iode, pour donner naissance à un véritable corps organique, au sens chimique du mot, c'est-à-dire à un produit bromé parfaitement défini, toujours identique à lui-même, et ne répondant à aucun des caractères analytiques des bromures minéraux.

Sa richesse en brome est de 33,33 p. 100 : le Lipobromol contient ainsi exactement le tiers de son poids de brome.

Ce titre de 33,33 p. 100, qui peut être facilement dépassé, n'a pas été choisi arbitrairement : il offre le double avantage de donner une huile suffisamment fluide, très propre à la voie hypodermique, et de fournir un dosage facile à retenir : comme pour le Lipiodol, 1 *gramme* de Lipobromol correspond à 0 gr. 50, c'est-à-dire à la moitié de son poids de bromure de potassium (exactement, 0,495).

En volume, 1 *centimètre cube* contient 0,421 de brome correspondant à 0 gr. 63 de bromure de potassium (exactement, 0,626).

II. — *Principales propriétés physiques et chimiques servant à caractériser le Lipobromol et à le différencier des huiles bromées étrangères, des bromures alcalins et autres produits bromés.*

Le Lipobromol se présente sous l'aspect d'une huile limpide, de coloration presque nulle, et de saveur à peine perceptible ; l'odeur rappelle celle de l'huile d'œillette qui a servi à sa préparation, mais la fluidité est notablement diminuée : à la longue il se fige à + 10°, et conserve cet état même à + 15° pour reprendre une grande fluidité si on le chauffe de + 20° à + 30°. La densité à + 15° est de 1.263.

Insoluble dans l'alcool, le Lipobromol se dissout facilement dans l'éther, la benzine, le chloroforme, le sulfure de carbone, etc., et se mélange aux huiles en toutes proportions.

Il est neutre au tournesol et ne précipite pas le nitrate d'argent. A froid, l'acide azotique est sans action sur lui ; à l'ébullition, l'huile se colore en jaune sans qu'il s'élimine de brome.

L'acide sulfurique concentré le colore rapidement en jaune, puis en brun ; si l'on chauffe le mélange il devient noir, puis mousse abondamment en dégageant de l'acide bromhydrique et de l'acide sulfureux.

La solution des carbonates alcalins ne lui enlève pas de brome ni à froid, ni à chaud ; la potasse caustique, en solution aqueuse, est aussi sans action à froid ; à chaud, l'attaque est très lente et une ébullition de quelques minutes ne sépare qu'une quantité de brome insignifiante. Il se dissout au contraire rapidement à chaud dans la potasse alcoolique, et la plus grande partie du brome en est séparée à l'état de bromure de potassium.

Pour en séparer totalement le brome et le doser, il faut fondre le Lipobromol avec la potasse caustique, ou le calciner en présence de la chaux vive ; en reprenant le produit par l'eau et filtrant on a une solution renfermant tout le brome sous forme de bromure de potassium ou de bromure de calcium, et où l'on dose ce métalloïde à la manière habituelle par l'azotate d'argent.

Parmi ces caractères, deux surtout nous intéressent plus spécialement : la coloration à peine marquée du Lipobromol, et la fixité de son brome.

En effet, le même caractère physique, la couleur, qui nous a déjà permis de différencier le Lipiodol des huiles iodées étrangères, sans recourir à une analyse chimique proprement dite, va nous servir encore à distinguer le Lipobromol des huiles bromées allemandes : tandis que ces dernières, quand elles sont riches en brome, offrent une coloration brun-clair, le Lipobromol, pour une même teneur

en halogène, est à peu près incolore, et demeure tel indéfiniment.

La fixité du brome est également fort importante à considérer : elle sépare nettement le Lipobromol des bromures et des divers produits bromés, habituellement employés
dans la pratique médicale, et dans lesquels le brome est
mis en liberté avec la plus grande facilité sous l'influence
des réactifs les plus faibles. Nous allons voir tout l'intérêt
de cette constitution chimique du Lipobromol, au double
point de vue physiologique et thérapeutique.

III. — *Comment se fait l'administration du Lipobromol ?
Comparaison entre cette administration et celle des bromures.*

L'administration des *bromures* et des *composés bromés*
de la thérapeutique courante se fait généralement par la
bouche, que le médicament soit pris en nature sous forme
pilulaire par exemple, ou en solution dans l'eau, le lait,
le sirop d'écorces d'orange, etc. Parfois aussi on a recours
aux lavements, qui sont le plus souvent assez bien tolérés,
mais occasionnent parfois des accidents de rectite qui ne
permettent pas d'en continuer l'emploi.

L'absorption par la peau saine est nulle, si elle a lieu
par applications et bains, ou insignifiante si on s'adresse
aux pommades.

Quant aux injections hypodermiques, intramusculaires
ou intraveineuses, leur emploi est tellement limité qu'il
mérite à peine d'être signalé.

La saveur d'une part, la douleur de l'autre, font que
l'administration des bromures par la bouche ou par injection est parfois impossible, souvent pénible, toujours fort
désagréable, sans préjudice des accidents de bromisme,
insignifiants ou graves, qui constituent l'accompagnement
habituel de cette médication.

Combien différente est l'administration des *huiles bro-mées*, qu'on choisisse la voie buccale ou la voie hypo-dermique.

1° *Ingestion ou voie buccale.* — Le plus petit volume, la cuillerée à café de Lipobromol, représente un peu plus de 3 grammes de bromure de potassium ; c'est là une grosse dose, et dont les indications sont plutôt exception-nelles ; aussi avons-nous dû la fractionner pour la ren-dre d'un maniement plus facile.

Les capsules sont titrées à 0 gr. 50 de lipobromol, cor-respondant à 0 gr. 25 de bromure de potassium, comme celles de Lipiodol.

L'émulsion, d'autant plus agréable qu'on peut l'aroma-tiser au gré du malade, le Lipobromol n'ayant par lui-même aucune saveur spéciale, a le même dosage que les capsu-les : 0 gr. 50 par cuillère à café, soit 1 gr. 50 par cuillère à soupe (correspondant à 0 gr. 75 de KBr) ; mais le méde-cin peut varier à volonté la proportion d'huile bromée, sui-vant les cas et les indications.

A côté de l'ingestion il convient de placer la *voie rec-tale*. Elle constitue un procédé facile d'administration des huiles bromées, et leur absorption est certaine, mais à condition de les émulsionner au préalable au moyen du lait, du jaune d'œuf ou d'un mucilage.

Injection ou voie hypodermique. — C'est le mode d'ad-ministration par excellence des huiles bromées, celui par lequel le Lipobromol a surtout marqué sa supériorité d'ac-tion sur les bromures et les produits bromés, tant au point de son efficacité curative qu'à celui de la tolérance idéale de l'organisme.

L'injection de Lipobromol, qu'elle soit sous-cutanée ou intra-musculaire, présente sur celle des bromures cette différence capitale qu'elle ne s'accompagne jamais d'au-cune douleur, n'offre aucun danger, et n'occasionne jamais de bromisme même chez les sujets les plus sensibles aux bromures.

Reste à considérer les essais de *thérapeutique externe* : les frictions cutanées, prolongées pendant vingt minutes, et faites à la partie antérieure de l'avant-bras, à la région interne des cuisses, sur les côtés de la cage thoracique, etc., permettent l'absorption de l'huile bromée en proportion assez élevée pour qu'il soit possible de retrouver facilement le brome dans les urines.

Ainsi qu'on le voit, le Lipobromol ne se distingue pas moins des composés bromés de la pratique médicale habituelle par son administration qu'il ne s'en éloigne par sa constitution chimique.

IV. — *L'absorption et l'élimination du Lipobromol sont en opposition complète avec celles des bromures.*

La différence que nous venons de constater dans l'administration comparée des bromures et des huiles bromées, qu'il s'agisse de la voie gastrique, de la voie hypodermique ou même de la voie cutanée, constitue évidemment en faveur de ces dernières un progrès important, mais cet avantage n'autorise pas à préjuger de leur valeur thérapeutique.

Avec l'*absorption*, au contraire, nous faisons un grand pas en avant : les métamorphoses subies par l'huile bromée au sein même de l'organisme vivant permettent déjà de concevoir une assimilation, et conséquemment une action curative très différente de celle des bromures.

Nous savons que les bromures sont absorbés par les voies digestives très rapidement et avec la plus grande facilité ; mais si nous suivons ces composés après leur absorption gastro-intestinale, les réactions chimiques nous montrent qu'ils ne subissent dans les tissus aucune décomposition proprement dite, à part le double échange qui s'opère partiellement au contact du chlorure de sodium de l'économie ; mais nulle part nous ne constatons l'intervention active de la matière cellulaire vivante.

Il existe bien quelques organes où le bromure semble se localiser de préférence : ainsi le cerveau en retient plus que le foie ; mais vient-on à laver ces organes, on entraîne tout le bromure, preuve qu'il les imprègne simplement à la façon d'une éponge qui retient plus ou moins des liqueurs qui la baignent : le bromure mouille les éléments anatomiques, mais il ne les pénètre pas.

Aussi l'*élimination* est-elle très rapide : Rabuteau a constaté la présence du brome dans l'urine, moins de cinq minutes après l'ingestion de 1 gramme de bromure de potassium, et il a reconnu également que la plus grande partie du brome ainsi absorbé disparaissait très rapidement de l'économie. « La majeure partie de ce médicament est rejetée en vingt-quatre ou trente-six heures, » dit le Dr Manquat (*Traité de Thérapeutique*). Aussi voyons-nous les praticiens soumettre leurs malades à un traitement excessivement prolongé, de façon à renouveler ainsi quotidiennement leur provision de brome, au fur et à mesure de l'élimination journalière.

« Le bromure de potassium ne doit être supprimé dans le cours d'un traitement efficace sous aucun prétexte, sauf le cas de maladie adynamique, où il serait formellement contre-indiqué (Féré). »

Avec le Lipobromol, tout se passe différemment : les voies digestives ne sont pas touchées ; le travail d'assimilation est entièrement accompli par le sang ; il se produit des localisations électives durables, on évite toujours et sûrement le bromisme, et enfin la durée de l'élimination est très prolongée.

Cette partie de l'assimilation de l'huile bromée étant de tous points comparable à celle de l'huile iodée, nous nous contenterons de la résumer ici brièvement, priant de se reporter pour les détails à ce qui a été dit à propos de l'action physiologique du Lipiodol.

Administrée par la bouche, l'huile bromée n'est pas

attaquée par les sucs digestifs (salive, suc gastrique, bile, suc pancréatique), mais, après avoir subi l'action émulsionnante du suc pancréatique, elle est absorbée dans l'intestin et passe dans le sang.

Injectée dans le tissu cellulaire ou dans le muscle, l'huile bromée pénètre encore dans le sang, mais peu à peu, et beaucoup plus lentement, ainsi qu'en témoigne l'apparition du brome dans l'urine, qui se manifeste, après ingestion, au bout de vingt minutes en moyenne, tandis qu'après injection il faut attendre un, deux, trois jours et quelquefois plus.

Mais il importe de noter que dans l'un et l'autre cas c'est toujours au sang qu'est finalement dévolu le rôle d'assimilateur des huiles bromées, que leur introduction dans l'organisme ait lieu par voie buccale ou rectale, ou par injection directe dans les tissus.

Après sa pénétration dans le sang, le Lipobromol est emporté dans le torrent circulatoire, imprègne tout l'organisme, mais se dépose de préférence dans le foie, la moelle osseuse, le tissu cellulaire sous-cutané, et les réserves graisseuses de l'individu.

Sous quelle forme ce brome ainsi localisé se trouve-t-il dans l'économie ? A l'inverse des bromures et autres produits bromés, ce brome administré et absorbé à l'état de Lipobromol, reste à l'état de graisse bromée, jusqu'à ce que l'activité cellulaire de la vie organique vienne peu à peu transformer cette combinaison, lentement, mais régulièrement.

Pour ce qui est du bromisme, tous les expérimentateurs français ou étrangers sont unanimes à proclamer la tolérance idéale de l'organisme pour cette médication, même chez les personnes les plus sensibles au brome.

Aussi ne saurions-nous mieux résumer l'assimilation du Lipobromol qu'en rappelant ces paroles du Dᵣ Boix : « Les mêmes qualités de facile et copieuse introduction du médicament par la voie hypodermique, de ménagement de l'estomac et de l'intestin, d'absence complète d'iodisme, d'accidents muqueux, de manifestations cutanées, etc., sont communes aux huiles iodée et bromée. »

Le médicament qui a subi les deux premières phases de sa migration à travers l'organisme, l'administration puis l'assimilation, arrive à une troisième et dernière étape : l'*élimination*.

Nous savons déjà que l'organisme perd dans les premières vingt-quatre heures la presque totalité du brome qu'il reçoit à l'état de bromure, et que le reste disparaît très rapidement. Avec l'huile bromée les choses se passent d'une façon diamétralement opposée.

L'apparition du brome dans l'urine a lieu, il est vrai, plus tardivement, mais le fait capital, au point de vue thérapeutique, c'est que la durée de l'élimination complète n'est pas comparable à celle des bromures : variable avec les doses et les individus, elle atteint toujours, quatre, cinq, six semaines et va jusqu'à deux, trois mois et quelquefois plus.

Une fois commencée, cette élimination est régulière et constante jusque vers la dernière semaine, et seules les causes précipitant la désassimilation des graisses hâteront l'élimination du brome.

Il importe de noter, pour le chimiste principalement, que l'élimination des huiles bromées, comme celle des huiles iodées, se fait sous une double forme, minérale et organique, ces deux états du brome pouvant se rencontrer dans l'urine ensemble ou séparément. La *recherche du brome dans l'urine*, pour être complète, devra donc envisager ces deux ordres de composés.

Pour retrouver tout le brome, minéral et organique, il est indispensable d'évaporer l'urine après addition d'alcali, potasse ou soude, de dessécher puis de carboniser le résidu, de reprendre le charbon par l'eau distillée, et de rechercher le brome dans la liqueur filtrée et franchement acidulée : eau chlorée ou solution d'hypochlorite en présence de chloroforme ou de sulfure de carbone.

V. — *Principaux avantages du Lipobromol.*

Les métamorphoses subies par le Lipobromol au contact des éléments vivants, telles que nous venons de les analyser brièvement, nous ont permis de constater à son actif de nombreux avantages que nous nous contenterons de rappeler sommairement, pour montrer combien diffère l'action physiologique des bromures et des huiles bromées.

Avec les bromures et les produits bromés, la saveur désagréable rend l'absorption difficile ; la voie hypodermique est impraticable ; l'appareil digestif est toujours plus ou moins touché ; le sel s'élimine presque en totalité en vingt-quatre ou trente-six heures sans avoir subi dans l'organisme ni assimilation, ni élaboration quelconques ; le traitement doit ainsi être continué activement pendant un temps parfois très long, jusqu'à disparition des phénomènes morbides, sans préjudice des accidents bromiques, petits ou grands, qu'aucune méthode thérapeutique n'a encore permis d'éviter avec certitude.

Avec le Lipobromol, l'administration par voie buccale ou rectale est très facile ; la saveur de l'émulsion est agréable ; la voie hypodermique permet d'introduire dans l'organisme de grandes quantités de brome dans des cas spéciaux (aliénés) ; il ne se manifeste aucun trouble gastro-intestinal ; on ne constate jamais de diminution de l'appétit ; on n'a à redouter ni les inconvénients des sels de brome, ni l'influence néfaste du potassium, ni leurs effets combinés sur le cœur, la peau, les muqueuses, etc.; l'assimilation intégrale assure une supériorité d'action sur les bromures ; l'organisme est maintenu sous l'influence du brome pendant un temps très long après cessation de toute médication, et la durée du traitement est ainsi considérablement abrégée. L'élimination au lieu d'être rapide, brutale, de se faire en masse, et de se terminer avec le traitement, est lente, graduelle, constante, ne s'accompagne pas de décharges bromées, et par suite il n'y a jamais d'accidents de bromisme à redouter. L'action nutritive, qui, pour le Lipiodol atteignait 85 0/0 des cas (Dr Bellencontre, Dr du Brossay), se manifeste également d'une façon très remarquable avec l'huile bromée, ainsi qu'en témoignent les observations de Rahn, en médecine infantile.

Une autre constatation, non moins curieuse, est l'influence très marquée qu'exerce l'huile bromée sur l'acné consécutif au traitement par les bromures alcalins, influence qui a été mise en lumière par les travaux des auteurs allemands. Ainsi l'huile bromée non seulement n'occasionnerait pas d'accidents bromiques, mais agirait même efficacement sur ces accidents antérieurement existants et provoqués par l'administration des bromures.

VI. — *Indications thérapeutiques du Lipobromol.*

Il est difficile actuellement de préciser d'une façon définitive toutes les indications thérapeutiques du Lipobromol, les huiles bromées étant de date encore plus récente que les huiles iodées. On peut dire toutefois que le Lipobromol est indiqué comme sédatif du système nerveux contre toutes les affections qui relèvent de la médication bromurée : épilepsie, hystérie, chorée, éclampsie, névroses, maladies nerveuses diverses, insomnies, cardiopathies, etc.

Outre ces indications générales, qui sont celles des bromures et de la plupart des dérivés bromés, le Lipobromol comporte des indications d'ordre très spécial, qui constituent le côté réellement intéressant de la médication lipobromique : on devra recourir au Lipobromol dans les deux cas suivants, qui sont l'apanage exclusif des huiles bromées, et dans lesquels les bromures sont contre-indiqués ou même nuisibles :

1° *Toutes les fois qu'on voudra maintenir longtemps l'organisme sous l'action du brome :* nous avons vu en effet que la rapidité d'élimination des bromures est telle que la presque totalité du brome est déjà évacuée par l'urine dans les vingt-quatre ou trente-six heures qui suivent l'administration du médicament, de telle sorte que pour avoir une action curative efficace et soutenue, il faut tous les jours absorber une quantité constante de bromure, ce qui a fait dire à Aug. Voisin que le « bromure doit devenir un *aliment* », et au Dr Manquat « qu'il convient d'administrer le médicament pendant un temps très long, *des mois et des années* ».

Avec le Lipobromol au contraire, dont l'élimination dure des semaines et des mois, il suffit de faire tous les deux, trois ou quatre mois, ou même plus rarement suivant les cas (rechercher de temps en temps le brome dans l'urine pour s'assurer que l'élimination persiste) une série de dix injections de Lipobromol, pour que l'individu ainsi traité reste en permanence sous l'influence du brome, ainsi que le démontrera la constance de l'élimination urinaire.

2° Le Lipobromol est encore indiqué à l'exclusion de tout autre composé bromé, dans tous les cas où le *bromisme* avec ses phénomènes fâcheux, aigus ou chroniques, met à la fois le malade et le médecin dans l'impossibilité de continuer le traitement par les bromures alcalins.

Il faut bien avouer en effet que devant le bromisme nous sommes totalement désarmés. Il y a quelques années, dans un travail demeuré inachevé, nous avions constaté, M. le Dr Gilles de la Tourette et moi, qu'en associant aux bromures alcalins des antiseptiques aromatiques solubles, la limite de tolérance était sensiblement reculée ; mais il restait toujours et quand même des cas nombreux où les accidents bromiques obligeaient d'arrêter le traitement, surtout quand il faut aller jusqu'aux confins de l'intolérance, et jusqu'à la suppression du réflexe pharyngien, ce qui est généralement la condition du succès.

Or avec le Lipobromol les choses se passent d'une façon tout à fait différente : quelles que soient et la dose injectée et la fréquence des piqûres, l'expérimentation n'a pas révélé le moindre accident, voire même le plus léger incident de bromisme.

Ajoutons que l'émulsion de Lipobromol se comporte au point de vue tolérance d'une façon aussi parfaite que l'injection.

L'huile bromée n'offrant ni l'odeur des produits valérianés, ni aucun des inconvénients des bromures, constitue ainsi une médication de tout repos pour le médecin, très facile pour le malade, en même temps que puissamment efficace, ainsi qu'en témoignent les résultats obtenus préalablement en Allemagne, et plus récemment en France et en Italie, durant ces deux dernières années.

VII. — *Résultats obtenus par l'emploi des huiles bromées.*

« Les effets thérapeutiques de l'huile bromée sont ceux des sels de brome, mais avec une *plus grande énergie :* c'est un calmant qui diminue l'excitabilité du système nerveux central, et l'excitation réflexe. » (*Les Nouveaux Remèdes* du Dr Bardet, décembre 1902.)

« J'ai eu moins souvent l'occasion d'employer l'huile bromée que l'huile iodée, dit le Dr Boix, mais chaque fois que j'ai dû recourir à la médication bromurée, c'est à l'huile bromée que j'ai donné la préférence, et *m'en suis toujours servi avec grand avantage.* Comme résultats, j'en ai obtenu de très remarquables dans la *maladie de Basedow*, dans l'*hystérie*, dans la *neurasthénie* à forme irritable, et dans ces états névropathiques mal définis et sans nom qui relèvent des divers troubles fonctionnels du système nerveux général et du sympathique (*algies* variées, *palpitations*, *phobies*, *angoisses* vagues, *dyspepsies* stomacales et intestinales d'origine nerveuse, *petite hystérie* et *hystérie viscérale*, etc.). Je n'ai pas eu l'occasion de traiter ainsi des épileptiques proprement dits, mais dans un cas *d'épilepsie jacksonnienne* de cause indéterminée (où une trépanation ne découvrit aucune lésion et n'amena qu'une amélioration très passagère), je commençais à voir s'atténuer et s'espacer les crises quand le malade renonça tout à coup à cette médication. »

L'emploi des huiles bromées dans le traitement de *l'épilepsie* a été mis en pleine lumière par les travaux des auteurs allemands, notamment par Lorenz, Kothe, J. W. Frieser, René Verhoogen et Laudenheimer. Ainsi Lorenz a obtenu avec des doses de brome variant de **2** à **3** grammes des résultats très supérieurs à ceux fournis par le traitement de Flechsig au brome et à l'opium. Kothe traite tous les cas d'épilepsie, qu'ils soient récents ou anciens, légers ou graves, par le repos **au lit d'abord**, puis par l'huile bromée administrée le plus souvent par voie rectale ; il obtient ainsi des *résultats tels qu'il n'en avait jamais vus auparavant.*

MM. Intyre, Otto Freiberg, Wolff, Bratz ont fait de nouvelles communications sur l'efficacité thérapeutique de l'huile bromée dans *l'épilepsie et autres maladies nerveuses*, et confirmé pleinement les résultats favorables précédemment obtenus par l'administration de ce produit.

Dornblüth a eu des succès remarquables dans l'épilepsie ; à son avis, l'action des huiles bromées serait toujours égale et souvent supérieure à celle des bromures. Il recommande également l'huile bromée pour combattre certains phénomènes d'excitation (*palpitations, insomnie, anxiété précordiale*), que l'on observe au cours de la *neurasthénie* grave, et contre lesquels les moyens ordinaires (opium, bromures, etc.) restent si souvent sans effet.

Cette action de l'huile bromée dans les cas d'excitation et de palpitations nerveuses cardiaques des neurasthéniques semble bien démontrée actuellement ; nous avons

vu un calme parfait et un sommeil réparateur succéder à
l'emploi de doses relativement très faibles de Lipobromol
(1 à 2 grammes) continuées quelques jours.

L'huile bromée s'est également montrée efficace dans
les angoisses, les vertiges, les insomnies, en un mot dans
la plupart des accidents neurasthéniques.

Dans l'*éclampsie des nourrissons* on a vu l'huile bromée
à la dose maxima de 1 gramme (correspondant à 0 gr. 50
KBr) amener une grande amélioration des symptômes.

Les « Nouveaux Remèdes » citent un cas de guérison
chez une femme atteinte d'*agoraphobie*, avec angoisses et
vertiges insurmontables en traversant un champ, une
place d'armes, etc., lorsqu'elle n'était pas accompagnée.
Deux heures avant sa promenade habituelle elle prit,
sur les indications de son médecin, une quantité d'huile
bromée correspondant à 0 gr. 75 de bromure de potassium ; au bout de trois jours elle pouvait sortir seule,
sans angoisses et sans vertiges. Elle continua durant quelques semaines l'usage de l'huile bromée, et son agoraphobie ne reparut plus dans la suite.

Tout récemment (*Gazetta medica italiana*, 12 mars
1903) A. Rahn « recommande fortement les lavements à
base d'huile bromée, surtout chez les enfants ; il a obtenu
d'excellents résultats dans l'*éclampsie infantile*, dans la
coqueluche, dans certaines formes d'*atrophie infantile* (car
l'huile bromée a aussi une action nutritive), dans les divers processus tuberculeux comme l'*adénopathie trachéo-
bronchique* tuberculeuse avec toux rebelle, la *méningite
tuberculeuse* avec crampes et contractures, et aussi contre certains symptômes du rachitisme, comme calmant et
agent nutritif. Chez les adultes, la médication a agi d'une
façon tout aussi remarquable. »

VIII. — *Doses et mode d'emploi.*

Ainsi que nous le disions à propos du Lipiodol, la dose de Lipobromol sera sensiblement la même, que le médecin choisisse la voie gastrique ou la voie hypodermique. Toutefois, quand il sera urgent de recourir aux doses fortes, 10 à 15 centimètres cubes, il y aura toujours intérêt à préférer les injections en raison de leur tolérance en quelque sorte illimitée et de l'absolue certitude d'absorption et d'assimilation qu'elles présentent.

Les doses devront nécessairement varier suivant les affections, les sujets, leur âge, les indications thérapeutiques du moment, etc. On se conformera aux desiderata formulés pour le Lipiodol. Telle est également l'opinion du Dr Boix. : « Les doses d'huile bromée à injecter sont analogues à celles d'huile iodée : 5 à 10 centimètres cubes par injection répétée tous les jours ou tous les deux jours, pour les adultes. La tolérance est parfaite ; et je n'ai jamais eu le moindre accident ou incident d'injection. Plusieurs fois *j'ai associé l'huile bromée à l'huile iodée*, puisant de l'une ou de l'autre un tiers ou une moitié de seringue, dans les cas où je voulais user simultanément des deux médicaments, ce qui est d'une indication fréquente. Les deux liquides se mélangent parfaitement, sans réagir l'un sur l'autre. »

Les formes pharmaceutiques choisies pour l'huile bromée sont également calquées sur celles précédemment admises pour l'huile iodée :

L'*émulsion*, de saveur très agréable, et facilement miscible aux liquides aqueux, aux infusions, au lait, etc., est dosée à 0 gr. 50 de Lipobromol par cuillerée à café (correspondant à 0 gr. 25 KBr) ; la cuillère à soupe contient ainsi 1 gr. 50 de Lipobromol (correspondant à 0 gr. 75 KBr), exactement comme pour le Lipiodol.

Elle convient surtout aux enfants, mais s'applique également aux adultes qui ne veulent pas recourir à l'injection. Aux *enfants au-dessous de 1 an* on donnera par jour 1 à 2 cuillerées à café, en plusieurs fois, dans le lait du biberon, ou dans un peu de lait, d'eau sucré, d'infusion de feuilles d'oranger, etc., si l'enfant est au sein. *De 1 à 5 ans,* l'enfant prendra 1, 2, 3 et même 4 cuillerées à café par jour, suivant effet désirable ; *de 5 à 10 ans,* 1 à 2 cuillerées à soupe seront tout à fait suffisantes dans la plupart des cas ; *au-dessus de 10 ans,* la dose pourra être augmentée au gré du médecin. Les *adultes* commenceront d'emblée par deux cuillerées à soupe : une dans la journée, au déjeuner, par exemple, et l'autre au coucher.

Ces doses sont des moyennes qui pourront être dépassées sans qu'il en résulte le moindre inconvénient pour le malade. Le médecin pourra se guider sur la quantité de bromure habituellement conseillée contre telle ou telle affection, et prescrire une dose de Lipobromol proportionnelle. Mais il devra *bien se rappeler,* ainsi que nous le faisions observer pour l'huile iodée, que ce calcul de l'équivalence en bromure, vrai pour le chimiste, n'est plus exact pour le thérapeute. En effet, par suite de la rapidité d'élimination des bromures, le médecin devra tous les jours administrer la même dose de sel, et souvent même l'augmenter progressivement s'il veut obtenir des effets soutenus et constants ; avec le Lipobromol, il pourra au contraire diminuer peu à peu la dose sans que pour cela les résultats soient moins certains : l'huile bromée, en raison de l'extrême lenteur de son élimination, s'amasse, s'accumule peu à peu dans les tissus, chaque nouvelle ingestion ou injection apportant plus de brome que la vie cellulaire ne peut en éliminer dans le même laps de temps. On ne fait ainsi courir aucun risque à son malade en lui permettant de se reposer de temps en temps, parce qu'il reste quand même sous l'influence du brome, ainsi qu'en témoigne la recherche des bromures dans l'urine.

Les *capsules*, titrées comme celles de Lipiodol à 0 gr. 50 d'huile bromée par capsule, correspondent ainsi à 0 gr. 25 de bromure de potassium. Elles sont surtout indiquées quand le médecin désire employer de faibles doses exactement fractionnées, ou continuer longtemps la médication bromée.

L'*injection hypodermique* présente les mêmes avantages que celle de Lipiodol : absorption certaine et complète, longue durée d'action, absence totale de bromisme, facilité d'introduire au sein même des tissus de grandes quantités de brome, aucune douleur consécutive, aucune inflammation ni irritation à redouter, aucune stérilisation à faire subir au liquide dans le cours d'un traitement, car le Lipobromol, comme le Lipiodol, *est stérile* et *demeure stérile*.

Pour ce qui est du choix des seringues et aiguilles, du lieu de la piqûre, de l'injection proprement dite, nous n'avons rien à ajouter à la technique opératoire qui a été décrite par le Dr Boix et que nous avons résumée à propos de l'injection hypodermique de Lipiodol. Un seul point est à souligner : par les temps froids il sera indispensable de mettre au bain-marie le flacon contenant le Lipobromol à injecter : l'huile reprend une grande fluidité dès la température de 20° à 25°. C'est là un léger inconvénient pour le médecin, mais qui est largement compensé par le bénéfice qu'en retire le malade, les injections tièdes étant beaucoup plus facilement et mieux tolérées encore que les injections froides.

Les doses à injecter seront nécessairement fort variables suivant les indications : pour les *très jeunes enfants jusqu'à 2 ans,* on se contentera de 1/2 centimètre cube par jour, sauf à aller jusqu'à 1 centimètre cube s'il est nécessaire.

De 2 à 5 ans.......	1 centimètre cube par jour.	
De 5 à 10 ans.......	2 centimètres cubes par jour.	
De 10 à 15 ans......	3	— —
Adultes...........	5 à 10	— —

On doublera ou même on triplera la dose, sans le moindre inconvénient si l'injection, au lieu d'être quotidienne, n'a lieu que tous les deux ou trois jours.

Pour permettre au médecin de mesurer d'un coup œil la quantité de brome injectée et la proportion correspondante de bromure de potassium, nous donnons ci-dessous l'équivalence en brome et bromure calculée par centimètre cube (1).

1 cent. c. de Lipobromol = 0 gr. 42 de Brome	corresp. à 0.63 KB
2 — 0 gr. 84	— 1.26 —
3 — 1 gr. 26	— 1.89 —
4 — 1 gr. 68	— 2.52 —
5 — 2 gr. 10	— 3.15 —
6 — 2 gr. 52	— 3.78 —
7 — 2 gr. 94	— 4.41 —
8 — 3 gr. 36	— 5.04 —
9 — 3 gr. 78	— 5.67 —
10 — 4 gr. 20	— 6.30 —
11 — 4 gr. 62	— 6.93 —
12 — 5 gr. 04	— 7.56 —
13 — 5 gr. 46	— 8.19 —
14 — 5 gr. 88	— 8.82 —
15 — 6 gr. 30	— 9.45 —

CONCLUSION

Les observations cliniques faites d'abord en Allemagne, puis en France, et dernièrement en Italie, ont montré tout ce qu'on était en droit d'attendre du traitement par l'huile bromée : effets thérapeutiques plus grands, plus constants, plus durables que ceux des bromures ; jamais de contre-indications ; jamais de retentissement fâcheux sur l'appa-

---

1. Un procédé très simple pour convertir, par le calcul, le brome en bromure de potassium consiste à ajouter la moitié au chiffre représentant le brome. Exemple :

$$0{,}42 \text{ Br} = 0{,}63 \text{ KBr; or } 63 = 42 + \left(\frac{44}{\quad} \text{ ou } 12 \right)$$

reil digestif, et même fréquemment action nutritive très manifeste sur l'organisme tout entier.

Il est donc permis d'affirmer, dès à présent, que cette préparation constitue une acquisition pharmaco-thérapeutique de premier ordre, destinée à provoquer le plus vif intérêt auprès des praticiens qui s'occupent plus spécialement des maladies nerveuses.

La saveur agréable de l'émulsion permettra d'user de cette médication autant qu'il sera nécessaire, sans jamais causer de dégoût et sans fatiguer l'organisme : c'est là un énorme progrès pour la thérapeutique infantile.

" *Archives générales de médecine*, n° 9, 3 mars 1903, p. 540-552 ; n° 10 10 mars 1903, p. 602-615 ; et avril 1903, p. 804-815. "

Peut-on utiliser indistinctement
les huiles végétales ou l'huile de vaseline
comme dissolvant ?

On ne peut jeter les yeux sur un copie-d'ordonnances de pharmacien sans être frappé de la prédominance des formules dont le menthol est la base.

Les inhalations, injections, huiles, pommades, poudres, pulvérisations, etc., mentholées y occupent, depuis quelques années déjà, une place manifestement prépondérante.

Ce fait semble tenir à deux causes : les affections nasopharyngo-trachéales, jadis considérées comme banales, n'étaient l'objet d'aucun soin véritable, tandis que de nos jours les gens surveillent le fonctionnement de leur nasopharynx, et déjà la vaseline mentholée est demandée couramment dans les pharmacies, tout comme l'acide borique ou l'antipyrine.

La seconde raison, c'est qu'au lieu de demeurer l'apanage des seuls spécialistes, le traitement de ces affections entre de plus en plus dans le domaine de la médecine générale, à tel point que les préparations mentholées sont, à l'heure actuelle, plus souvent formulées par le médecin de famille que par le rhino-laryngologiste.

Ces notes de pharmacologie s'adressent donc au praticien autant et plus qu'au spécialiste.

.·.

La formule suivante, transcrite sur mon copie-d'ordonnances à la date du 9 décembre dernier, associe au menthol un antiseptique, la résorcine, et un analgésique, la stovaïne.

Chlorhydrate de stovaïne	0 gr. 15
Résorcine	0 gr. 50
Menthol	0 gr. 25
Huile de vaseline stérilisée.	40 grammes.

F. s. a. une solution à employer en pulvérisation d'un quart de minute trois fois par jour.

Cette ordonnance présente une particularité intéressante : elle peut servir de type de prescription *irréalisable*, et *inutilisable* en pulvérisations.

Elle donne lieu aux observations suivantes :

1° *Stovaïne*. — A. — Le chlorhydrate de stovaïne n'existe pas, pour la raison majeure que la stovaïne est déjà elle-même un chlorhydrate : elle n'est pas, en effet, comme son nom semble l'indiquer, une base analogue à la cocaïne, mais un *sel véritable*, le chlorhydrate d'amyléine $\alpha\beta$, sel présentant même au tournesol une réaction légèrement acide.

B. — Elle est à peu près insoluble dans l'huile de vaseline et dans les huiles végétales : œillette, olive, amande douce, etc.

2° *Résorcine*. — A. — Très soluble dans l'eau, la glycérine, l'alcool, l'éther, comme les phénols en général, la résorcine est au contraire *insoluble* dans le chloroforme et l'huile de vaseline. Fondant à 110 degrés, elle paraît se dissoudre, à chaud, dans l'huile de vaseline, mais, au fur et à mesure que la température s'abaisse, la résorcine se précipite, même quand la proportion est de 1 pour 500.

B. — La résorcine est au contraire très soluble dans les huiles végétales, non seulement aux doses habituelles de 2 à 5 p. 100, mais dans la proportion de 1 p. 10 et plus.

3° *Menthol*. — A. — Peu soluble dans l'eau et la glycérine, le menthol ou alcool mentholique est très soluble dans l'alcool, l'éther, les huiles végétales et l'huile de vaseline : ainsi, la solution dans l'huile de vaseline au titre élevé de 1 p. 10 est tout à fait stable, même en hiver. Les injections nasales et les pulvérisations étant généralement à 1 ou 2 de menthol p. 100 de dissolvant, on peut ainsi utiliser l'huile de vaseline avec d'autant plus d'avantage qu'elle ne rancit pas, à l'inverse des huiles végétales.

B. — Le menthol ne peut entrer dans la composition des poudres nasalines concurremment avec le camphre, le phénol, la résorcine, le gaïacol, etc., car le mélange se liquéfie.

*
* *

De ces observations on peut conclure pratiquement :

1° L'huile de vaseline permet d'obtenir des solutions mentholées limpides et stables, mais en l'absence de stovaïne, de résorcine, etc. ;

2° La résorcine étant à peu près insoluble dans l'huile de vaseline, et très soluble dans les huiles végétales, il faut remplacer l'huile de vaseline par l'huile d'amande douce, quand on désire associer la résorcine au menthol ;

3° La stovaïne et le chlorhydrate de cocaïne sont insolubles dans les huiles végétales comme dans l'huile de vaseline, mais la cocaïne, alcaloïde, imparfaitement soluble dans l'huile de vaseline, est facilement soluble dans les huiles végétales : la solution à raison de 1 centigramme par centimètre cube est stable, même en hiver.

4° La formule citée plus haut n'est réalisable ni à froid, ni à chaud, même si l'on remplace l'huile de vaseline par une huile végétale. Elle est au contraire possible et suffisamment stable si l'on substitue la cocaïne à la stovaïne, et l'huile d'amande douce à l'huile de vaseline. Elle devient alors :

Cocaïne (alcaloïde) . . . . 0 gr. 15
Menthol. . . . . 0 gr. 25
Résorcine . . . . 0 gr. 50
Huile d'amande douce stérilisée. . . . 10 grammes.

F. s. a. et tiédir légèrement pour dissoudre.

" *La Clinique*, 1ʳᵉ A., n° 1, janvier 1906, p. 13. "

Les paquets de sublimé.

Une erreur de typographie a défiguré la formule parue dans *La Clinique* du 5 janvier dernier, page 12, sous la signature de notre collègue, M. le Dr Rudaux. Il est évident qu'au lieu de :

Sublimé corrosif . . . . 50 centigrammes
Acide tartrique. . . . . Q. S.
Matière colorante. . . . . 1 gramme.

On doit lire :

Sublimé corrosif . . . . 50 centigrammes
Acide tartrique. . . . . 1 gramme.
Matière colorante. . . . . Q. S.

A propos de cet erratum, que M. Rudaux nous prie de

rectifier, je saisis l'occasion de présenter deux observations pratiques :

1° *Matière colorante.* — Il n'est pas indifférent de spécifier ou de laisser au libre choix du pharmacien la nature et la proportion du principe colorant. Beaucoup de matières colorantes, en effet, ne résistent pas à l'action des sels de mercure, et telle solution que l'on a annoncée au client comme devant être colorée, est au contraire incolore : c'est le cas de la cochenille, par exemple, qui ne « tient » pas au contact des sels de mercure.

Second inconvénient : si la proportion du colorant est facultative, et si l'ordonnance n'est pas toujours exécutée dans la même pharmacie, la coloration sera fatalement plus ou moins foncée, et le malade en conclura, tout naturellement, que la composition des paquets n'est pas la même et qu'il y a erreur de la part du pharmacien.

Quant à l'indication même de la nature du colorant, elle ne présente plus l'importance qu'elle avait il y a quelques années, car le pharmacien sait aujourd'hui qu'il doit donner la préférence au *carmin d'indigo*. Les paquets de sublimé inscrits au supplément du Codex français (plus connus sous le nom de Paquets de l'Académie ou Paquets des sages-femmes) sont en effet colorés au carmin d'indigo, d'après la formule :

Chlorure mercurique pulvérisé . . 0 gr. 25.
Acide tartrique pur pulvérisé. . . 1 gramme.
Solution alcoolisée de carmin d'in-
    digo sec, à 5 0/0. . . . . . 1 goutte
Pour 1 paquet.

Dans la pratique, on peut remplacer le soluté d'indigo par le carmin d'indigo desséché et pulvérisé, à la dose de 1 milligramme par paquet.

Le commerce de la droguerie livre un peu indifféremment du *carmin d'indigo* pour du *bleu d'indigo* et *vice versa ;* or, il est très important que le médecin ne formule pas et que le pharmacien n'emploie pas indistinctement l'un pour l'autre. Tandis que le *carmin* d'indigo, qui est du sulfindigotate de soude, est très soluble, dans l'eau, le *bleu* d'indigo est, au contraire, insoluble dans l'eau et la plupart des dissolvants. La solution serait donc, suivant les cas, d'un très beau bleu, ou tout à fait incolore. Ce sont là détails d'importance considérable en clientèle.

Pour plus de commodité, et pour éviter les surprises, on pourra, dans la pratique, remplacer le carmin d'indigo par le bleu de méthylène, qui est très soluble dans l'eau chaude, et donne une belle coloration bleue : il suffit de 1 centigramme pour colorer franchement 10 litres d'eau, soit 1 à 2 milligrammes par paquet de sublimé, suivant qu'on devra employer 1 ou 2 litres d'eau.

2° *Acide tartrique :*

On dit couramment, et on va jusqu'à l'écrire, que l'adjonction au sublimé d'acide tartrique, de chlorure de sodium ou de chlorhydrate d'ammoniaque a pour but de faciliter sa dissolution dans l'eau. Ce n'est pas là seulement une erreur matérielle, car le sublimé est soluble dans 15,2 parties d'eau à + 15 °, et dans moins de deux parties d'eau bouillante (exactement 1,85); il n'est donc pas besoin d'adjuvant quand la proportion est de 1 p. 1000 ! La réalité est tout autre : la solution de sublimé, avec (Liqueur de Van Swieten) ou sans alcool, précipitant les albuminoïdes, il en résulte que si l'on fait une irrigation ou une injection intra-utérine avec cette solution, il se formera, au point de contact du liquide et de la partie cruentée, un coagulum d'albuminate de mercure, insoluble dans l'excès de sublimé qui continue à couler, je dirai même d'autant plus insoluble que le sel de mercure est plus en excès, car ces albuminates sont au contraire solubles dans un excès d'albumine.

Quel est, dans la circonstance, le rôle de ce coagulum ? Celui d'une caparace protectrice contre la pénétration illimitée, contre l'action continue du mercure, carapace qui empêchera l'intoxication de se produire, même si l'irrigation se prolonge.

Que la solution de sublimé contienne au contraire de l'acide tartrique ou un chlorure alcalin, et les choses se passeront d'une façon très différente : le coagulum ne se formant plus, l'action toxique du sel de mercure s'exercera aussi longtemps que durera le contact du liquide. La méconnaissance de cette simple notion a jadis occasionné plusieurs intoxications mercurielles graves, d'origine intra-utérine.

La toxicité de ces solutions étant ainsi considérablement augmentée, la Commission de l'Académie a donc sagement agi en associant à l'acide tartrique, dans les « paquets des sages-femmes », une dose de sel de mercure quatre fois moindre que celle des paquets ordinaires de sublimé, soit 0 gr. 25 au lieu de 1 gramme. Ce sont là vérités élémentaires qu'il importe de ne pas perdre de vue dans la pratique.

Au total, quatre points sont à retenir :

1° Bien spécifier *carmin* d'indigo et non *bleu* d'indigo ;

2° Employer la « solution alcoolisée de carmin d'indigo sec, à 5 0/0, du Codex », à la dose d'une goutte par paquet, ou le carmin d'indigo sec, à la dose de 0,001 milligramme par litre d'eau ;

3° Le bleu de méthylène, employé dans les mêmes proportions que le carmin d'indigo, peut rendre les mêmes services ;

4° La solution de sublimé seul est beaucoup moins toxique que cette même solution additionnée de chlorures alcalins ou d'acide tartrique ; d'où l'indication pratique de diminuer la proportion du sel de mercure dans le second cas, ainsi que *le porte la formule de M. le Dr Rudaux*.

" *La Clinique*, 1re A., n° 2, janvier 1906, p. 28 ".

Doit-on maintenir ou abandonner l'emploi du blanc de céruse en peinture

Telle est la question toute d'actualité, que l'on voit depuis quelques mois, posée un peu partout : dans les Sociétés médicales, dans les journaux de médecine, dans les grands quotidiens politiques et jusque sur les murs. Tout le monde en parle, comme on dit communément : Sénateurs, Députés, Médecins, Hygiénistes, Journalistes, tout le monde, et même ceux qui y sont directement intéressés, les patrons et les ouvriers peintres !

Les réponses, naturellement, sont loin de concorder : les unes s'en tiennent encore à l'opinion des classiques, à savoir que la céruse est la grande coupable, chargée de tous les méfaits du saturnisme ; les autres, plus modernes, proclament qu'avec de la sobriété et de la propreté, l'ouvrier n'a rien à craindre de la céruse. Telle est du moins l'opinion de M. le Dr Raoul Brunon, directeur de l'École de Médecine et de Pharmacie de Rouen, et de M. le Dr Treille, sénateur, rapporteur au Sénat de la Commission chargée de se prononcer sur l'interdiction du blanc de céruse. (Le *Bulletin Médical*, n°s 85 et 86, année 1905.)

La « Société Médicale des Hôpitaux », concurremment avec le Ministre du Commerce, vient même de décider une enquête relative aux cas de saturnisme traités dans les divers services de la capitale. J'ai pensé qu'une assemblée comme la vôtre, composée de praticiens aussi éminents que le sont la plupart des Membres de la « Société Médico-Chirurgicale de Paris », ne pouvait rester étrangère à une question qui intéresse à un si haut degré l'hygiène professionnelle, et je viens aujourd'hui vous proposer d'examiner ensemble « l'argumentation contre l'interdiction du blanc de céruse », telle que la formule

M. le Dr Treille dans le *Bulletin Médical* du 4 novembre dernier.

..

« Si l'on ouvrait en France un referendum, auquel seraient conviés les 70.000 ou 80.000 peintres qui existent dans notre pays, sur la question de savoir si l'on doit ou non supprimer la céruse, la question serait vite tranchée : à une majorité écrasante, les ouvriers se prononceraient contre la suppression. » Et ailleurs : « Consultez les ouvriers peintres, les ouvriers sérieux et rangés, tous vous répondront : notre profession, mais elle est des plus inoffensives, des plus salubres, une de celles où l'on court le moins de risques... » (Dr Treille, le *Bulletin Médical*, n° 85.)

Supposons, Messieurs, si vsus le voulez bien, que ce referendum ait eu lieu, supposons que cette consultation ouvrière ait donné raison à M. Treille, que vaudrait l'argument ? L'histoire va nous répondre !

Quand Pasteur offrait aux fabricants de bière et de vinaigre le résultat de ses immortelles découvertes qui devaient révolutionner à leur profit ces deux industries, il voyait s'insurger contre ses doctrines, tous les brasseurs et tous les fabricants de vinaigre.

Quand une autre célébrité, Troppmann, apportait dans les métiers à tisser les perfectionnements qui devaient sauver la vie à des milliers d'enfants, il avait contre lui tous les tisseurs et tous les ouvriers qui ne voyaient pas disparaître sans inquiétude l'utilisation des « petites mains ».

Rappelez-vous Thiers mis en présence du chemin de fer de Paris à Sceaux, haussant les épaules et s'écriant : « Mais c'est un jeu d'enfants ! » tant la réussite de cette invention semblait illusoire au futur Président.

Rappelez-vous Arago, le grand Arago, combattant à la

Chambre cette même industrie des chemins de fer, sous prétexte qu'elle «ferait perdre annuellement deux millions aux commissionnaires, rouliers, marchands de chevaux et autres gens qui vivent de la route ».

M. Treille, lui-même, n'a-t-il pas écrit naguère (*La Thérapeutique positive*, par G. Sieffert, p. 117) : « L'histoire de la saignée montre qu'il faut que *plusieurs générations s'écoulent* pour que la médecine classique se décide à reconnaître ses erreurs ?... »

C'est là un fait d'expérience : du haut en bas de l'échelle sociale, les grands progrès mondiaux, les grandes révolutions industrielles, agricoles, hygiéniques, etc., ont toujours vu se dresser en face d'elles, qui ?... La routine ! Les imprimeurs n'acceptaient pas qu'on vint leur interdire d'imprimer comme imprimaient leurs pères, ni les cultivateurs de cultiver comme cultivaient leurs ancêtres avant l'apparition des machines agricoles ! Et pourquoi les peintres feraient-ils exception à la loi générale ? Pourquoi ne seraient-ils pas, eux aussi, réfractaires au progrès ? Pourquoi accepteraient-ils, sans appréhension, de remplacer du jour au lendemain une vieille connaissance, la céruse, par un inconnu, le blanc de zinc ?

Ceci dit, Messieurs, pour montrer la valeur de ce premier argument de M. Treille, s'adressant à des ouvriers, sur une question d'hygiène, et dans un débat qualifié à chaque page de scientifique par son auteur !

Mais acceptons quand même la consultation qui nous est proposée, et faisons, vaille que vaille, la contre-épreuve.

Je connais trois peintres en voitures, qui tous trois sont devenus contremaîtres dans de grandes maisons de Paris. Je les ai priés de me donner leur avis au point de vue strictement professionnel et je tiens leurs réponses à la disposition de qui voudra les lire, ne pouvant ici vous en citer que des extraits :

Mon plus grand désir, dit l'un d'eux (J.), est que l'on arrive enfin à la suppression totale de cet homicide produit (la céruse).

— Je vous approuve de tout mon cœur, dit un second (P.), de prendre à tâche de combattre ce dangereux produit (la céruse), contre lequel j'ai eu tant à lutter pour ma part.

— J'ai fait tout ce que j'ai pu, dit le troisième (L.), pour que l'on n'emploie plus de blanc de céruse, car vous le savez, moi le premier, j'en suis une victime.

Non content de m'écrire personnellement, le contre-maître L.... a communiqué à ses patrons la lettre que je lui avais adressée ; ceux-ci, de leur propre mouvement, sans que je les en aie priés, m'ont immédiatement fait parvenir le très intéressant document que j'ai le plaisir de mettre sous vos yeux, ne pouvant le reproduire en entier dans cette argumentation. Je vous prie de noter, Messieurs, qu'il provient de la carrosserie Rothschild et fils, la plus importante de Paris, qu'il est à entête de la maison, et que je suis autorisé à le reproduire intégralement : « Au point de vue professionnel, y est-il dit, il n'est pas douteux que l'emploi de la céruse, *sous quelque forme que ce soit*, ne produise un empoisonnement INÉVITABLE...; nos hommes sont parfaitement sobres et propres, ils apportent dans leur travail beaucoup de prudence, et cependant ils sont profondément intoxiqués... » Et, enfin : « Nous serons heureux si cette appréciation personnelle de la maison qui a le plus grand atelier de peinture en voitures de Paris, peut vous aider à réfuter les arguments des empoisonneurs officiels.., »

Telle est, Messieurs, notre première réponse à la demande de M. Treille : « Consultez les ouvriers ! » Il y a là, vous le voyez, entre les renseignements qu'il nous donne et ceux que je vous apporte, une opposition formelle, catégorique, complète, et, qui plus est, autorisée (1).

---

1. Ce travail était terminé depuis quelque temps déjà quand paraissait dans *Le Journal*, à la date du 15 décembre dernier, l'entrefilet suivant, qui suffit à lui seul pour montrer que l'unanimité des peintres, en faveur

Les accidents du saturnisme n'étant pas niables, quoi qu'on dise et quoi qu'on fasse, il fallait donc d'une part les expliquer, et d'autre part donner le moyen de les éviter, tout en conservant à la céruse le droit de cité. Vous allez voir, Messieurs, que c'est beaucoup plus facile que vous ne le supposiez sans doute. — « J'entends bien, dit M. Treille, que la céruse est un effroyable poison ; mais en réalité elle ne l'est, suivant l'expression très juste d'un véritable professionnel, que pour les ouvriers qui la *mangent* ou la *boivent* comme à plaisir. » Et un peu plus loin : « L'absence et le défaut de soins les plus élémentaires sont les deux *seules causes* qui peuvent à *l'heure actuelle*, déterminer des accidents ! C'est le « zinc » qui crée le saturnisme ! »

Ainsi, c'est très simple : est intoxiqué qui veut bien ! L'alcoolisme et le manque de soins hygiéniques ne sont pas seulement des adjuvants du saturnisme, ils en sont les deux seules causes, ils le créent.

Il n'est pas douteux, Messieurs, que de deux ouvriers faisant le même travail, celui qui est sobre et propre, n'ait de grandes chances d'être intoxiqué beaucoup plus tardivement que l'autre qui n'est ni sobre ni propre. Il n'est

---

du maintien de la céruse, n'est pas aussi complète qu'on nous l'affirme :

« Le Conseil de la Fédération nationale des Syndicats d'*Ouvriers Peintres de France*, après avoir pris connaissance de la décision de la Commission sénatoriale, renvoyant aux calendes grecques le projet de loi voté par la Chambre contre l'emploi du blanc de céruse, a résolu de faire une dernière démarche auprès des Membres de cette Commission.

En conséquence, le 1er janvier 1906, à 3 heures du soir, une délégation partira de la Bourse du Travail et se dirigera vers le Palais du Luxembourg, où un placet sera remis au Président de la Haute Assemblée.

Cette délégation sera composée de tout le Conseil national de la Fédération nationale des Syndicats ouvriers peintres et de deux délégués de chacune des 68 organisations adhérentes.

Ces délégués seront choisis parmi les malades saturnins. A eux se joindront tous les malades saturnins de Paris.

Si cette démarche ne donne pas de résultats, les ouvriers peintres auront recours à l'action directe — peut-être à la grève générale, — pour faire aboutir la réforme tant attendue. »

pas douteux que l'alcool ne prépare le terrain au saturnisme comme à une foule d'infections. Il n'est pas douteux que le manque de soins hygiéniques (lavages soigneux des mains, brossage et curage des ongles, toilette de la barbe et des cheveux, change de vêtements, etc.)..., ne soit un facteur influent dans la production des accidents saturnins. Mais, en plus de la céruse qui est et restera, dans tous les cas, la véritable cause efficiente, il y a un autre facteur que M. Treille, médecin, ne peut ignorer et dont il doit tenir compte : c'est le tempérament spécial de tel ou tel individu, son plus ou moins de résistance, cette idiosyncrasie derrière laquelle on se retranche, quand on veut expliquer quand même ce qu'on ignore, idiosyncrasie qui fait que tel peintre succombe là où son voisin résiste.

Que dit M. Treille de ces cas particuliers qui sont légion, et qui obligent « beaucoup d'ouvriers à cesser leur travail et à changer de métier », ainsi que nous le fait observer le contremaître P...?

Il y a plus encore. — A l'opinion « du véritable professionnel » de M. Treille, nous pouvons opposer l'affirmation du contremaître P..., qui nous fait remarquer que « leurs ouvriers sont très sérieux et très propres, et que néanmoins les accidents ne sont pas rares dans ce métier ». A l'encontre de l'assertion de M. Treille, nous avons le témoignage de la maison Rothschild : «... Ces hommes, dont nous connaissons la vie privée, sont parfaitement sobres et propres, ils apportent dans leur travail beaucoup de prudence, et cependant ils sont profondément intoxiqués. »

Mais ce qui est plus grave, c'est que l'alcoolisme ne diminue pas, il augmente ! Alors que va faire M. Treille ? Va-t-il d'abord supprimer l'alcoolisme pour pouvoir conserver la céruse ? Oh ! alors, il y a encore de beaux jours pour les fabricants de céruse !

Mais ce qui n'est pas moins grave, c'est que les grands

soins hygiéniques dont nous parlions tout à l'heure (mains, ongles, barbe, cheveux, vêtements), possibles avant les principaux repas, sont totalement négligés, parce qu'impraticables, pour le goûter de 4 heures, par exemple, ainsi que me le faisait observer de vive voix le contremaître L... — La même constatation a été faite en Allemagne : dans la séance du 25 octobre de la Société de Médecine de Berlin, le Dr Grawitz établit que « dans les travaux nécessitant l'emploi des composés plombiques, les prescriptions les plus sévères pour éviter l'*inspiration* de vapeurs plombifères, ainsi que l'introduction de particules de plomb par la *bouche*, ne sauraient empêcher les intoxications saturnines de se produire, les *ouvriers devenant à la longue négligents dans l'observation des mesures préventives*. Aussi, M. Grawitz estime-t-il nécessaire de pratiquer périodiquement chez le personnel des fabriques et ateliers maniant les couleurs à base de plomb, des examens hématologiques pour rechercher dans le sang un signe d'intoxication saturnine indiqué par l'auteur, signe qui apparaîtrait bien avant le liseré saturnin des gencives ».

M. Treille a-t-il même songé à la perte de temps qu'entraînerait, pour les ouvriers qui fument ou qui chiquent, la seule toilette des mains, s'il leur fallait à chaque cigarette commencer par un nettoyage, et va-t-il dès lors, pour conserver quand même la céruse, leur supprimer encore le tabac ?

Donc, sur ces différents points, l'opinion du rapporteur est totalement controuvée et ses *desiderata* ne sont, malheureusement, pas près de se réaliser ! Mais, supposons qu'ils le soient ! Les ouvriers vont-ils être désormais à l'abri de l'intoxication saturnine, comme l'affirme M. Treille ? Pas le moins du monde ! Et la preuve, la voici :

Vous n'avez pas été, Messieurs, sans remarquer, dans la citation que je vous ai faite plus haut, ces deux mots de M. Treille, qui ont leur importance : « l'alcool et le défaut de soins sont les deux seules causes qui peuvent, *à l'heure actuelle,* déterminer les accidents ».

Qu'est-ce à dire ? Cela signifie que les anciennes causes des accidents plombiques ont cessé presque en totalité. La pulvérisation de la céruse et son broyage ne se font plus à la main, mais mécaniquement, d'où disparition de tous les accidents, et ils étaient nombreux, qui leur incombent.

Mais le *ponçage de la peinture sèche,* qu'en pense M. Treille ? — Oh ! c'est bien simple : il n'en parle pas !

Je regrette pour M. le Dr Treille qu'il n'ait pas, comme moi, passé son quatrième examen définitif de doctorat avec le professeur Potain, d'illustre mémoire, sur l'étiologie de l'intoxication saturnine ! Chacune de ses réponses énumérant une à une les causes des accidents saturnins (préparation de la céruse, pulvérisation, broyage, etc...), aurait provoqué de la part du vieux maître cette unique et déconcertante réplique : « Monsieur, cette cause n'existe plus, en connaissez-vous d'autres ? » — Et, arrivant au ponçage de la peinture sèche, il aurait entendu le maître élever la voix et s'écrier : « Enfin, vous y êtes ! Voilà, monsieur, la vraie cause de l'intoxication saturnine à *l'heure actuelle.* »

Je ne vous apprendrai pas, Messieurs, comment les préparations saturnines pénètrent dans l'économie ; vous savez qu'elles y pénètrent par les voies digestives, par la peau, par les muqueuses et aussi, ne l'oublions pas, *par les voies aériennes !*

Or, nous trouvons ici, ouvertes au poison, les deux grandes portes de l'organisme : *souvent la bouche* — chez les ouvriers qui chantent en travaillant ou qui ont inconsciemment les lèvres entr'ouvertes à l'état de veille comme pendant le sommeil, — et *toujours le poumon* par lequel l'air pénètre dix-huit fois par minute, soit 8.640 *fois* dans une journée de huit heures !

Le rôle qu'il est permis d'attribuer ainsi aux voies

aériennes dans la production de l'intoxication saturnine est, selon moi, d'une extrême importance, non seulement parce que l'ouvrier n'a aucun moyen de se prémunir contre ces poussières toxiques — à moins de filtrer l'air qu'il respire par l'introduction de coton dans les narines et le placement d'un bandeau devant la bouche, — mais encore et surtout à cause de la quantité du poison ainsi absorbé et de la trop grande sûreté, de l'intégralité, devrais-je dire, de l'absorption qui se fait dans cet organe.

Quelle quantité de plomb pensez-vous qu'un ouvrier ponceur puisse ainsi absorber pendant une année en travaillant huit heures par jour et six jours par semaine ? Je suis certainement très au-dessous de la vérité en admettant que chaque inspiration introduit dans le poumon, intimement mélangé à l'air, un centième de milligramme de céruse ; or, ce chiffre infime, rapporté à l'année, donne 26 gr. 96 de céruse, soit près de 22 grammes (exactement 21 gr. 66) de plomb métallique !

Et tous les voisins d'atelier sont dans le même cas, à en juger par la couche de blanc qui les recouvre à la fin de la journée, comme le fait si justement remarquer le contremaître J...

Oh ! je sais bien que ces poussières s'arrêtent partiellement dans les fosses nasales et peuvent ainsi être rejetées au dehors ; mais a-t-on le droit de négliger l'absorption faite au niveau de la pituitaire, surtout quand on songe que le cerveau en est si proche ?

Une autre partie des poussières tapisse l'arrière-cavité des fosses nasales et le pharynx, mais ne pénètre pas jusque dans l'alvéole pulmonaire. Ces poussières sont-elles perdues ? Malheureusement non : chaque mouvement de déglutition les entraîne dans l'estomac, créant ainsi une seconde voie d'empoisonnement malgré une seule porte d'entrée.

Enfin, une grande partie arrive jusque dans le poumon, comme on l'a trop souvent constaté dans les corps de métiers sujets aux poussières professionnelles : meuniers, boulangers, tailleurs de pierre, ardoisiers, etc., etc. Or, tandis qu'avec la voie digestive une partie du plomb peut être rejetée par les fèces sans avoir agi comme poison, par suite de sa transformation en sulfure de plomb au contact des sulfures de l'intestin, rien de pareil ne se produit avec la voie aérienne : toute parcelle de plomb parvenue au poumon y est transformée, solubilisée, puis intégralement absorbée à l'état d'albuminate de plomb ou autrement, peu importe ; mais il n'y a pas de perte possible et l'intoxication est progressive, certaine, inévitable !

« Nous pensons comme vous, dit la maison Rothschild, que le ponçage à sec, en soulevant des poussières d'apprêt au blanc de céruse, est la plus grande cause du mal. » — « Les deux genres de travaux, dit le contremaître J... où le blanc de céruse présente les plus grands dangers sont : le ponçage au papier de verre et la préparation du mastic au vernis. 1° Ponçage : quand une voiture rentre en peinture, le train, c'est-à-dire les roues, les ressorts, l'avant-train, etc., sont peints d'une couche préparatoire de blanc de céruse détrempée à l'essence et à l'huile (couche mate). Cette couche étant sèche, l'ouvrier doit enlever avec du papier de verre pour bien unir le bois ; ainsi frottée, elle devient poussière, voltige dans l'atelier et est absorbée par l'ouvrier qui fait le travail et ceux qui se trouvent à proximité ; 2° Mastic au vernis : on le fait avec du blanc de céruse en poudre et de l'ocre jaune ou rouge qu'on mélange avec du vernis. En préparant ce produit, il est presque impossible de ne pas aspirer de cette poussière. » Puis revenant au ponçage, il ajoute : « Combien de fois ai-je vu des ponceurs avec la barbe et les cheveux tout blancs de poussière de céruse ! Je leur recommandais bien de se nettoyer soigneusement après le travail et surtout avant les repas, mais cela n'empêchait pas que pendant une partie de la journée ils avaient absorbé cette « mauvaise camelote ».

Messieurs, tout ce que nous venons de dire pour les peintres en voitures est également vrai pour les peintres en bâtiment, toutefois avec cette différence aggravante que le ponçage *humide*, qui est possible pour certaines pièces de la carrosserie, ne l'est presque jamais dans la peinture murale.

Et voilà pourquoi les ouvriers de M. Treille, quoique « sobres et propres », continueront à s'intoxiquer comme par le passé, tant qu'on n'aura pas trouvé le moyen de supprimer totalement le ponçage à sec, et cela parce qu'on a méconnu la grande, on pourrait dire la première cause de l'intoxication saturnine. Que reste-t-il dès lors, Messieurs, je vous le demande, de « l'argumentation » de M. Treille ? — Rien, quant à la partie chimique !

Est-il plus heureux dans les considérations qui suivent, tirées de statistique d'une part, de l'exemple des nations étrangères d'autre part ?

« Les statistiques de M. Bertillon, dit M. Treille, pour la période qui s'étend de 1891 à 1899, montrent que les peintres ne viennent, dans la mortalité générale, qu'au dixième rang. »

Mais voici que M. Bertillon, interrogé, n'accepte pas du tout l'opinion que lui prête M. Treille : « ... Loin de fournir les arguments dont on parle, les chiffres de la statistique municipale confirment que les professions qui font usage du plomb, peintres, imprimeurs, fabricants de limes, etc., sont parmi les *professions les plus insalubres*. C'est ce que j'ai montré dans l'annuaire de 1889, discuté au Congrès d'hygiène de Londres, en 1891 et dans celui de 1895. Les statistiques *anglaises* et *suisses*, citées dans les mêmes annuaires, confirment ces résultats. Les chiffres des années suivantes les confirment également. » Le *Bulletin Médical*, 19ᵉ année, n° 86, p. 1.002.

Que répond M. Treille ? « Je demande à M. Bertillon pourquoi, *alors qu'il s'agit exclusivement dans ce débat du blanc de céruse et des ouvriers peintres*, il fait entrer en ligne de compte le plomb en général, les imprimeurs, les fabricants de limes ? »

Vous ne vous attendiez pas, Messieurs, j'en suis sûr, à cette subtilité et vous vous demandez comme moi la cause de ce distingo ! J'avoue ne pas concevoir pourquoi M. Treille entend réserver la sollicitude du gouvernement aux seuls ouvriers peintres et pourquoi il n'étend pas cette mesure d'hygiène à tous les métiers qui utilisent le plomb et ses dérivés et à tous les ouvriers qui en sont les victimes : les typographes, les vitriers, les fabricants de cartes glacées, etc.

Ici, Messieurs, je demande la permission d'ouvrir une grande parenthèse.

Dans la réunion du Trocadéro, sur la question du blanc de céruse, le conférencier s'exprime ainsi : « Je reçois ce soir une lettre de M. Bertillon, dans laquelle ce savant déclare que parmi les métiers les plus insalubres, se trouvent ceux où l'on se sert de la *mine de plomb* et de ses composés. »

Je ne ferai pas au conférencier, médecin des hôpitaux, la plaisanterie de croire qu'il confond — bien que j'aie déjà vu le fait se produire lors d'une discussion analogue ! — la *mine de plomb*, encore appelée à tort plombagine, qui est du graphite, un des états allotropiques du carbone, avec la céruse ou blanc de plomb qu'on désigne parfois sous le nom impropre de blanc d'argent...

Il n'en est pas moins vrai que c'est là un gros, un très gros lapsus et que l'on s'attendait d'autant moins à voir apparaître ici la « mine de plomb » qu'il s'agissait, ne l'oublions pas, d'une réunion que ses organisateurs eux-mêmes avaient eu soin de qualifier au préalable de scientifique. »

Autre constatation regrettable : le conférencier semble prêter cette locution à M. Bertillon, dans la lettre de qui elle ne figure du reste pas du tout, fort heureusement pour lui !

La parenthèse fermée, revenons à notre argumentation. Nous avons montré que la statistique municipale, invoquée par M. Treille, se retourne contre lui ; que dit celle des hôpitaux dont il se réclame également ?

Pour répondre à cette question, il me faudrait, Messieurs, reproduire ici deux colonnes du *Bulletin Médical* où sont consignés les comptes rendus de la Société Médicale des Hôpitaux (n° 89, du 18 novembre 1905). — Je ne citerai que les points principaux.

Dr THOINOT : Je désire attirer l'attention sur les conclusions que M. Treille, rapporteur au Sénat, d'une proposition de loi sur l'interdiction de l'emploi de la céruse, a tirées de la statistique des hôpitaux. Il en résulte pour lui que la profession de peintre en bâtiment ne mérite guère sa fâcheuse réputation et qu'elle est une des moins frappées de saturnisme. Nous sommes ici un certain nombre *qui pensons que si la statistique hospitalière parle réellement ainsi, elle a tort, et qu'elle est entachée d'une forte inexactitude.*

M. A. SIREDEY. — Je pense, comme nos collègues, qu'il *est impossible de dégager de nos statistiques hospitalières des conclusions précises.* Les professions sont très souvent inscrites sous la rubrique : journalier, homme de peine, etc., et *souvent il s'agit de peintres en bâtiment, de cérusiers, qui ont justement quitté la profession pour cause de maladie, et qui gagnent leur vie en travaillant au jour le jour partout où ils peuvent se faire embaucher.*

De plus, les causes de mort sont presque toujours rapportées aux lésions ou accidents qui semblent avoir déterminé la mort et non pas à la maladie, cause première de ces lésions ou de ces accidents. Un saturnin succombe à des lésions rénales, à une hémorragie cérébrale, la statistique nous dira qu'il est mort de néphrite, d'urémie, d'apoplexie, d'artériosclérose, et., mais il ne sera fait aucune mention de l'intoxication saturnine, *cause réelle* des altérations rénales ou artérielles. J'ai le souvenir d'avoir vu dans les hôpitaux un grand nombre de saturnins atteints de néphrite chronique ou d'artériosclérose, et je suis certain qu'ils n'ont jamais figuré parmi les victimes du plomb.

M. MOSNY. — L'enquête prescrite par M. le Ministre du Com-

merce *ne doit pas, en effet, porter uniquement sur les cas d'in-*
toxication produits par la céruse, mais bien sur toutes les mani-
festations précoces ou tardives de l'intoxication saturnine
professionnelle. C'est pour cette raison que chacun de nous
recevra, avec la demande officielle d'enquête et les feuilles destinées aux observations individuelles, une liste de toutes les
professions capables d'exposer ceux qui les exercent à l'intoxication saturnine.

M. BARTH. — L'enquête dont notre collègue Mosny veut bien
se charger, donnera certainement des résultats intéressants ;
elle montrera l'extrême fréquence des maladies dues à l'intoxi-
cation saturnine ; mais elle montrera aussi (ce qu'on oublie
trop) *que la céruse* n'est pas le seul composé *toxique du plomb*
et que les peintres en bâtiments ne sont pas les *seules victimes*
du saturnisme. Pour ma part, j'ai vu, depuis trente ans, autant
de cas d'intoxication plombique chez les PEINTRES EN VOITURES
(qui emploient le minium), chez les plombiers, chez les polis-
seurs de caractères, chez les typographes même que chez les
peintres en bâtiment ; depuis quelques années, les fabricants de
plaques pour accumulateurs fournissent un contingent qui va
grossissant.

Voilà, Messieurs, ce qu'on pense dans les hôpitaux, du
grand argument de M. Treille, la statistique des hôpitaux,
argument qui le fait provoquer en joutes oratoires tous
ses confrères de la Faculté : « Je suis prêt, dit-il, toute
modeste que soit ma personnalité, à défendre mes conclusions dans une réunion composée exclusivement de
médecins contre tous ceux qui ont soutenu ou vont soutenir une thèse contraire. »

Et pourquoi « dans une réunion composée exclusivement de médecins ? » — Pour ma part, je ne vois pas la
raison de cette discussion en champ clos, car si M. Treille
cherche réellement la vérité, ce dont je ne doute pas, il
doit être prêt à l'accepter d'où qu'elle vienne, n'est-il pas
vrai ?

Mais ce n'est pas tout. Même conduite avec les garanties exigées par l'arrêté en date du 3 novembre dernier,

du Ministre du Commerce, chargeant M. le Dr Mosny de faire une enquête auprès des médecins chefs de services hospitaliers, la statistique des hôpitaux ne dira et ne pourra dire qu'une partie et qu'une faible partie de la vérité et voici pourquoi : Parmi le nombre déjà respectable (au moins une vingtaine) d'intoxiqués saturnins qu'il m'a été donné de voir, soit à ma pharmacie, soit en dehors, pas un n'a jamais franchi le seuil de l'hôpital ! Tous les bons ouvriers peintres, ceux à l'opinion desquels tient particulièrement M. Treille, gagnent très honorablement leur vie et se font soigner chez eux. La statistique médicale, pour être aussi large et véridique que possible, doit donc comprendre non seulement les hôpitaux, mais encore et surtout les cabinets médicaux particuliers et plus spécialement ceux des médecins habitant près des grands ateliers de peinture. Dans ces conditions, mais dans ces conditions seulement, on aura une bonne partie de la vérité. Je crains bien, dès lors, sans être grand prophète, qu'il ne soit difficile à M. Treille de maintenir sa conclusion que : « Les cas d'intoxications sont *exceptionnels* et facilement évitables ! »

Il ne reste plus, dès lors, à l'actif de M. Treille, qu'un seul argument sur lequel je serai bref, car je le considère comme de valeur plutôt médiocre dans un débat de ce genre : il repose sur l'exemple des nations étrangères, la Belgique et l'Allemagne principalement. « Aucune nation étrangère, dit-il, n'a voulu entrer dans une pareille voie (suppression de la céruse), aussi peu scientifique qu'illibérale et antiéconomique. »

Mesure peu scientifique ? — J'en demande bien pardon à M. Treille, mais il me semble, d'après tout ce que nous venons de voir, que si la science seule était appelée à trancher la question du maintien ou de la suppression de la céruse, la cause serait vite entendue ! Je ne crois pas qu'il y ait sur ce point la moindre hésitation.

Mesure illibérale ? — Mais l'existence des États n'est

faite que de mesures de ce genre ! Tous les jours, à tous les instants, on porte atteinte, de par la loi, à notre liberté individuelle, sans considérer notre utilité personnelle immédiate, — ce qui n'est cependant pas le cas, ici, pour les peintres, — mais toujours au profit ou au nom de la morale, de l'hygiène, ou de la santé publique ! En interdisant l'emploi de la céruse, le gouvernement ne fera qu'appliquer, légalement, à une branche spéciale de l'Industrie, une mesure qui, par ailleurs, est d'usage constant et journalier !

Mesure antiéconomique ? Je demanderai humblement à M. Treille, n'étant pas moi-même, grand clerc en la matière, s'il considère ici l'État ou les particuliers ? Que cette mesure lèse des intérêts particuliers et gêne des combinaisons, ce n'est pas douteux ; mais toutes les mesures de protection en sont là ! Favoriser les producteurs de blanc de zinc au détriment de quelques fabricants de céruse, ce sont là des considérations d'ordre tel que M. Treille n'a certainement jamais songé à les invoquer, quand il nous a lui-même appris que la santé de quatre-vingt mille peintres en dépend ! sans compter les autres corps de métiers qui utilisent la céruse et ses dérivés.

Mais en quoi cette mesure, profitable aux uns, défavorable aux autres, est-elle contraire aux intérêts de l'État ? J'avoue mon incompétence et demande qu'on m'instruise. — Oh ! je sais bien ce qu'on va m'objecter : Les minerais de plomb sont assez communs en France, tandis que ceux de zinc y sont au contraire rares ! Mais qui empêchera l'État de récupérer en droits d'entrée sur les zincs ce qu'il perdra par la diminution du rendement des patentes des cérusiers ? Et même en fut-il autrement, que je m'en consolerais vite en pensant que de toutes les économies à réaliser, l'État ne doit pas en avoir de plus chère que celle des vies humaines !

Reste un dernier argument que je demande à M. Treille, sénateur, la permission de ne pas prendre au sérieux :

l'exemple des autres nations ! — Comme si la France avait
coutume d'être à la remorque et non à l'avant-garde des
nations pour les nobles causes et les grands exemples hu-
manitaires ! Comme si la France, avant de faire une réforme utile à plus de 80.000 de ses enfants, devait d'abord
prendre conseil des Belges ou des Allemands, pour rappeler les nations citées par le Rapporteur ! « L'étranger
rirait bien de nous, si pour des cas d'intoxication *exceptionnels, facilement évitables* (!), le Français, né malin,
allait supprimer la céruse au profit des Sociétés et des
produits — et quels produits ! — d'outre-Rhin, etc., ce
qu'aucune autre nation n'a fait encore. »

Tant mieux, répondrai-je à M. Treille, si aucune autre
nation n'a encore osé le faire ! La France ainsi aura tout
le mérite de sa généreuse initiative.

Oh ! je sais bien que cette réforme serait vite acceptée
chez nous si elle avait au préalable reçu la consécration
de Berlin ou l'approbation de Tokio ! Mais n'étant malheureusement pas aussi prolifiques que nos voisins d'outre-Rhin ni que les indigènes du « Pays du Soleil Levant »,
nous sommes obligés, nous, de compter davantage avec
la vie et la santé de nos concitoyens.

J'ose même croire que la suppression de la céruse en
France ne fera pas « rire l'étranger » autant que l'exemple du désarmement, qu'une certaine presse serait cependant si désireuse de nous voir donner au monde enthou-
siasmé, sans se soucier du reste d'appliquer à notre propre
défense la grande raison de M. Treille contre la suppression de la céruse : « qu'aucune autre nation n'a encore
osé le faire, et pour cause ! »

Et pour finir, Messieurs, que penser de l'insinuation,
formulée par M. Treille, relative à « *ceux qui mènent la
campagne contre la céruse* » (*Bulletin méd.*, page 1052),
ou « qui veulent la mort de la céruse, produit essentiellement français, *pour faire place aux produits étrangers* » ?

Fondée ou non, cette insinuation ne saurait, dans la discussion actuelle, présenter la valeur d'un argument véritable, car elle n'a que faire dans un débat scientifique où doit régner, n'est-il pas vrai, la plus entière bonne foi et l'absence de parti pris. Qu'on veuille la mort de la céruse en tant que cause efficiente du saturnisme, rien de mieux ; mais qu'au lieu de cela « cette campagne ait pour but *de faire place aux produits étrangers* », c'est autre chose et l'insinuation devient, ainsi présentée, une accusation grave.

Nous demandons qu'on ne parle pas pour les seuls initiés, mais qu'on précise : l'affaire en vaut la peine !

**

Au total, Messieurs, notre réponse à l'argumentation de M. Treille, peut se résumer ainsi :

1° Fût-elle unanimement favorable au maintien de la céruse, la consultation ouvrière proposée par M. Treille serait un argument de nulle valeur scientifique. L'expérience démontre en effet que le progrès a d'autant plus à lutter contre la routine qu'il s'adresse à une classe moins instruite de la nation, et que les grandes transformations industrielles ont toujours pour principaux adversaires ceux-là mêmes qui sont le plus intéressés à les voir aboutir ;

2° Les déclarations autorisées que nous avons recueillies dans trois grandes maisons de Paris et la manifestation des ouvriers peintres projetée pour le 1ᵉʳ janvier, sont en opposition complète avec les raisons invoquées par M. Treille en faveur du maintien de la céruse ;

3° S'il est prouvé que l'alcool prépare le terrain et fait le lit du saturnisme ; s'il est admis par contre que la sobriété est un des plus sûrs adjuvants dans la lutte contre l'intoxication saturnine, il n'est pas moins démontré que l'alcoolisme progresse au lieu de diminuer. Il n'est donc pas admissible, dès lors, que M. Treille fasse appel, en faveur de sa thèse, à un argument qui est en réalité *contre* et non *pour* le maintien de la céruse ;

4° S'il est vrai que les soins de propreté sont un des meilleurs garants contre le saturnisme, il n'est pas moins certain également qu'ils sont insuffisants : 1° parce que les ouvriers qui s'y soumettent volontiers aux heures des principaux repas, les négligent parfois totalement (goûter de 4 heures, fumer, chiquer, etc.); 2° parce que les ouvriers deviennent, à la longue, négligents dans l'observation de ces mesures préventives, ainsi que l'atteste l'expérimentation journalière; 3° enfin parce que les ouvriers ne peuvent pas, même en prenant les soins les plus minutieux de propreté, échapper à l'intoxication qui résulte des poussières absorbées par les voies digestives et aériennes pendant le ponçage à sec, opération inséparable de toute peinture finie, quelle qu'elle soit;

5° Les arguments du rapporteur tirés de la statistique municipale et de celle des hôpitaux, sont récusés par ceux-là mêmes dont il invoque le témoignage;

6° Les considérations de M. Treille, basées sur l'exemple des autres nations, sont de valeur négative quant au débat ; elles présentent en outre, venant d'un sénateur, l'inconvénient grave de rabaisser la France et de la faire descendre de sa place habituelle d'avant-garde, au rang de suivante des Allemands et des Belges;

7° Consultée sur la question de savoir si l'industrie peut remplacer la peinture à la céruse par celle au blanc de zinc, la pratique professionnelle (carrosserie) répond que la preuve est faite et la question résolue par l'affirmative :

« *a*) On peut hardiment substituer le blanc de zinc au blanc de céruse ; voilà six mois que nous marchons comme cela et en sommes très satisfaits. » (Contremaître L...)

« *b*) J'ai pu depuis quelque temps remplacer le blanc de céruse par le blanc de zinc qui est inoffensif et rend les mêmes services ; tout le monde s'en trouve bien et personne ne regrette le blanc de céruse. » Contremaître P...)

« *c*) Depuis deux ans j'ai supprimé *partiellement* l'emploi de la céruse, et depuis le commencement de 1905 *totalement*, bien entendu avec l'approbation de mon patron et je n'ai encore eu aucun désagrément. Mon plus grand désir est que l'on arrive enfin à la suppression totale de cet homicide produit, d'autant plus que cela ne porte aucun préjudice à la peinture de la carrosserie. » (Contremaître J...)

« *d*) Depuis le mois d'avril de cette année nous avons entièrement proscrit la céruse et la remplaçons partout par une composition de blanc de zinc. Nos voitures ne *s'en portent pas plus mal et nous espérons que nos peintres s'en porteront mieux.* Nous serons heureux si cette appréciation personnelle de la maison qui a le plus grand atelier de peinture en voitures de Paris, peut vous aider à réfuter les arguments des empoisonneurs officiels. » (Maison Rothschild et Fils, 9, rue Ernest Cognacq, Levallois.)

8° En présence des résultats obtenus dans la peinture de carrosserie, par des maisons qui n'ont pas hésité à subordonner leurs intérêts particuliers au bien-être de leurs employés, nous demandons que le Gouvernement, soucieux de la santé des ouvriers, organise sans plus tarder, des conférences et en affiche le résumé aux portes des ateliers.

Les conférenciers n'enseigneront pas seulement les bienfaits de la sobriété, la nécessité des soins hygiéniques, les dangers du saturnisme, les conséquences de toute infraction et même de toute négligence ; mais ils auront soin d'insister en outre d'une façon toute particulière sur la possibilité de remplacer la céruse empoisonneuse par le blanc de zinc inoffensif, en faisant bien remarquer qu'il n'en résultera pour les ouvriers ni ennui professionnel, ni désavantage pécuniaire, contrairement aux assertions erronées et peut-être insuffisamment désintéressées, qui pourraient avoir cours parmi eux.

9° Il est à peine besoin de faire observer que ces conférences ne sauraient être considérées, dans notre pensée, comme l'aboutissant final de cette discussion, ni même comme un moyen-terme ou une mesure d'essai momentanée qu'on pourra toujours abandonner après une expérimentation de quelques années, si les résultats en sont insuffisants.

Elles doivent, au contraire, constituer un simple temps d'arrêt, forcé et momentané — qui pourra être avantageusement employé à faire comprendre à l'ouvrier peintre ce qu'est actuellement son métier et ce qu'il sera quand le blanc de zinc aura remplacé la céruse, — mais qui a réellement pour but de donner aux statistiques médicale, hospitalière et gouvernementale, le délai matériel nécessaire pour fournir leurs arguments parallèlement à ceux du rapport de M. Treille.

10° La pratique professionnelle étant d'accord avec la théorie pour affirmer : 1° qu'il est possible « sans porter préjudice à la peinture » (contremaître J...), « de remplacer hardiment la céruse par le blanc de zinc » (contremaître L...), « qui est inoffensif et rend les mêmes services » (contremaître P...) ; 2° que de tous les sels de plomb, la céruse est celui qui provoque le plus d'intoxication, par suite de la fréquence de son emploi.

Il en résulte cette conclusion d'une évidence brutale : *La céruse peut et doit disparaître.* Qu'on la supprime !

" *Bullet. de la Soc. médico-chirurg.*, n° 9, décembre 1905, p. 258. "

La teinture d'iode chloroformique

Mon collègue et ami, M. le professeur agrégé A. Chassevant, vient de présenter à la Société de Thérapeutique (séance du 27 décembre dernier) une étude offrant un intérêt pratique d'autant plus immédiat qu'elle concerne un des médicaments les plus employés de l'arsenal thérapeutique : la teinture d'iode.

La teinture d'iode officinale, journellement employée comme révulsive, présente « une action nécrosante sur l'épiderme, et provoque, à des degrés divers, une démangeaison qui, chez certaines personnes très sensibles, est tellement intolérable, qu'elles appréhendent plus cette irritation que la douleur de la cautérisation. Les solutions violettes d'iode n'ont pas cet inconvénient, tout en conservant l'action révulsive au même degré. »

On sait en effet que, suivant les dissolvants, la solution d'iode est tantôt brune (alcool, éther, acétone, etc.), tantôt rouge violacée (chloroforme, sulfure de carbone, etc.). Or, tandis que les solutions brunes ont les inconvénients signalés par l'auteur, il n'en est pas de même des solutions violettes, dans lesquelles l'iode existe sous un état allotropique différent.

La formule proposée par M. Chassevant est la suivante :

Iode bi-sublimé	1 gramme.
Chloroforme pur.	10 centim. cubes.

Les applications sont les mêmes que celles de la teinture d'iode ordinaire : l'action révulsive est très énergique, mais beaucoup moins douloureuse qu'avec la teinture d'iode ; il ne se produit ni démangeaison, ni desquamation, même après des badigeonnages avec la solution chloroformique saturée.

Pour l'usage interne, l'auteur recommande la même formule, dont une goutte renferme 1 milligr. 7 d'iode. Cette solution est moins caustique et mieux tolérée que la teinture d'iode habituelle.

A propos de ce travail j'ajouterai quelques observations :

1° D'après mon expérience personnelle, il n'est pas indifférent d'employer la formule de M. Chassevant ou un simple mélange de teinture d'iode et chloroforme : à la suite d'une série de badigeonnages pratiqués sur moi-même avec un mélange de teinture d'iode (2 p.) et chloroforme (1 p.), j'ai vu se produire une véritable vésication dont les cicatrices, qui datent actuellement d'une quinzaine d'années, sont encore apparentes, tandis que rien de semblable ne s'était produit avec la même teinture d'iode seule.

2° Il importe de noter que la formule précitée est à 1 gramme d'iode pour 10 *centimètres cubes* de chloroforme, c'est-à-dire pour 15 *grammes*, la densité du chloroforme étant de 1,5 à + 15 degrés (1).

3° Cette solution chloroformique nous semble présenter sur la teinture d'iode officinale plusieurs avantages :

a) L'action révulsive n'est pas diminuée ;

b) Il ne se produit ni desquamation ni démangeaison ;

c) Elle n'est pas inflammable comme la teinture d'iode ordinaire : on sait en effet que le chloroforme s'enflamme très difficilement ;

d) Le prix de revient n'est pas supérieur à celui de la teinture d'iode ;

e) Enfin, il est vraisemblable, chimiquement, que cette solution chloroformique sera d'une conservation beaucoup plus parfaite que celle de la teinture d'iode ordinaire ou alcoolique qui s'altère assez vite.

Au total, la formule de M. le Dr Chassevant nous semble constituer, à tous égards, un réel perfectionnement.

"*La Clinique*, 1re A., n° 4, janvier 1906, p. 59"

---

1. Toutefois, même à la dose de 1 p. 15, l'iode est difficilement soluble dans le chloroforme, à la température ordinaire. On facilite cette dissolution en chauffant au bain-marie.

Traitement de l'érythème consécutif
à la frotte de la gale

Le récent article de mon ami Sabouraud (A propos de
la gale et de la frotte, *La Clinique*, p. 70) me remet en
mémoire un mode de traitement simple et pratique de
l'érythème post-scabieux.

Parmi les indications thérapeutiques de l'iode, j'ai mentionné, il y a deux ans (décembre 1903), l'action antitoxi-
que et antitoxinique de ce métalloïde : « Déjà, en 1893,
M. le Dr Barthélemy, de Saint-Lazare, expliquait l'action
anti-prurigineuse de l'iode en application locale contre
la piqûre de certains parasites, la puce notamment, par
l'action directe de l'iode sur le venin de cet insecte. Il
étendait même cette conception à une dermite spéciale
(dermite eczématoïde post-scabieuse) consécutive à la frotte
de la gale, et provoquée par le venin de l'acare qui, par
le frottement, a été étalé sur des tissus privés de leur
revêtement protecteur cuticulo-épidermique par le décapage préalable au savon noir. » (*Les Huiles iodées, La Syphilis*, t. I, n° 6, p. 449.)

Depuis, il m'a été donné, à maintes reprises, de voir
appliquer ce traitement à Saint-Lazare et, toujours, j'ai
entendu les malades affirmer que les démangeaisons ces-
saient presque aussitôt.

Le mode d'opérer est très simple : on se contente de ba-
digeonner toutes les régions démangeantes, surtout aux
localisations électives de la gale, avec de la teinture d'iode
ordinaire, qu'on pourra sans doute remplacer avantageusement, dans l'avenir, par la teinture d'iode chloroformique, qui ne présente pas, ainsi que nous l'avons vu (*La
Clinique*, n° 3, p. 59), les inconvénients de desquamation
et de démangeaison qui accompagnent assez souvent les
applications de teinture d'iode classique à l'alcool.

Une fois débarrassé de cette dermite acarienne extrê-

mement pénible, le malade hâtera et complétera sa guérison en utilisant, contre l'épidermite traumatique de la frotte
la crème douce de Sabouraud.

Cette note additionnelle constitue ainsi, pour parler
l'art de formuler, non un *correctif* mais un *adjuvant* au
traitement préconisé avec tant d'autorité par le distingué
chef du laboratoire municipal de l'hôpital Saint-Louis.

" *La Clinique*, 1ʳᵉ A., nᵒ 6, février 1906, p. 88 ".

Vomitifs et empoisonnements

On n'est jamais trop riche, — on ne l'est même jamais
assez ! — en médicaments d'urgence, d'action rapide et
d'efficacité certaine. Ceci soit dit pour autoriser et légitimer ce léger *addendum* à l'excellent article de notre collègue et ami Triboulet : « Un petit moyen de pratique dans
certains faits d'empoisonnements. » (*La Clinique*, nᵒ 9,
p. 138.)

Les moyens préconisés par l'auteur sont certes excellents et j'y souscris bien volontiers ; mais leur mise en
pratique nécessite parfois un temps assez long, et l'application peut en être rendue singulièrement difficile et compliquée, sinon impossible, quand on se trouve aux prises
avec un malade solide et vigoureux, violemment surexcité, et refusant opiniâtrément tous les soins du médecin
et de l'entourage. Lorsqu'on est ainsi brusquement mis en
présence d'un empoisonnement aigu, il faut savoir agir
vite et bien, et surtout pouvoir le faire, car les minutes
sont comptées et l'instant décisif.

Or, il n'est peut-être pas de médicament dont les indications soient plus nettement définies, et l'action plus
adéquate, que ne l'est *l'apomorphine* dans les cas de ce
genre.

Très soluble dans l'alcool et l'éther, l'apomorphine est, au contraire, peu soluble dans l'eau ; aussi emploie-t-on de préférence un de ses sels, le *chlorhydrate,* très soluble dans ce véhicule.

Deux points importants sont à retenir dans la pratique: 1° La solution aqueuse, d'abord clair et incolore quand le sel est pur, prend rapidement, au contact de l'air, une teinte verdâtre, qui devient ensuite vert-émeraude, vert-brun et enfin brune. Le médicament ainsi altéré ne perd pas seulement une partie de son activité, mais, ce qui est plus grave, il devient toxique du fait de son altération. Il ne faut donc pas songer à préparer d'avance des solutions de chlorhydrate d'apormorphine que le médecin pourrait avoir en réserve, prêtes à être utilisées en cas d'urgence, comme il a des ampoules injectables de caféine, de morphine, d'ergotinine, etc. 2° Seules les solutions fraîches donnent des résultats sûrs et rapides. Il en résulte que le médecin, arrivé chez son malade, devra faire préparer à la pharmacie la plus proche la solution vomitive, ce qui exigera un temps d'autant plus long que le dosage du produit sera plus méticuleux. Or, dans les empoisonnements aigus, la célérité de l'intervention thérapeutique constitue la première et quelquefois la seule condition du succès. Il est donc à craindre que le poison n'ait fait son œuvre avant l'administration du médicament.

Comment résoudre cette grosse difficulté ? — Mais de la façon la plus simple du monde ! Nous avons en pharmacie des comprimés dits *hypodermiques,* composés d'une substance active (apomorphine, ergotinine, héroïne, morphine, pilocarpine, etc.) et d'un excipient neutre, stérile et très soluble dans l'eau. Ces comprimés, dont la conservation est en quelque sorte indéfinie, ont leur place marquée dans la trousse du médecin, car ils peuvent rendre les plus grands services aussi bien dans la médecine courante que dans les cas urgents. Doit-on les utiliser? On opérera de la façon suivante : ébouillanter un tout petit verre, y faire tomber un comprimé (sans le toucher avec les doigts), puis, au moyen de la seringue de Pravaz stérilisée, ajouter 1 centimètre cube d'eau bouillie chaude ; la solution est instantanée. Il ne reste qu'à aspirer avec la seringue la solution ainsi préparée extemporanément et à l'injecter.

Il va sans dire que, suivant le dosage des comprimés, on devra en mettre 1, 2, 3, pour avoir la dose de médicament désirée. D'autre part, le volume de l'eau ajoutée n'a pas non plus d'importance et peut n'être pas mesuré : il suffit d'injecter toute la solution préparée, puisqu'elle contient exactement la quantité de principe actif voulu.

Ces généralités admises, il nous reste à préciser les *indications* et les *doses d'apomorphine* à employer suivant les circonstances.

L'apomorphine est un vomitif précieux, qui a le double avantage d'agir vite et de pouvoir être administré en injection sous-cutanée sans aucun inconvénient, quand le produit est pur et non altéré. Elle est indiquée dans les cas d'empoisonnement, quand il faut aller vite, et que l'on ne peut employer ni l'ipéca, ni l'émétique, ni le sulfate de cuivre, ou que ceux-ci ont échoué. Au lieu d'agir primitivement, comme ces deux premiers vomitifs, sur les terminaisons nerveuses de l'estomac, son action se porte sur le système nerveux central, dont elle excite le centre vomitif, à petites doses ; à haute dose, elle semble, au contraire, le paralyser.

L'action est généralement des plus rapides et se manifeste parfois dès la deuxième minute par des vomissements sans phénomène autre que quelques nausées, l'accélération et l'irrégularité du pouls, l'accélération des mouvements respiratoires, et des troubles sécrétoires qui appartiennent peut-être plus à l'action vomitive elle-même qu'au médicament. En dehors du vomissement on n'observe aucun trouble des fonctions digestives. (A. Manquat.)

La dose injectable, chez l'adulte, est en moyenne de 5 milligrammes de chlorhydrate d'apomorphine ; mais on peut aller à 8 et à 10 milligrammes ; pour les enfants, 3 à 4 milligrammes suffisent généralement.

Les comprimés hypodermiques d'apomorphine étant habituellement dosés à 3 milligrammes, on en injectera un chez l'enfant, et deux à trois chez l'adulte.

Il reste sous-entendu que les vomissements, par quelque méthode qu'ils soient provoqués, doivent toujours, dans la limite du possible, être précédés ou accompagnés de l'administration par voie gastrique de l'antidote approprié : eau albumineuse, craie, magnésie, sulfates solubles, tannin, décoction d'écorce de chêne, etc. L'antidote offre, en effet, la possibilité de limiter l'action du poison en le faisant passer à l'état de composé relativement insoluble et, par suite, d'une innocuité presque complète (tannate d'alcaloïdes, sulfate de plomb, albuminate de mercure, etc.) qu'il suffit d'évacuer par un vomi-purgatif.

„ *La Clinique*, 1ᵉ A., n° 13, mars 1906, p. 198. "

Les solutions aqueuses d'acide salicylique.

Un ami, le Dʳ C..., me communiquait récemment la formule d'une préparation qu'il conseille souvent en laryngologie, me priant de lui dire si la solution qui en résulte doit être limpide ou semée d'abondantes aiguilles cristallines. Il a en effet observé que, suivant les pharmacies, l'aspect de la préparation diffère notablement. Il formule communément :

Acide salicylique	1 gramme.
Salicylate de soude.	3 »
Alcool à 60°.	15 »
Glycérine pure à 30°.	20 »
Infusé d'eucalyptus. . . . q. s. pour 125 cent. cubes.	

F. s. a. une solution à employer pure (collutoire, pulvérisation), ou diluée (gargarisme et lavages), dans les cas de pharyngite rhumatismale, angine pultacée, etc.

Je crus pouvoir lui dire, à première vue, que malgré la faible solubilité de l'acide salicylique dans l'eau froide, la solution me semblait devoir être limpide, par suite de la présence d'alcool et de glycérine, d'une part, et surtout de salicylate de soude, certains sels ayant, comme on sait, la propriété de solubiliser l'acide salicylique dans des milieux où il est partiellement ou totalement insoluble.

Si, pour exécuter la formule du Dr C..., on dissout l'acide salicylique dans l'alcool, la glycérine, ou leur mélange, on obtient une solution parfaite, qui reste telle après addition de l'infusé tiède d'eucalyptus, seul ou tenant en dissolution le salicylate de soude. Mais, dès que la température s'abaisse suffisamment, l'acide salicylique commence à cristalliser, puis se précipite abondamment après complet refroidissement ; finalement le flacon se remplit de fines aiguilles formant un délicat feutrage cristallin.

L'expérience semble donc favorable au pharmacien qui délivre la préparation semée de houppes cristallines, et non à celui qui, croyant bien faire, donne une solution absolument limpide, après avoir solubilisé l'acide salicylique au moyen d'un léger artifice.

Telle n'est cependant pas la ligne de conduite que nous adopterions en pareille occurrence : l'ordonnance porte en effet la souscription classique F. S. A. solution... : or ce résultat, conforme du reste aux intentions du médecin, n'est obtenu qu'avec la solubilisation totale et durable de l'acide salicylique.

Nous sommes, du reste, sur ce point d'accord non seulement avec le Dr C..., mais aussi et inversement avec le Dr L..., qui tenant au contraire, dans une préparation analogue, à ce que l'acide salicylique ne soit pas en solution, a soin de supprimer le F. S. A. et d'ajouter : « ne pas faire dissoudre ».

Le but poursuivi dans ce dernier cas diffère du précédent : tandis que le Dr C... utilise parfois sa solution en pulvérisation, le Dr L... réserve toujours sa préparation au traitement de la diphtérie ; les fines aiguilles cristallines se déposent dans l'arrière-gorge du malade, s'y dissolvent, et portent ainsi leur action médicamenteuse à l'endroit même où elle doit s'exercer.

On voit par ces deux exemples combien il importe au médecin d'indiquer un *modus operandi* spécial en rapport avec le résultat thérapeutique qu'il désire obtenir.

Ces considérations nous permettent de formuler, au point de vue pratique, les observations suivantes :

1° Quand le médecin fera entrer l'acide salicylique dans une préparation liquide (gargarisme, collutoire, lotion, etc.) et désirera une solution parfaite, il pourra se contenter de la classique souscription « F. S. A. » ; mais il sera toujours préférable de l'indiquer nettement par « faire dissoudre » ; ainsi l'ordonnance sera exécutée d'une façon uniforme chez tous les pharmaciens.

Si au contraire il tient à exercer une action locale, il formulera : « ne pas faire dissoudre, agiter avant l'emploi. »

2° Très soluble dans l'alcool et l'éther, assez soluble dans la glycérine, l'acide salicylique est peu soluble dans l'eau, et encore les auteurs ne sont-ils pas tout à fait d'accord sur cette solubilité : tandis que pour Bourgoin 1 partie est soluble dans 444 parties d'eau à + 15° et dans 15,75 d'eau bouillante, pour le codex de 1884, 1 partie se dissout dans 413 parties d'eau froide et dans 12,6 d'eau bouillante. Cette faible solubilité nous explique la cristallisation observée dans la préparation du Dr C...

3° Pour favoriser la dissolution de l'acide salicylique on peut utiliser un certain nombre de sels : le phosphate de soude, l'acétate et le citrate d'ammoniaque et surtout le borate de soude. C'est à ce dernier que le pharmacien recourt habituellement.

Ces sels n'agissent pas, comme il serait permis de le supposer, par leur seule alcalinité qui transformerait l'acide salicylique en sel alcalin, mais bien plutôt en donnant naissance à des sels doubles très solubles : ainsi, avec le borax, il se formerait un boro-salicylate de soude dont la solubilité dans l'eau est supérieure à celle du borax lui-même. Le salicylate de soude, au contraire, semble plutôt défavorable : ainsi, avec la formule du Dr C... la proportion d'aiguilles cristallines diminue notablement si l'on supprime, expérimentalement, le salicylate de soude.

4° Le poids de borax qu'il convient d'ajouter pour assurer la stabilité des solutions d'acide salicylique est à peu près égal à celui de l'acide ; le médecin pourra donc se contenter de formuler : acide salicylique et borate de soude, ââ.

5° L'importance pratique de cette observation est plus grande encore lorsqu'il s'agit de lotions pour les yeux ; le dépôt, dans un repli de la conjonctive, d'un cristal d'acide salicylique, et sa dissolution *in situ*, causeraient une irritation de la muqueuse qu'il n'est pas indifférent d'éviter. Il est vrai que ces bains ou lotions se font le plus souvent à chaud et qu'il y a dans ces conditions probabilité de dissolution de l'acide salicylique ; mais il est encore plus simple et plus prudent de formuler directement l'addition de borate de soude.

" *La Clinique*, 1re A., n° 17 *bis*, mai 1906, p. 284. "

Un laxo-purgatif de Synthèse : la phénol-phtaléine

Depuis deux ou trois ans le médecin est chaque jour sollicité en faveur de nouveaux laxatifs, et le pharmacien s'est vu contraint d'accorder à cette médication une place de plus en plus importante dans le rayon déjà trop vaste des produits spécialisés.

Malgré la multiplicité des noms, la diversité des aromes et des coloris, la variété des formes pharmaceutiques (bonbons, cachets, comprimés, pastilles, pilules, tablettes, etc.), on retrouve à la base de tous ces produits un seul et même corps, d'autant plus intéressant à connaître qu'il en constitue à lui seul tout le principe actif : ces multiples laxatifs sont en effet de la phénolphtaléine sucrée, aromatisée, colorée, présentée sous les noms les plus divers, et empruntant toute la série des formes pharmaceutiques.

Les chimistes connaissent depuis longtemps le dihydroxyphtalophénone, plus connu sous le nom de phénolphtaléine, ce superbe indicateur journellement employé dans l'analyse volumétrique, et dont les solutions neutres ou acides sont incolores, tandis qu'elles prennent une belle teinte rouge légèrement violacée sous l'influence de la plus faible trace d'alcali libre ou carbonaté. Introduite dans le commerce pharmaceutique sous le nom de *Purgen*, elle n'est utilisée comme laxative que depuis quelques années.

Caractères physiques. — La phtaléine du phénol, qui résulte de l'action de l'anhydride phtalique sur le phénol, est une poudre cristalline blanchâtre, presque insoluble dans l'eau froide, très soluble dans l'alcool surtout à chaud, un peu moins dans l'éther ; sa saveur est nulle, détail intéressant au point de vue de l'administration du médicament.

Propriétés thérapeutiques. — Laxative ou purgative suivant les doses, mais non drastique, la phénolphtaléine constitue un bon modificateur de l'intestin, et même un excellent purgatif quand il s'agit d'un traitement de longue durée. D'action régulière et rapide, elle ne provoque pas d'accoutumance et n'irrite pas l'intestin. Son absence de saveur la fait rechercher pour la médecine des enfants.

Elle est indiquée dans la constipation habituelle et l'inflammation intestinale ; on l'a également préconisée dans l'ictère et contre l'obésité.

Incompatibilités. — Les alcalis, les carbonates alcalins, l'eau de chaux, qui la dissolvent avec coloration rouge violacée.

Associations. — Seule, elle agit vite et bien, sans irriter ni donner de colique ; les adjuvants et les correctifs semblent donc à peu près inutiles. Toutefois le médecin pourra toujours, suivant les cas, associer à la phénolphtaléine, soit la poudre de feuilles de belladone (5 centigrammes par cachet), contre la constipation spasmodique ; soit la poudre de noix vomique (5 centigrammes par cachet), comme stimulant excito-moteur ; soit tel autre synergique, antiseptique, etc., qu'il jugera opportun.

Contre-indications. — L'action du médicament est douteuse dans l'entéroptose et la parésie des muscles intestinaux ; il en est de même chez les malades qui ont fait abus des purgatifs violents, ou qui ont pris longtemps des opiacés. La phénolphtaléine est de plus contre-indiquée quand on recherche une excitation des mouvements péristaltiques de l'intestin.

Action physiologique et toxicité. — La phénolphtaléine n'est pas toxique, même à la dose de 1 gramme par kilogramme d'animal (Dr Vivien) ; elle n'irrite ni les reins ni les muqueuses, ne dégage pas de phénol dans l'organisme, se trouve intacte dans les matières fécales, et semble beaucoup moins dépressive sur le système circulatoire que le sulfate de magnésie : la tension artérielle subit une dépression à peine sensible après l'administration de 20 centigrammes de phénolphtaléine.

Elle traverse l'estomac, milieu acide, sans subir de transformation, mais arrivée dans l'intestin elle se changerait, au moins partiellement, en phénolphtaléinate de soude, sel très peu diffusible, et qui, absorbé seulement par les cellules de l'épithélium intestinal, y provoquerait des modifications chimiques telles que ces cellules, ne pouvant plus résister à leur propre pression hydrostatique, laisseraient diffuser leur contenu dans l'intestin.

Une très faible partie passe dans l'urine, ainsi qu'il est facile de s'en rendre compte en ajoutant un alcali (potasse, soude, ammoniaque) à l'urine, qui se colore en rouge plus ou moins intense, suivant la proportion de laxatif éliminée. D'après le Dr Vivien, la réaction apparaît dans l'urine une demi-heure après l'ingestion ; elle atteint son maximum au bout de trois heures, puis disparaît dans les vingt-quatre heures, quand il y a eu, dans l'intervalle, une ou plusieurs évacuations intestinales, voie par laquelle le médicament s'élimine à peu près en totalité.

Posologie. — La phénolphtaléine se prend le soir, au coucher, ou le matin, à jeun.

La dose est variable suivant l'âge et l'effet désiré : pour régulariser les garde-robes n'employer que de petites doses ; pour obtenir des évacuations plus complètes, recourir aux doses fortes. La dose laxative est, en moyenne : chez le *nourrisson*, 2 à 5 centigrammes ; chez l'*enfant*, 5 à 10 centigrammes ; chez l'*adulte*, 10 à 30 centigrammes ; il suffit de doubler les doses quand on veut aller jusqu'à la purgation.

D'une façon générale, l'effet laxatif se produit au bout de six à huit heures et quelquefois plus, chez les malades non alités ; chez ceux qui gardent le lit, il faut le plus souvent, pour un résultat analogue, doubler la dose ; avec certains malades ayant pris de la morphine on devra même aller jusqu'à 1 gramme et plus, ce qui n'offre du reste aucun inconvénient, le médicament étant dépourvu d'effets accessoires nuisibles.

Dans la constipation habituelle, cas le plus fréquent, on donne, chez l'adulte, 10 centigrammes matin et soir ; par contre, il suffit parfois de 5 à 10 centigrammes, tandis que, dans d'autres cas, 15 à 20 centigrammes sont nécessaires pour obtenir le même effet laxatif.

Pour ce qui est du moment auquel il convient d'administrer la phénolphtaléine, suivant les exigences du malade, on se basera sur ce fait d'expérience que la première selle ne se produit guère, avec une dose laxative, que huit heures après l'ingestion, et seulement deux ou trois heures après l'absorption d'une dose purgative. Ainsi, une dose laxative, prise au coucher, agira le lendemain dans la matinée, tandis que la dose purgative devra s'administrer de préférence le matin.

Formes pharmaceutiques. — Un des principaux avantages du médicament est de pouvoir s'administrer facilement par la bouche, sa saveur étant à peu près nulle.

On ne peut utiliser la solution aqueuse, car la phénolphtaléine est relativement insoluble dans l'eau ; il en est de même avec les vins peu riches en alcool, mais comme la solubilité augmente avec le degré alcoolique, on pourra employer l'élixir (alcool à 90 degrés, sirop de sucre et eau distillée *aa* P. E.) qu'on aromatisera au gré du malade.

Toutefois on emploie plus communément la phénolphtaléine en nature ; bonbons, pilules, tablettes et surtout cachets dont le médecin peut varier la composition et le dosage suivant les circonstances.

On peut également utiliser la phénolphtaléine en poudre, associée au charbon, au benzonaphtol, etc., parfumée à volonté (anis, citron, menthe, vanille), et dosée à 5, 10 ou 15 centigrammes de laxatif par cuillère à café.

Mais la forme pharmaceutique qui semble avoir la préférence du médecin et du malade est le comprimé, dosé à 5, 10, 15 centigrammes de principe actif ; le plus usité est le comprimé à 5 centigrammes dont on administre 1 chez l'enfant, et 2 ou 3 chez l'adulte.

" *La Clinique*, 1ʳᵉ A., n° 18, mai 1906, p. 293".

Le Kho-sam, nouveau médicament
anti-dysentérique.

La communication faite tout récemment à la Société médicale des Hôpitaux sur les propriétés anti-dysentériques du Kho-sam par M. le Dr Alb. Mathieu, la discussion qui suivit et à laquelle prirent part MM. les Drs Lemoine et Vincent, professeurs au Val-de-Grâce, ont excité de nouveau et au plus haut point l'intérêt et la curiosité du corps médical.

Sous le nom de *Kho-sam* ou *Ko-sam* on désigne une petite drupe dont l'amande oléagineuse et extrêmement amère est employée depuis longtemps par les Chinois et les Annamites pour combattre de nombreuses maladies et surtout pour faire cesser les hémorragies. En 1899 l'attention du corps médical français fut pour la première fois appelée sur ce produit par le Dr Mougeot, de Saïgon, qui pendant le séjour qu'il fit en Cochinchine, de 1893 à 1898, eut l'occasion de l'expérimenter avec le plus grand succès dans le traitement de la dysenterie, affection si meurtrière pour les Européens qui habitent les pays tropicaux. Les résultats obtenus par ce traitement parurent tellement remarquables qu'ils eurent un certain retentissement dans la presse médicale et dans la presse politique ; aussi le Dr Mougeot adressait-il à M. le Ministre des Colonies, pour être expérimenté en France et cultivé dans les serres du Jardin Colonial de Nogent, un spécimen des fruits qu'il avait expérimentés, sans toutefois pouvoir indiquer leur origine botanique qu'il n'était pas parvenu à éclaircir, malgré les nombreuses tentatives faites dans ce but. L'étude de ces fruits, entreprise à des points de vue différents par plusieurs savants, permit d'être rapidement fixé sur la véritable nature, les caractères, la composition chimique et les propriétés physiologiques du Kho-sam.

Les essais de culture entrepris au Jardin Colonial de Nogent par M. Dybowski furent tout à fait infructueux : ceci n'a pas lieu de nous étonner quand on connaît les mœurs des Chinois, le soin jaloux avec lequel ils dissimulent l'origine de leurs richesses naturelles et la précaution qu'ils prennent généralement d'immerger dans l'eau bouillante les graines de plantes qui ont une certaine valeur curative ou commerciale, pour leur enlever leur faculté germinative et empêcher ainsi leur reproduction dans d'autres pays.

Les recherches entreprises par M. Poisson dans l'herbier du Muséum d'Histoire Naturelle de Paris permirent d'identifier les fruits du Kho-sam avec ceux du *Brucea Sumatrana* Roxb., plante de la famille des Simarubées. Cette plante, qu'on rencontre dans l'Assam, à Singapore, à Borneo, Sumatra, Java, dans le sud de la Chine et en Australie, se rapproche beaucoup par ses caractères et ses propriétés physiologiques du *Brucea antidysenterica* Mill., espèce essentiellement africaine qui ne se rencontre que dans l'Abyssinie et le Cameroun.

Les caractères extérieurs et anatomiques du Kho-sam ont été exposés dans une communication faite en 1900 au Congrès international de Pharmacie, par M. Eug. Collin.

Le fruit du Kho-sam est une petite drupe ovale, acuminée à son sommet qui est souvent très faiblement recourbé ; il est très légèrement aplati et garni sur ses bords d'une crête saillante ; il varie notablement dans sa couleur et ses dimensions. Sa longueur oscille entre 2, 5 et 7 millimètres, sa largeur varie entre 1, 8 et 4 millimètres ; sa teinte est parfois d'un gris cendré, plus souvent d'un gris foncé, parfois brune, souvent tout à fait noire. Sa surface extérieure est caractérisée par la présence d'un réseau bien apparent, formé par la dessiccation du péricarpe. La plupart des fruits présentent à leur base une petite cicatrice correspondant au point d'insertion du pédoncule ; sur quelques-uns on observe encore des vestiges de celui-ci. Quelques fruits géminés et sessiles présentent à leur base une cicatrice assez large, d'une teinte bien plus pâle que l'épicarpe et correspondant à leur point de contact.

La coque du fruit est assez épaisse, formée d'un péricarpe relativement mince et d'un noyau bien plus épais et très résistant.

La graine est ovale, acuminée à son sommet et se laisse très facilement écraser. La surface extérieure est blanchâtre ou blanc-grisâtre, généralement un peu ridée, et d'aspect légèrement nacré ; elle est formée d'un tégument assez mince qui recouvre une amande blanche tellement riche en huile fixe que la moindre pression en laisse exsuder des gouttelettes ; elle est d'une amertume excessive qui toutefois n'est pas très persistante.

Ces *caractères* sont d'autant plus essentiels à connaître que le Kho-sam est un produit très actif, qu'il est souvent mélangé avec d'autres drogues inertes qui peuvent modifier complètement son action physiologique et qu'il peut lui-même produire des effets tout à fait différents suivant l'époque à laquelle il a été récolté.

Dans le choix du Kho-sam il faudra toujours préférer les fruits lourds à péricarpe noir, aux fruits légers qui ont généralement une teinte grise ou brun-pâle. Les premiers, récoltés généralement dans un état de maturité complète, ont une amande bien pleine, blanc-jaunâtre, à peine ridée, très riche en huile et extrêmement amère : les seconds, qui ont été récoltés avant leur maturité, renferment une amande très petite, profondément ridée, grise, en partie desséchée ou atrophiée et ne contenant que très peu d'huile. Conservées pendant quelque temps, ces dernières sont à peu près dépourvues d'action thérapeutique et doivent être rejetées. On ne devra accepter comme *Kho-sam* vrai que les fruits dont le péricarpe est nettement et profondément ridé ; M. Collin a eu en effet l'occasion de constater que cette substance était fréquemment adul-

téréc par l'addition ou la substitution d'un fruit indéter-
miné ayant sensiblement la même grosseur et la même
forme, mais dont le péricarpe lisse recouvre une amande
le plus souvent atrophiée et n'ayant aucune amertume.
L'examen microscopique de ce fruit a montré qu'il provient d'une famille différente de celle qui produit le Kho-
sam.

L'étude chimique du Kho-sam a été faite par M. G. Ber-
trand, de l'Institut Pasteur, qui en a isolé une glucoside
cristallisé qu'il a désigné sous le nom de *Khosamine*. Ce
principe extrêmement amer et auquel il faut attribuer les
vertus curatives du Kho-sam est tout à fait différent de
la Quassine, considérée par plusieurs chimistes comme
étant le principe actif de la drogue. La Khosamine est
localisée dans l'amande, à l'exclusion du péricarpe qui
est à peine amer et à peu près inactif.

L'huile fixe, qui existe dans la graine de Kho-sam dans
la proportion de 20 0/0, est complètement dépourvue d'action thérapeutique.

Des *expériences physiologiques* qu'il a entreprises sur
plusieurs animaux, Phisalix conclut que le Kho-sam doit
bien ses propriétés à la Khosamine. Pris à faible dose, il
est éméto-cathartique et cholagogue ; il possède aussi
une légère action anti-microbienne. C'est probablement à
ces propriétés qu'il doit ses vertus anti-dysentériques. En
outre c'est un hypothermisant, ce qui explique l'usage
qu'en font les Chinois pour combattre les fièvres rebelles.

Des renseignements recueillis et consignés par M. le
D\ Barrois dans sa thèse inaugurale sur le Kho-sam, il
résulte que depuis longtemps déjà les médecins hollan-
dais utilisaient à Java les propriétés antidysentériques des
fruits de Brucea Sumatrana. Les expériences suivies du
D\ Mougeot, qui pendant cinq années a administré avec
un plein succès le Kho-sam à des malades atteints de
dysenterie, sans connaître l'origine botanique de ce produit, confirment l'efficacité de cette drogue dans le trai-

tement d'une affection essentiellement meurtrière, puisque sur 1.260 malades soumis à ce traitement 799 ont été guéris dans une période de trois à six jours ; elles ont encore contribué à nous révéler les vertus curatives d'une drogue jusqu'alors inconnue en France. Les expériences qui ont été reprises depuis par M. le Dr Barrois, la communication faite à la Société médicale des Hôpitaux par MM. les Drs Mathieu et Lemoine confirment les résultats observés par M. le Dr Mougeot.

Les médecins chinois et annamites *administrent* les graines de Kho-sam grillées avec leur enveloppe et réduite en poudre ; d'autres les décortiquent et grillent l'amande seule qu'ils pilent ensuite et font prendre dans de l'eau de riz ou dans du thé. M. le Dr Mougeot administrait les graines après les avoir décortiquées : il les réduisait en pâte avec une boulette de mie de pain.

La *dose à employer* varie notablement dans les observations qui ont été publiées sur l'administration de ce produit. Nous estimons que le Kho-sam est un médicament actif dont il ne faut pas exagérer la dose et qu'il faut manier avec prudence. La dose normale à employer pour les adultes est de 10 graines le premier jour et de 12 graines les jours suivants.

La *forme pharmaceutique* qui se prête le mieux à l'administration de ce produit est celle de *comprimés*, correspondant exactement à une graine de Kho-sam. C'est sous cette forme commode que le médicament semble le mieux se comporter sans altération sous toutes les latitudes, par toutes les températures et dans les différentes conditions hygrométriques.

Cette forme de *comprimés* est particulièrement préconisée par M. le Dr Barrois, qui s'est servi, dans ses expériences, de comprimés ainsi dosés, obligeamment mis à sa disposition par MM. Collin et Cie, principaux importateurs du Kho-sam en France.

Il existe également des *dragées,* dont le dosage est le même : une dragée représente une graine.

En cas d'intolérance de l'estomac, M. le Dr Barrois a eu recours à la voie rectale, aux mêmes doses, et s'en est bien trouvé.

" *La Clinique,* 1re A., n° 31, août 1906, p. 504"

Moyen pratique d'enlever les échardes
et les pointes d'aiguilles.

Le *Bulletin Médical* — (n° du 12 septembre, p. 813) — propose, comme moyen pratique d'enlever les échardes, le mode opératoire suivant conseillé par M. Derome : « Ramollir le tissu corné unguéal en promenant sur lui, dans une largeur de quelques millimètres autour de l'écharde, que l'on aperçoit par transparence, un bout d'allumette trempée dans une solution de potasse caustique à 1/10 et même à 1/5 ; cela fait, enlever la bouillie cornée par raclage avec le dos d'un scalpel ou avec un fragment de verre mousse ; appliquer une nouvelle couche de potasse, puis racler à nouveau. On finit par tomber sur l'écharde qui s'énucléc avec la plus grande facilité. » (*Bul. gén. de thérapeutique.*)

Nombreux sont aujourd'hui les praticiens qui connaissent et utilisent, à l'occasion, cet ingénieux procédé, publié déjà une *première* fois, à ma connaissance du moins, il y a environ une quinzaine d'années.

Étant actuellement à 400 kilomètres de Paris, je ne puis rappeler de mémoire le nom de l'auteur préconisant alors ce moyen devenu classique, mais j'ai conservé sa note dans mes *Recettes thérapeutiques* et pourrais, s'il était nécessaire, en fournir ultérieurement l'indication bibliographique.

Personnellement, je ne saurais trop recommander ce mode opératoire dont j'ai pu, à maintes reprises, constater l'excellence, non seulement pour l'enlèvement des échardes, mais aussi pour celui des pointes d'aiguilles brisées sous l'ongle, accident assez fréquent dans certains quartiers de la capitale.

En pratique on n'utilise qu'exceptionnellement la solution titrée de potasse dont il a été question plus haut : on emploie, plus simplement, la soude caustique liquide, vulgairement connue sous le nom de *Lessive des Savonniers*, et qu'on trouve dans toutes les pharmacies.

On abrégera notablement la durée de cette petite opération en raclant *d'abord* l'ongle avec un morceau de verre cassé, jusqu'à ce que ce raclage devienne *sensible* pour le patient, et appliquant la soude seulement à ce moment. L'action de l'alcali, dans ces conditions, exige à peine quelques minutes ; on l'arrête, par simple lavage à l'eau, dès qu'on sent, avec la pointe d'un bistouri ou d'une pince à écharde, le ramollissement complet du tissu unguéal. Il ne reste plus qu'à *cueillir* le corps du délit.

Nil novi sub sole !

" *La Clinique*, 1re A., n° 42, octobre 1906, p. 681. "

La mixture de Bonain adrénalinée
au millième comme anesthésique-hémostatique
en oto-rhino-laryngologie.

Sous le nom de « mixture de Bonain » on désigne une préparation imaginée en 1898 par M. le Dr Bonain, de Brest, pour l'anesthésie du tympan, et qui a pour formule :

Menthol cristallisé. . . . . . . ⎫
Chlorhydrate de cocaïne. . . . ⎬ aa P. E.
Acide phénique neige. . . . . ⎭

On mélange ces trois substances qui se liquéfient *lentement* par simple contact, si l'on se contente de les mettre
en présence ; *rapidement* si l'on place le mélange au bain-
marie, ou si on le triture dans un mortier.

Le mode d'emploi recommandé par l'auteur lui-même
est le suivant : on imbibe de l'anesthésique une boulette
de coton hydrophile de la grosseur d'un pois et on le
porte à l'aide d'une pince au contact du tympan. Au bout
de cinq minutes, on l'enlève.

A ce moment, si l'on examine le tympan, on constate
qu'il présente un aspect blanchâtre dû à la formation d'une
eschare superficielle. Lorsque la membrane est d'un blanc
laiteux, l'anesthésie est parfaite, et par suite la paracen-
tèse absolument indolore.

Antérieurement au procédé de Bonain, l'anesthésie du
tympan n'était qu'illusoire. Le chlorhydrate de cocaïne en
solution très concentrée, voire même en cristaux déposés
directement à l'aide d'un stylet sur la membrane, ne donnait qu'une insensibilisation imparfaite.

La solution de Gray (de Glascow) :

Chlorhydrate de cocaïne . . . .   0 $^{gr.}$ 5 0
Alcool à 90°. . . . . $\left.\right\}$ aa 5 grammes.
Huile d'aniline. . . . . . .

dont on versait une dizaine de gouttes dans le conduit,
et que l'on gardait dix minutes, était, elle aussi, très infi-
dèle.

La cause de ces échecs trouvait son explication dans la
structure du tympan. Celui-ci, formé de trois couches
superposées, présente une couche externe superficielle
cutanée, inaccessible, comme l'épiderme, à l'anesthésie
par simple contact d'une solution de cocaïne.

Dans la mixture de Bonain, l'acide phénique neige,
caustique puissant, attaque cette couche cutanée du tympan, la ramollit, et permet à la cocaïne d'agir ; de son
côté, le menthol atténue, annihile en quelque sorte la

sensation de brûlure qui, sans lui, serait provoquée par l'acide phénique.

Nous avons cherché à étendre l'emploi de la mixture de Bonain, et, depuis environ quinze mois, nous nous servons de ce mélange dans presque toutes les petites opérations de la chirurgie spéciale oto-rhino-laryngologique, qui demandent anesthésie locale de courte durée.

Mais cette mixture n'est que très faiblement hémostatique, aussi avons-nous songé avec le Dr Lafay, pharmacien, à y ajouter de l'adrénaline. Nous avons pu facilement réaliser ce desideratum, et depuis janvier 1906, c'est-à-dire depuis plus de quinze mois, c'est avec la liqueur de Bonain additionnée d'adrénaline qu'ont été faites la plupart de nos interventions.

La raison d'hémostase n'est pas la seule qui nous ait engagés à modifier la liqueur de Bonain. On sait, en effet, que l'adrénaline possède entre autres avantages celui d'accentuer l'effet des alcaloïdes en général, et que dans l'association cocaïne-adrénaline, en particulier, l'activité de la cocaïne s'accroît pendant que sa toxicité diminue. « L'anesthésie elle-même est plus rapide et plus complète qu'avec la cocaïne seule. De plus, l'expérimentation a établi que la toxicité du mélange est neuf à dix fois plus faible que la solution de cocaïne seule au même titre : ainsi le cobaye supporte en injection sous-cutanée jusqu'à 115 milligrammes de cocaïne par kilogramme d'animal, quand il y a adjonction d'adrénaline (1). »

Durant le cours de nos recherches avec cette mixture adrénalinée, l'auteur lui-même, M. le Dr Bonain, faisait subir à sa préparation une modification analogue. En mars dernier il publiait en effet la formule suivante (2) :

---

1. COURTOIS-SUFFIT et LAFAY. *Formulaire clinique du praticien*, 1905, p. 103.

2. *Annales des maladies de l'oreille*, mars 1907, p. 216.

Phénol absolu ou synthétique. . . . 1 gramme.
Menthol. . . . . 1 —
Chlorhydrate de cocaïne . . . . . 1 —
Chlorhydrate d'adrénaline. 0,001

Cette formule diffère notablement de celle utilisée dans nos expériences et qui est beaucoup plus chargée en adrénaline :

Mixture de Bonain . . . . . 5 centimètres cubes.
Adrénaline pure . . . . . . 5 milligrammes.

Notre préparation, on le voit, est au millième, comme la solution aqueuse d'adrénaline habituellement employée. Nous considérons cette teneur en adrénaline comme tout à fait indispensable dans la plupart des cas, si l'on veut obtenir une hémostase suffisante. La pharmacologie nous permet du reste d'expliquer facilement la nécessité de ce dosage : au compte-gouttes calibré normal, la mixture de Bonain ne donne pas, comme l'eau distillée ou comme la solution aqueuse d'adrénaline, 20 gouttes par centimètre cube, mais 50. Avec la nouvelle formule de l'auteur, la proportion de chlorhydrate d'adrénaline est ainsi de 1 milligramme pour 150 gouttes ; autrement dit 150 gouttes ou 3 centimètres cubes ne contiennent pas plus d'adrénaline que 1 centimètre cube ou 20 gouttes de la solution aqueuse habituelle de ce produit. Dans ces conditions, 10 gouttes de Bonain, dose moyenne, ne représentent qu'une goutte un tiers de solution aqueuse d'adrénaline, proportion le plus souvent incapable de produire une hémostase satisfaisante.

Avec notre formule, au contraire, ce même volume de 3 centimètres cubes correspond à 60 gouttes de solution aqueuse d'adrénaline, et 10 gouttes de la préparation équivalent ainsi à 4 gouttes de la solution habituelle d'adrénaline, c'est-à-dire à une teneur en adrénaline trois fois plus forte que celle du Dr Bonain.

Ainsi modifiée, notre mixture donne une anesthésie ex-

trêmement rapide et une hémostase équivalente à celle
produite par l'application d'une solution aqueuse d'adrénaline.

Pour obtenir l'anesthésie d'une muqueuse, le mode
d'emploi est le même que pour une solution de chlorhydrate de cocaïne : on plonge un porte-coton dans la solution et on badigeonne soigneusement la région opératoire. Il est bon, au préalable, d'employer une pulvérisation
de solution de cocaïne faible, à 1 0/0 par exemple, de façon à rendre moins désagréable le badigeonnage de la
muqueuse à insensibiliser. En quelques secondes la muqueuse blanchit et prend une teinte nacrée, opaline, qui
rappelle assez celle des plaques muqueuses. Dans le pharynx, cette particularité est typique. Il ne faut pas attendre, comme avec la cocaïne, une dizaine de minutes.
L'anesthésie marche de pair avec la coloration blanchâtre de la muqueuse, et dès que celle-ci est obtenue, l'insensibilisation est à son maximum. Il faut opérer et opérer vite, car ce mode d'anesthésie est plus fugace que
celui provoqué par un badigeonnage d'une solution de
cocaïne même à 1/10. Mais ce petit inconvénient est, à
notre avis, largement compensé par la rapidité et la perfection de l'anesthésie.

Un autre avantage est l'absence de lipothymie : l'adrénaline d'une part et de l'autre la consistance sirupeuse
de la mixture de Bonain limitent la diffusion de la cocaïne
à la région badigeonnée, si bien qu'on peut employer
chez l'adulte jusqu'à 1 gr. 50 de la solution, c'est-à-dire
0 gr. 50 de cocaïne sans avoir la moindre alerte, ni
même de tendance à la syncope. Ces doses qui paraissent
excessives ont été très souvent employées par nous dans
la chirurgie du pharynx et du naso-pharynx, tout particulièrement dans le morcellement des amygdales palati-
nes et l'ablation des végétations adénoïdes.

A la clinique de la Trinité, où nous employons couramment cette mixture de Bonain adrénalinée, nous avons

pu réunir une centaine de cas d'anesthésie par ce procédé. L'énumération en serait fastidieuse et il suffira de dire que les galvano-cautérisations de la muqueuse nasale, les turbinotomies à la pince de Georges Laurens ou au rabot, les résections cartilagineuses ou osseuses au bistouri ou avec l'ostéotome de Carnalt-Jones ont toutes été faites, depuis quinze mois, après anesthésie au Bonain adrénalinée, et à notre entière satisfaction.

Dans la chirurgie pharyngienne et tout particulièrement dans les interventions sur les amygdales : morcellement à la pince de Ruault, ablation à l'anse chaude, ignipuncture, ouverture d'abcès amygdaliens ou périamygdaliens, ce procédé nous donne les meilleurs résultats. Dans les abcès de l'amygdale on n'obtient en effet, par les badigeonnages de cocaïne, aucune anesthésie ; il en est de même d'ailleurs chaque fois que l'on agit sur des tissus enflammés. Le Bonain, au contraire, a l'avantage d'agir sur une muqueuse même en poussée inflammatoire, et l'ouverture des abcès est indolore.

Chez l'adulte, l'ablation des végétations adénoïdes est rendue presque complètement insensible par un ou deux badigeonnages du cavum à l'aide d'un porte-coton recourbé imbibé de notre solution. On sait, nous ne craignons pas de nous répéter, combien était imparfaite, sinon illusoire, l'anesthésie obtenue dans ce cas avec une dizaine de centigrammes de chlorhydrate de cocaïne en solution à 1/10, voire même avec une insufflation de 0 gr. 10 de cocaïne, finement pulvérisée, à l'aide du pulvérisateur de Moritz-Schmidt.

L'acte opératoire doit suivre immédiatement le badigeonnage.

A quelle dose employer la mixture de Bonain adrénalinée au millième ? La teneur en cocaïne permettra d'en régler la posologie, en se rappelant toutefois que l'association cocaïne-adrénaline est neuf à dix fois moins toxique que la cocaïne seule, tout en étant plus active.

Le calcul, déjà fait à propos de l'adrénaline, va nous permettre d'évaluer la teneur en cocaïne : 3 centimètres cubes de liqueur de Bonain, ou 150 gouttes, renferment 1 gramme de chlorhydrate de cocaïne ; 1 *goutte contiendra ainsi 0 gr. 007 de cocaïne* (exactement : 0.00666...).

Afin de faciliter au praticien l'usage de cette préparation, nous rappelons que :

V goutt. de notre mixture =	0 gr. 035 de cocaïne et	II g. sol. aq. ad.
X —	0 gr. 070	IV —
XV —	0 gr. 105	VI —
XX —	0 gr. 140	VIII —
XXV —	0 gr. 175	X —

Il va sans dire que si la dose d'anesthésique à employer est très importante et la recherche de l'hémostase inutile, l'opérateur peut toujours employer la mixture primitive de Bonain sans adrénaline, ou mélanger à son gré et dans les proportions qu'il juge convenables l'anesthésique simple et le même produit adrénaliné.

En pratique, nous employons habituellement :

Pour l'oreille. . . .	V à X gouttes de la mixture adrénal.
— le nez	X à XV — —
— le pharynx. . .	XV à XX — —
— le rhino-pharynx.	XL — environ et même plus.

De ces diverses considérations théoriques et des résultats fournis par l'expérimentation clinique de la liqueur de Bonain adrénalinée au millième, il est permis de tirer les conclusions suivantes, aussi intéressantes pour l'opérateur que pour l'opéré :

1º Grande simplicité des préliminaires opératoires ;

2º Possibilité de commencer très rapidement l'intervention après le badigeonnage ;

3º Suppression de l'impression angoissante de gonflement du pharynx et de gêne à la déglutition consécutive à l'emploi de la cocaïne seule ;

4° Insensibilisation moins durable, il est vrai, mais beaucoup plus parfaite ;

5° Suppression de toute tendance à la syncope ;

6° Opération brillante, c'est-à-dire : rapide, indolore et non sanglante.

Dans le but de rendre encore plus inoffensif le liquide de Bonain, nous avons songé à remplacer la cocaïne par la stovaïne moitié moins toxique. Le mode de préparation est le même. Pour ce qui est de l'emploi, nous avons déjà un certain nombre d'observations, que nous publierons ultérieurement, mais en tout cas suffisantes pour établir dès maintenant que la mixture ainsi modifiée conserve toutes les qualités analgésiques du liquide de Bonain.

En collaborat. avec M. le Dr Cousteau.

" *Congrès de la Soc. franç. d'oto-rhino-laryngologie*, mai 1907, et *La Clinique*, 2° a., n° 27, p. 419. "

Comment dissoudre dans l'eau, en toutes proportions, l'acide salicylique ?

La Clinique du 15 mai 1906 (1) appelait l'attention des praticiens, médecins et pharmaciens, sur la faible solubilité de l'acide salicylique non seulement dans l'eau, mais aussi dans les mélanges hydro-glycérinés et même hydro-alcooliques. Dans l'eau et à la température de $+ 15°$, cet acide n'est soluble que dans la proportion de 1 p. 413 (Codex), de 1 p. 444 (Bourgoin) ou même de 1 p. 500 (Pouchet). Pratiquement, le médecin ne dépassera pas le

---

1. L. LAFAY. *Les Solutions aqueuses d'acide salicylique* (*La Clinique*, 1re année, n° 17 *bis*, p. 281).

chiffre de 1 gramme d'acide pour 1/2 litre d'eau distillée, s'il veut, toujours et en toute saison, avoir une solution parfaite et stable.

L'acide salicylique étant, par contre, très soluble dans
l'alcool : 1 p. 2,37 (Codex), ou 1 p. 2,5 (Pouchet), et assez
soluble dans la glycérine (environ 1 p. 100, Pouchet), on
a trop fréquemment tendance à croire qu'une semblable
solution persistera même après addition de q. v. d'eau
distillée ; or il n'en est rien. Le phénomène, du reste,
n'est pas spécial à cet acide, et nombreux sont les produits qui, très solubles dans un véhicule miscible à l'eau,
s'en séparent cependant en proportion variable, parfois
même en presque totalité, par simple addition d'eau. Les
faits sont bien connus pour l'acide salicylique puisque sa
propriété de se dissoudre facilement dans la glycérine à
chaud, et de se précipiter de cette solution par l'eau
froide, constitue un mode de purification de ce corps.
N'empêche que l'on rencontre journellement des formules
magistrales non conformes à ces données théoriques, et
partant inexécutables, malgré l'autorité parfois incontestable des signataires. Tel est le cas pour les deux formules suivantes, dues à M. le professeur Pouchet (1), que
je transcris fidèlement : « L'acide salicylique, dit-il, est
peu employé en raison de son action irritante locale assez
énergique et de sa faible solubilité. Il n'est guère utilisé
que comme antiseptique. On doit toujours l'administrer
en solution ou en potion.

Solution :

Acide salicylique	1 gramme
Glycérine pure.	20 —
Eau distillée.	80 —

(Préparation n° 1)

---

1. G. Pouchet. *Précis de Pharmacologie et de Matière médicale.* 1907,
p. 272.

Potion :

Acide salicylique	2 à 5 grammes
Rhum.	} ââ 60 —
Sirop de quinquina	

(Préparation n° 2)

La solution, autrefois préconisée par Jules Simon, en badigeonnages contre les fausses membranes, donne lieu à la même remarque :

Acide salicylique.	$0^{gr}.50$ à 1 gramme
Alcool pour dissoudre. . .	Q. s.
Glycérine	40 grammes
Infusion d'eucalyptus . . .	60 —

(Préparation n° 3)

La théorie suffit à démontrer que la préparation n° 1 est irréalisable en tant que solution. M. le professeur Pouchet nous a dit, en effet, que la solubilité de l'acide salicylique dans la glycérine est de 1 p. 100 environ ; or il ne prescrit que 20 grammes de glycérine, soit le cinquième seulement du poids nécessaire. La pratique est sur ce point conforme à la théorie : ainsi la préparation soigneusement exécutée, puis abandonnée pendant quelques jours à la température du laboratoire (fin décembre 1907), laisse déposer, sous forme cristalline, les quatre cinquièmes environ de l'acide salicylique : le dosage de l'acide demeuré en solution a donné, pour les 100 grammes de mélange hydro-glycériné, 23 centigrammes seulement d'acide salicylique. Ce chiffre est intéressant à considérer, car il démontre, ainsi que nous le disions précédemment, que l'addition d'eau fait perdre à la glycérine la plus grande partie de son pouvoir dissolvant : le chiffre de 23 centigrammes correspond approximativement au chiffre théorique d'acide salicylique pour 100 centimètres cubes d'eau, tandis que si chacun des deux liquides conservait séparément son action dissolvante l'analyse devrait accuser près de 40 centigrammes d'acide salicylique en solution.

La préparation n° 2, intitulée potion, donne lieu à des observations du même ordre, observations du reste variables avec les deux facteurs mis en œuvre : le poids d'acide salicylique (2 à 5 grammes) et le degré alcoolique du rhum. Le résidu insoluble est en effet d'autant plus important que le poids de l'acide employé est plus élevé, ainsi qu'il était à présumer ; mais dans aucun cas, le poids minimum de 2 grammes prévu par la formule n'a même pu être maintenu en dissolution. Ce chiffre a, en outre, varié dans de notables proportions suivant le degré alcoolique du rhum utilisé : avec le rhum ordinaire du commerce. dont le titre ne dépasse guère 30°, le chiffre d'acide salicylique demeuré en dissolution dans le mélange de rhum et de sirop a été de 1 gramme, en chiffre ronds (exactement 0 gr. 9675) ; avec un rhum de richesse moyenne, comme celui de l'Assistance publique par exemple, dont le titre est généralement voisin de 50°, la dose d'acide salicylique dissous va jusqu'à 1 gr. 75, mais sans atteindre toutefois les 2 grammes indiqués par la formule.

Il va sans dire, que si le chiffre d'acide salicylique est porté à 5 grammes, le résidu insoluble passe de 0,25 à 3,25. Pour qui se rappelle l'action irritante locale de l'acide salicylique, chez certains sujets, et notamment chez les arthritiques, il n'est pas besoin d'insister sur les inconvénients d'un résidu aussi abondant réparti sur 120 centimètres cubes environ de liquide, surtout quand le liquide doit être utilisé comme potion.

La préparation n° 3, même faite à la dose minima d'acide salicylique (0,50 centigrammes), n'est guère plus stable que les précédentes : l'acide salicylique dissous dans la quantité strictement nécessaire d'alcool, cristallise partiellement par addition d'eau. La formation du précipité est du reste d'autant plus importante que le poids d'acide employé s'éloigne davantage de 0,50 pour se rapprocher de 1 gramme.

La *conclusion pratique* qu'il importe de retenir de ces divers essais ne diffère pas de celle que nous formulions lors de notre précédente observation de 1906 : quand le médecin prescrit l'acide salicylique pour une préparation aqueuse destinée à l'usage interne (potion, solution), ou l'utilise sous forme de collutoire, gargarisme, etc., il doit, s'il désire une dissolution complète et stable, indiquer nettement de « faire dissoudre ».

Pour faciliter la dissolution de cet acide on emploie soit le phosphate de soude, l'acétate ou le citrate d'ammoniaque, soit plus généralement le borate de soude, qui donne naissance à un sel double, le boro-salicylate de soude, sel très soluble dans l'eau sans qu'il soit nécessaire de faire intervenir l'alcool ou la glycérine.

La proportion de borax qu'il convient d'ajouter pour opérer et maintenir cette dissolution varie nécessairement avec la quantité d'acide salicylique employé. Il suffit de se rappeler que les deux produits doivent intervenir à poids égaux et formuler simplement : acide salicylique et borate de soude *ãã* P. E.

" *La Clinique*, 3ᵉ A., n° 5, 1908, p. 69 "

Mayenne, Imprimerie Ch. Colin.

TABLE DES MATIÈRES

2° IODE

3° ARSENIC

DEUXIÈME PARTIE

Thérapeutique générale

Mayenne, Imprimerie Ch. COLIN.